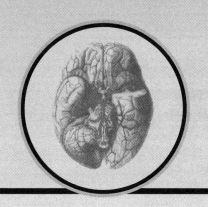

U0332756

脑血管病防治 与卒中筛查

高强

第 2 版

主　编　王焕君

副主编　李　严　王　骞　孙振国　王　剑

　　　　刘永昌　胡金明　贾云生　吕晓影

编　委　王焕君　王　骞　王　剑　李　严

　　　　孙振国　刘永昌　胡金明　贾云生

　　　　吕晓影　张耀文　樊洪柱　刘　瑜

　　　　王　焜　白金涛　赵　娟　邢立岩

人民卫生出版社

图书在版编目（CIP）数据

脑血管病防治与卒中筛查 / 王焕君主编 . —2 版 . —北京：人民卫生出版社，2018

ISBN 978-7-117-26286-6

Ⅰ. ①脑…　Ⅱ. ①王…　Ⅲ. ①脑血管疾病 - 防治　Ⅳ. ①R743

中国版本图书馆 CIP 数据核字（2018）第 060054 号

人卫智网　www.ipmph.com	医学教育、学术、考试、健康，购书智慧智能综合服务平台
人卫官网　www.pmph.com	人卫官方资讯发布平台

脑血管病防治与卒中筛查
第 2 版

主　　编：王焕君
出版发行：人民卫生出版社（中继线 010-59780011）
地　　址：北京市朝阳区潘家园南里 19 号
邮　　编：100021
E - mail：pmph @ pmph.com
购书热线：010-59787592　010-59787584　010-65264830
印　　刷：北京汇林印务有限公司
经　　销：新华书店
开　　本：710×1000　1/16　印张：16
字　　数：296 千字
版　　次：2007 年 8 月第 1 版　　2018 年 4 月第 2 版
　　　　　2018 年 4 月第 2 版第 1 次印刷（总第 3 次印刷）
标准书号：ISBN 978-7-117-26286-6/R · 26287
定　　价：49.00 元

打击盗版举报电话：010-59787491　E-mail：WQ @ pmph.com
（凡属印装质量问题请与本社市场营销中心联系退换）

中国工程院院士、北京神经外科研究所所长、北京天坛医院原院长、博士研究生导师王忠诚院士为本书题词：

为脑血管病防治一书题

预防比治疗更重要

王忠诚

2007 年 7 月 9 日

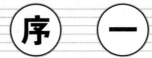

序 一

　　脑血管病是严重危害人类生命健康的常见病、多发病。近年来，随着我国老年人口迅速增加和高血压患者的不断增多，脑血管病的发生呈逐年上升趋势，给家庭和社会带来了严重负担。脑血管病的积极防治已是当务之急。

　　本书遵照以"预防为主"的精神，详细阐述了脑血管病预防的重要性及必要性，其内容从"预防"到"社会化综合防治"，从"人群防治"到"三级防治"，从"全社会动员"到"个人干预"，从致病因素到流行病学；并且详细论述了预防的具体方法和措施，在循证医学方面论述了预防的重要性、必要性。在治疗方面，作者结合自己多年的研究成果及现代治疗的几项专利技术、临床经验，加以论述，兼顾现代理论，注重临床实践。特别是溶栓治疗几种方法的比较，颈动脉溶栓专利技术的应用，颅内血肿碎吸治疗方法的改进，神经介入治疗的实施，卒中单元的建立，脑卒中筛查意义，神经干细胞治疗及脑梗死机械取栓的理论研究等，论述详尽，实用性强。

　　本书语言通俗，论点明确，内容新颖，重点突出，既可作为脑血管病社会综合防治的专用教材，又可作为从事临床工作的内科、神经内科医师及大中专院校师生的参考教材。故愿为之做序。

中国工程院院士
河北医科大学第二医院神经内科博士研究生导师

李春岩

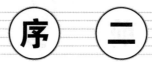

序　二

　　脑血管病具有发病率高、患病率高、致残率高、死亡率高等特点。我国每年脑血管病发病人数约有 200 万，患病人数 500 万~600 万，其中 75% 致残，40% 严重致残。国家每年在脑血管病诊治方面耗资 200 亿元以上，家庭、社会、国家负担沉重。因此，防治脑血管病任务艰巨，责任重大。

　　预防为主，正本消源。脑血管病贵在预防，预防比治疗更重要。本书详细阐述了脑血管病预防的重要性及必要性和科学性；脑血管病现代治疗的理论基础及治疗方法，又论述了脑卒中筛查的意义及措施。有很强的专业性、实用性。本书既介绍了预防内容，如社区人群的预防、危险因素防控、预防干预效果实施及卒中筛查的任务、目的等，又详细介绍了脑血管病的防治目的、措施和方法。叙述详尽，观点明确，富有哲理。其治疗内容重点论述了急性脑梗死的溶栓及机械取栓治疗，高血压脑出血的颅内血肿碎吸治疗，脑血管病的介入治疗及神经干细胞的临床应用等。作者将自己的专利技术、临床经验与国内外专家的观点结合起来，兼顾现代理论，注重临床实践，突出专业实用。

　　作者在多年的临床工作中精心于脑血管病防治之工作；倾心于脑血管病防治之方法；致力于脑血管病之研究。历经十几个寒暑，几经坎坷，呕心沥血，研制成 5 项有关脑血管病治疗的专利器械，应用于临床，取得了很好的社会效益。其不畏艰难，敢闯难关的精神实难能可贵！本书语言通俗，论点明确，内容新颖，重点突出，既可作为从事临床工作的内科、神经内科医师及大中专院校学生的参考教材，又可作为脑血管病患者人群防治的必读书目，故愿为之做序。

中华医学会神经内科学会主任委员
北京天坛医院院长、天坛医院神经内科主任、博士生导师

前　言

　　"健康所系,性命相托",这是根据希波克拉底的医学誓言而集锦的箴言。生命,是万物之精灵;生命创造了世界,世界回馈给生命缤纷的灿烂。我们正是怀揣着拯救生命的重任去努力工作;我们正是为了呵护神圣的精灵而奋斗!

　　脑血管病是当前严重危害人类生命与健康的常见病,在我国,每年新发脑血管病约有250万例,每年死于脑血管病150万人。存活者的患病人数约为600万。每年因脑血管病造成的各种损失包括医疗费用高达200亿元以上,造成严重的社会问题和经济负担。有50%以上的患者留有永久的残疾,10%的患者离开了他们可爱的亲人和本属于他们的世界。多年的临床工作使我们看到:脑血管病使一个个年轻有为的精英英年早逝,使一个个风华正茂的贤者终身残疾,使一个个美好幸福的家庭毁于一旦……为此,脑血管病的防治已是当务之急,重中之重。"抢救他们! 挽救他们的生命!"呐喊与期望,如泰山压顶,希波克拉底誓言再一次回响在耳边,让我再次写出这本专著……

　　"预防比治疗更重要"。本书内容围绕脑血管病的预防、卒中筛查与脑血管病的治疗。在脑血管病预防方面阐述了脑血管的三级防治、致病因素、流行病学及脑卒中筛查的意义及措施,又论述了具体预防的方法措施;并从循证医学方面论述了防治脑血管病的必要性和重要性;还介绍了脑血管病个人预防指南,为个人预防提供了依据及具体措施。其治疗方面作者结合近几年的研究成果及现代治疗的几项专利技术,并结合国内外专家的经验,加以论述。特别详细地介绍了急性脑梗死溶栓治疗几种方法的比较及有关专利技术的应用,神经干细胞的临床研究,颅内血肿碎吸治疗方法的改进,急性脑梗死机械取栓的实施等内容。

　　本书在编写过程中,得到了已故天津医大第一中心医院脑系部李蕴琛教授的指导和支持;中国工程院院士、河北医科大学附属第二医院神经内科博士生导师李春岩教授,中华医学会神经内科分会主任委员、北京天坛医院院长、神经内科博士生导师王拥军给予大力支持,并审阅了全部内容,给予批评指正并为之做序;原中华人民共和国卫生部高强部长题写书名,在此一并致谢。

　　本书虽几经修改，但由于作者学识、水平有限，可能存在疏漏谬误之处。恳切希望广大读者、同道、我的老师及有关专家、学者予以批评指正，以利后学，不胜感激！

王焕君

2017 年 10 月

目　录

网络增值服务

扫描二维码，
免费下载

人卫临床助手
中国临床决策辅助系统
Chinese Clinical Decision Assistant System

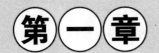

总　　论

第一节　脑血管病防治的重要性

　　近年来我国脑卒中发病情况尤为严峻,呈现出高发病率、高复发率、高致残率、高致死率的特点,2008 年公布的我国居民第三次死因抽样调查结果显示,脑血管病已成为我国国民第一位的死亡原因。近二十年监测结果显示,脑卒中年死亡人数逾 150 万,年增长率达 8.7%,每年新发脑卒中约 200 万人。据世界卫生组织调查结果显示,我国脑卒中发病率高于世界平均水平,比美国高出一倍;死亡率高于欧美国家 4~5 倍,是日本的 3.5 倍。我国现幸存脑卒中患者近 700 万,其中致残率高达 75%,约有 450 万患者不同程度丧失劳动能力或生活不能自理。脑卒中复发率超过 30%,5 年内再次发生率达 54%。同时脑卒中的重点患病人群开始向农村转移。2006 年农村人群的脑卒中死亡率首次超过城市人群,达到 105/10 万。中国农村人口基数庞大,这种转变将导致我国人群患病和病死的绝对数值大幅度增加。据一项估算,我国县以上医院每年花在脑卒中患者人群的直接医疗费用达 120 亿元,间接费用高达 200 亿元以上。根据北京安贞医院 20 年脑卒中病例资料分析,致死性卒中仅占 27%,大部分卒中患者存活且遗留偏瘫、失语等严重影响生活质量的残疾。世界卫生组织 2003 年的调查结果显示,北京复发性脑卒中的比例为 27%,居世界各国主要城市之首。我国学者对临床资料的分析也表明,门诊的脑卒中患者中约 40% 为复发病例,25%~33% 的脑卒中患者将在 3~5 年内再次发作。这些数据都反映了脑卒中危害的严重性。

　　科学研究发现 55 岁以上的中老年人,年龄每增长 10 岁,脑血管病危险因素翻一番。另据调查:我国现有高血压患者 1.6 亿人,血脂异常患者 1.6 亿人,糖尿病患者 2000 多万人,有 2 亿人体重超重,有 6000 万人肥胖,3.5 亿人吸烟,这些人都是卒中的危险人群。近年来的研究证明,脑血栓形成正趋向年轻化。在亚洲其他国家的报告中,40 岁以下的年轻人患脑血栓形成者占全部脑血栓形成患者的 27.2%~30%。国内报道,中青年脑血管病占全部脑血管病的

9.5%~17.4%。据观察,大约有 80% 以上的儿童肥胖症会转为成年人肥胖症,而过于肥胖又易导致脑卒中。因此,有效地防治年轻人患脑血管病是当今国内外研究的重中之重。

第二节 脑血管病的社区人群防治

脑血管病的防治,就是使其发病率、死亡率下降,控制其发病的危险因素,力争对发病机制的研究有某些突破性进展,发现更有意义的防治措施,争取 10 年内防治区人群中脑血管病发病率下降 10% 左右,死亡率下降 15%,使脑血管病的发病年龄逐步推迟,这是全国脑血管病防治纲要提出的奋斗目标。

一、社区的防治意义

脑血管病的防治要贯彻“社区化”原则,运用社会医学理论和方法,从社区的角度研究卫生服务和预防疾病的要求,进行组织和实施。这是搞好医疗卫生工作的一条可行途径。脑血管病的人群防治大致分为两种策略,一种为个体策略,目标是检查发现并治疗发生某种疾病的高危个体。另一种为群体策略,目标为全体人群,强调不仅查出并防治高危个体,更要努力改变环境,促使更多的人改变不健康行为和不良生活方式。

总之,脑血管病的防治目的是:监测危险因素,干预危险因素,预防脑血管病的复发及提高康复水平。

二、“社区”防治概念及组成

什么是“社区”? 社区(community,公社、团体、共同体等)一词,源于国外,是伴随西方现代社会学的引入由英文翻译而来。美国社会学家戴伦·波普诺在《社会学》一书中指出“社区是指在一个地理区域围绕着日常交往组织起来的一群人”。社区的正确含义应是以地理界限划分的社会团体,其基本构成为人口、地域、生产关系、行为规范及服务设施。是指人们共同生活的一定区域,这一特定区域居住一定数量的人口,该人群具有一些共同的特征或利益,如城市的工业区、大学区、商业区、居住小区等,农村的乡、镇、村。只要具备了上述地域人口、家庭以及共同的生活环境和特点等均可称为社区。

高一级防治机构要建立“脑防办”,统筹管理各自的防治。每个社区要由社区内的医疗机构参与防治并指导工作,每个社区防治人员要通过培训和学习,熟知脑血管病的防治知识。

三、社区防治的内容

1. 调查脑血管病的危险因素、流行病学。

2. 开展宣传活动由服务站医生共同组织居民召开会议,宣传脑血管病防治的目的和意义,提高居民参与脑血管病防治的积极性。

3. 社区的健康教育。脑血管病的防治,首先要使人们改变不健康的生活方式,才能最终使发病率下降。而实现前提就是在开展针对全人群的健康教育和健康促进活动。健康促进是为导致健康行为和健康的生活条件所采取的健康教育与环境支持相结合的策略。健康教育和健康促进的方式要根据人群的构成、文化层次、共同生活习惯等选定。应尽可能使之适合于该实际情况,如对大学生,宣传要有一定的深度,知识新颖,有说服力。而对文化水平普遍偏低的居民,健康教育的内容应以通俗易懂、图文并茂、重点突出、言简意赅的宣传形式效果最佳。另外,根据国内人群防治研究经验,多数居民对包含各种防病知识的"百科全书"并不太感兴趣,嫌读起来费时费力,如果定期发放一些针对性强、通俗易懂的宣传材料,很多人乐于接受。其教育方式包括:①每月为脑血管病高发人群安排一次学习时间,学习脑血管病防治知识。②开展热线电话咨询,通过电话服务解答问题,传授脑血管病防治知识。③由社会管理医生向患者面对面进行知识教育。④发放学习资料,通过各种方式(专栏、标语、发放小册子、义诊)进行宣传教育。提高居民预防脑血管病的知识水平和自我保健意识。

4. 监测脑血管病的发病因素

(1)不可干预因素:年龄、性别、遗传、种族。

(2)可干预的因素:

1)非人为因素:高血压、高脂血症、糖尿病、高黏血症、动脉硬化、肥胖、打鼾、心源性疾病。

2)人为因素:吸烟、饮酒、缺乏运动、习惯咸食或甜食。

3)环境因素:季节、气候、社会因素、经济因素、劳累。

4)精神因素:精神紧张、兴奋、抑郁、失眠。

5)血液因素:高纤维蛋白、高血小板聚集、高同型半胱氨酸升高、高血脂、高血糖。

5. 干预措施

(1)干预方法:①对社区中发现的高血压患者进行分级管理,采取药物和非药物治疗干预措施;②在干预措施中开展经常性的强化健康教育活动,提高居民的自我保健能力;③对各类心脑血管病患者强调定期临床随诊和治疗;④重点积极干预高血压和短暂性脑缺血患者。

（2）干预项目：

1）非人为因素：高血压→降压治疗；高血脂→降脂治疗；动脉硬化→预防治疗动脉硬化；糖尿病→控制糖尿病；心源性疾病→控制心源性病因。

2）人为因素：对于吸烟、饮酒者→控制烟酒；不合理饮食者→调整饮食结构；对肥胖者→积极运动；对有精神因素者→调节精神因素，保持乐观。

3）血液因素：抗血小板聚集；降低血黏度；应用抗凝药物。

6. 建立人群档案。社区对所管"高危人群"要建立"危险因素"及"干预措施"档案，有条件的要配合微机管理。

7. 干预后的评估。各社区要定期对干预后的人群档案进行分析，做出诊断，找出存在问题，以利纠正。

四、社区防治的管理

社区防治要在当地政府管理部门领导下进行，并由社区内的卫生管理体系协调，社会各界人士支持和参与、督促各社区内的工作扎扎实实地开展。要有任务、有落实、有检查、有法规，并要有监督机制。

1. 发挥社区行政领导的作用　目前，在我国若没有地方政府部门的大力支持，搞好社区人群防治实为一句空话。要使各级行政机构了解开展人群防治的必要性、可靠性和有效性，使各级政府部门认识到脑血管病的高患病率、高致残率、高死亡率，且治疗费用越来越昂贵，社会负担越来越重。社区防治应引起领导的重视与支持，建立相关领导机构，制订相关措施，并组织落实。

2. 争取社会各界支持　社区防治工作是一项难度很大的工作，不是哪一个部门或单位所能独立承担的，必须努力争取多部门、多单位、多行业的共同参与，形成合力，方能收到显效。在我国目前形势下，首先是医疗卫生部门的分工与协调，应制定合理政策，鼓励各级医务人员和各个专业的有关人员积极参与预防疾病的工作。并且在政府部门的支持下，联系当地计划、财政、教育、公安、宣传、媒体、体育、工商、食品加工、老龄委、妇联、劳保等部门，组成一支防病的强大联合体，以保证工作的顺利开展。

3. 社区广大群众的积极参与　要使社区广大群众充分认识到脑血管病防治的必要性和重要性，自愿行动起来积极参与脑血管病的防治，这是开展社区防治工作的又一必备条件。这就需要我们宣传教育，鼓励发动，充分调动广大群众的积极性。

第三节　脑血管病的三级防治

从国内外对脑血管病的危险因素的监控来看,脑血管病的危险因素绝大多数是可干预的,脑血管病在很大程度上是可预防的。同时,脑血管病在一些情况下,完全是属于可治性的疾病。流行病学资料和临床研究都已表明脑血管病并非仅为老年人才患的疾病,我国脑血管病患者有明显的年轻化倾向,我们应对脑血管病的预防和治疗采取更为积极的态度。我们亟待建立慢性病防治工作的新体系,层层建立疾病控制中心,积极监控脑血管病的危险因素,开展好脑血管病的三级预防。

一、一级预防

一级预防的基本思想是"健康比生病或死亡更好"。群体预防高危状态的方法比个体预防的方法具有更大的优势和潜力。主要针对未发生过脑卒中者,查明及合理治疗可治性危险因素,以降低脑卒中发生的可能性。除了不可干预的危险因素如年龄、性别、遗传、种族等外,对可治性危险因素,如高血压、动脉硬化、高脂血症、糖尿病等,要积极研究、干预和治疗。要加强健康教育,对健康者可劝其停止吸烟及过量饮酒,合理改善膳食结构,适当进行体育锻炼,减轻精神过度紧张,完全可能减少或推迟发病。

1. 高血压的防治　高血压是脑血管病公认的最重要的危险因素,不论是缺血性脑卒中,还是出血性脑卒中,均与收缩压、舒张压和平均动脉压呈直接关系。综合国际 17 个机构约 5 万人的抗高血压研究结果表明,经过系统性抗高血压治疗的患者脑卒中的发生率可减少 38%,致死性脑卒中可减少 40%。抗高血压治疗能显著降低脑血管病的发生率。

2. 高脂血症的治疗　降血脂疗法的结果显示,对已有心血管病的患者,长期使用他汀类的药物作二级预防可以明显降低冠心病病死率(减少 24%)和总病死率(减少 23%),脑血管病的发生率减少 20%,因而也可以使用他汀类的药物进行心、脑血管病的一级预防。

3. 心脏疾病的防治　各类心脏疾病均可发生脑血管疾病,其发生率为风湿性心脏病(风心病)73%~85%,细菌性心内膜炎 50%~60%,二尖瓣脱垂 5.7%~20%,心肌梗死 15%~87.9%,心肌病 50%,心房黏液瘤 75%,心房纤颤 15%~41% 等。显然各种心脏病均可并发脑卒中,其中最重要的是风心病和冠状动脉硬化性心脏病(冠心病)。因此,预防心脏疾病性脑栓塞,重点应是预防风心病和冠心病,这也是内科多年来研究的中心课题。前者主要在于防治风湿热和风湿性心内膜炎,后者主要在于防治高血压和动脉粥样硬化,与脑卒中的预防属同源性。

二、二级防治

如果已经发现了脑血管病的早期征象,则针对其危险因素及具体病情积极进行个体化的早期治疗,争取完全治愈,也就是着重于通过早诊断、早治疗来减少脑卒中较严重的后遗症。

1. 短暂性脑缺血发作的防治　短暂性脑缺血发作(TIA)又有"脑血管痉挛"、"一过性脑缺血发作"、"脑供血不足"之称。是颈内动脉或椎-基底动脉系统短暂性血液供应不足。临床表现为突然发病,几分钟至几小时的局灶性神经功能缺失,多在24小时以内完全恢复。故有其发作短暂性、复发性及可逆性3个特点。文献报道,患者在以后的1、5、10、15、20年完全性脑卒中发生率分别为66.3%、45.3%、30.3%、21.2%和12.6%。之后第一年内发生脑卒中的危险性最高,以后逐年下降。早期确诊和治疗,无疑有助于预防脑卒中的发生。

TIA发生的病因病理改变可与以下因素有关:①微小血栓;②脑血管痉挛;③动脉狭窄;④血液成分及血液流变学的改变;⑤心脏功能障碍;⑥血管壁的其他异常。

治疗:①抗凝治疗:根据血管内微小血栓的学说及近代脑血管病患者血液流变学的检测等证明,脑血管病患者血液有高黏滞、高凝等变化。抗凝治疗对消除或减少脑缺血发作、防止可能发生的脑栓塞有积极作用,故主张有选择性地应用。常用药物有肝素、肝素钠、降纤酶、蚓激酶等。②抗血小板治疗:血小板具有黏附聚集、释放、收缩等功能。当动脉粥样硬化和血栓形成时,往往伴有血小板功能异常,如血小板聚集反应增强,存活时间缩短。血小板在损伤血管壁内表面黏附力增加,吸附血浆中凝血因子的能力增强,释放血管活性物质增加,其代谢合成产物为TXA2和PGI2。TXA2能使动脉(特别是脑小动脉)平滑肌收缩,是作用强烈的血管收缩因子;同时又是血小板活化剂,具有强烈的促血小板聚集和诱发血栓形成的作用。PGI2是血小板活化抑制剂,具有抗血小板聚集作用,并有强烈的血管扩张作用。在生理情况下,二者处于动态平衡。一旦平衡破坏则导致血栓形成和组织缺血等改变。抗血小板药物主要是通过不同环节以抑制血小板聚集而起作用。常用的抗血小板抑制剂:肠溶阿司匹林50~100mg,顿服;双嘧达莫每次50~100mg,每日2~4次。另有噻氯匹啶,又称抵克立得,对血小板聚集的抑制作用较强,少数患者有出血情况,常用剂量0.25~0.5g,每日1~2次。

2. 脑动脉硬化的防治　脑动脉硬化症是在全身动脉硬化的基础上,使脑动脉弥漫性粥样硬化,管腔狭窄,小血管闭塞,脑实质的供血量减少,神经细胞功能障碍,引起一系列神经与精神症状。它是脑血管病的主要发病基础,其发病多与脂质代谢障碍、血管壁本身代谢异常、血小板聚集、血流动力学因素有关。常表现为:①神经衰弱综合征;②脑动脉硬化性痴呆;③皮质下动脉硬化性脑病;④帕金森综合征;⑤假性延髓麻痹。临床上可参照血液生化检查、脑电图检查、头颅 CT、磁共振等做出诊断。

有关脑动脉硬化的诊断,我国"第三届神经精神科学术会议"修订的关于脑动脉硬化症的诊断标准为:

(1)轻度脑动脉硬化症:①年龄在 45 岁以上;②初发高级神经活动不稳定的症状及(或)脑弥漫性损害的症状;③眼底动脉硬化Ⅱ级以上;④主动脉增宽;⑤颞动脉或桡动脉较硬等周围动脉硬化症或有冠心病;⑥神经系统阳性体征;⑦血清胆固醇增高;⑧排除其他脑疾病。具备上述 8 项中的 5 项或 5 项以上即可诊断。

(2)中度脑动脉硬化症:①具备轻度脑动脉硬化症的诊断标准;②有本病引起的下列综合征之一,如痴呆、假性延髓麻痹、帕金森综合征、癫痫等。

(3)弥漫性脑动脉硬化症(慢性重症脑动脉硬化症):应具备中等程度脑动脉硬化症条件(也可伴小卒中),病情反复加重,病变广泛,生活难以自理。

脑动脉硬化的治疗:

(1)一般治疗:①合理的饮食。饮食的总热量不应过高,以保持正常的体重。理想的体重应维持在身高(cm)-105= 体重(kg)。40 岁以下更应预防体重过高,应避免食用过多的动物脂肪及含胆固醇高的饮食,应以低胆固醇、低动物性脂肪食物如瘦肉、蛋白、豆制品等为主。提倡饮食清淡,多食富含维生素 C(新鲜蔬菜、瓜果)和植物蛋白质(豆类及其制品)的食物。另外要忌烟酒,适当饮茶。流行病学调查表明,长期吸烟、饮酒加重动脉硬化,饮茶可预防动脉硬化,因茶叶中含有维生素(A、B_2、C 等)、咖啡因、茶碱、鞣酸等成分,促进血液循环,具有增加血管弹性、柔韧性的作用。②适当的体力劳动和体育锻炼,对预防肥胖、改善循环系统的功能和调整血脂的代谢有一定的帮助,是预防本病的一项积极措施。体力活动量应根据自己的身体情况及心脏功能量力而行。可以进行太极拳的锻炼,或每天进行有规律散步。③生活要有规律,要保持乐观与愉快的情绪,避免情绪激动、精神紧张和过度劳累。要有充分的休息和睡眠,正确对待疾病。

(2)药物治疗:①降血脂,常用的降脂药物一类为他汀类,又称羟甲戊二酰辅酶 A 还原酶抑制剂,常用的有洛伐他汀、辛伐他汀、阿伐他汀等。二类为贝丁酸类,常用药物为氯贝特(安妥明)、非诺贝特(力平脂)、吉非贝齐(诺衡)等。其他类,如烟酸类、烟酸肌醇酯、多烯康、脉络康等鱼油制剂。②抗血小板聚集：抗血小板聚集和黏附作用的药物，不但可防止脑动脉硬化症的发生和发展，而且可防止血栓形成。阿司匹林每日 50mg。苯磺唑酮每次 0.2g，每日 3 次口服。双嘧达莫（潘生丁）每次 50mg，每日 3 次口服。

3. 腔隙性脑梗死的防治　腔隙性脑梗死是指脑深穿支动脉及其分支闭塞引起的脑深部小软化灶，最大直径不超过 20mm，1843 年由 Durand Farde 首先报告。1965 年以来，Fisher 对本病进行了系统研究，发现约 90% 的腔隙梗死与高血压有关。从尸检看出，腔隙性梗死多发于脑深部基底节、内囊、丘脑穿通动脉、基底动脉的旁中央支。

脑腔隙性梗死可呈急性或亚急性起病，1/5~1/3 的患者在起病前有一过性脑缺血发作，通常逐渐发病，一般无头痛、呕吐及意识障碍。据其临床症状、体征可分为如下几种：

（1）纯运动性轻偏瘫：左腔隙性脑梗死中最常见，约占腔隙病灶的 60%，病灶可位于冠状放射、内囊、基底节、桥脑、延髓、锥体等。临床表现是一侧面部和上下肢无力甚至完全瘫痪，上肢远端重，病初可有麻木感。

（2）纯感觉性卒中：表现为一侧面部，上肢或上、下肢的麻木感。除麻木外，亦可有烧灼、针刺或沉重感，但客观检查可阴性。

（3）共济失调性轻偏瘫：病变在桥脑基底部上 1/3 与下 2/3 交界处与内囊，临床表现为病变对侧纯运动性轻偏瘫及瘫痪肢体的小脑性辨距不良，偏瘫以下肢为重，尤以足趾和踝部明显，上肢轻，面部最轻。另有构音障碍，眼震颤和向一侧倾倒，或有面部和手的麻木，但无感觉障碍。

（4）口吃 – 手笨综合征：患者有中度至重度构音障碍及一侧手的精细运动受累，可有一侧中枢性面瘫、舌瘫、轻度咽下障碍。同侧手轻度无力，动作缓慢笨拙，精细动作差，书写时更易发现。指鼻不准，轻度行走不稳，同侧深反射亢进，巴宾斯基征阳性。

（5）感觉运动性卒中：一侧面部及上、下肢无力伴有感觉异常和感觉减退，病灶多位于丘脑后外侧核，病变可波及内囊后支，故称丘脑内囊综合征。

腔隙性脑栓塞的治疗：①抗栓抗凝治疗，肝素、降纤酶、蚓激酶等。②降低血黏度治疗。③抗血小板治疗。④脑代谢及神经细胞激活治疗。

三、三级预防

三级预防的目的在于减轻疾病进一步发展或减少并发症，它是脑血管病治疗和康复医学的重要组成部分。其措施有：减轻脑卒中带来的有害影响，降低致残率，提高患者对长期残疾的适应能力。

1. 瘫肢康复　脑血管病后遗症用康复治疗（包括体疗、理疗等）可取得明显效果。其作用是：预防并发症，防止瘫痪肢体肌肉萎缩，促进运动功能的恢复。体疗要早日开始。体疗的方法,对严重瘫痪的患者有按摩法、被动运动法、健肢的主动运动、调整姿势使患肢肌肉经常处于伸展状态等;对不完全瘫痪的患者,主要是采取主动运动,重点在患侧肢体和关节功能的训练,同时配合理疗,增强疗效。

2. 言语障碍的康复 失语症是脑血管病最常见的后遗症,目前尚无特效的药物治疗。常用的康复方法是:对运动失语者,可让患者先学最简单的单词或以看图识字法,学习发声说话,练习舌的灵活性;对感觉性失语者,可采用手势法或视觉逻辑法,让患者练习说话;对混合性失语者,可用说和指示结合起来训练,一边指实物,一边教说话。

3. 记忆力的康复 脑血管患者都有记忆力的减退或丧失。因此需要采取措施,促进记忆力的恢复。可让患者写日记、看图片、回忆往事或视觉成像,训练患者记数字,并配合一些药物治疗。

4. 心理康复 脑血管病发生后,神志清醒者的主要心理变化是:恐惧、绝望、烦躁、焦虑,也有的表现为情绪低落、意志消沉或抑郁寡言等。故心理康复多要求医生和亲朋热情、关怀、鼓励、安慰,使患者树立信心,发挥主观能动性,保持乐观情绪,这样才能对疾病的治疗充满信心和希望,有利于疾病的康复。

5. 其他 高压氧和紫外线照射充氧血液输注,颅脑超声波及脑细胞活化剂等均可促进康复,对脑血管患者可选择使用。

第四节 脑血管病的社会化综合防治

随着医学技术迅速发展,医疗水平的提高及老龄化进程的加速,脑血管病的发病率呈增加趋势,脑血管病已在各种疾病的死亡原因中居第二、三位。因此,研究和防治脑血管病是当前的重要课题。据世界统计资料表明,本病是40 个国家的 3 个主要死因之一。国内一较大规模的死亡率调查表明,脑血管病死亡率在城市中居各死因的首位,占总死亡人数的 22.26%。随着我国人口老龄化的进程,预计脑血管病的发病率在今后的一段时间内还会继续升高,威胁及危害将会越来越严重,因而防治脑血管病是一个重大的卫生问题。

一、要强调预防为主、防治并重的原则

国外早已重视心、脑血管病的防治工作。在美国,20 世纪 70 年代开展治疗高血压,干预心、脑血管疾病的危险因素的工作,经过 20 余年的努力,使冠心病的患病率降低 50%,脑血管病发病率降低 57%。据美国 1980—1990 年的

统计,冠心病病死率的降低其中 25% 归功于一级预防,28% 为二级预防,43% 在于临床治疗的进步,还有 4% 是其他方面的进步。国内进行了 10 个城市 14 个人群脑血管病干预试验的研究,结果也显示,脑血管病的死亡率和发病率均有所下降。可见,当前脑血管病的防治重点应放在预防上。心、脑血管疾病的危险因素绝大多数是可干预的,脑血管病在很大程度上是可预防的。同时,脑血管病在一些情况下,完全是属于可治性疾病。流行病学资料和临床研究都已表明,脑血管病并非仅为老年人才患的疾病。我国脑血管病患者有明显的年轻化倾向,我国亟待建立慢性病防治工作的新体系,层层建立疾病控制中心,既要有防治重点,也需要技术设备和理论水平先进的医学中心和医疗机构的参与,把脑血管病的预防工作精心、细致地搞起来。

二、社会化综合性防治的重要性和必要性

由于脑血管病的病因复杂,其发病与多种因素有关,仅仅进行干预某一因素是不够的,应该采取社会化的综合防治措施。如以往控制高血压,预防治疗短暂性脑缺血均有一定的效果。近 20 年来,世界许多国家和地区高血压的死亡率均有所下降,其原因是有效地治疗和有效地防治高血压,减少脑血管病的死亡率。日本对脑血管病进行保健检查、危险因素干预及针对性治疗,使脑血管病从 1980 年前占死因首位而退居于第二位。

从目前对脑血管病研究结果看,脑血管病很可能与多种因素有关,诸如环境因素、精神因素、饮食因素等。因此,进行单一因素的干预治疗有其不足的方面,应该采取社会化的综合性防治。其防治措施可分三期:第一期,防治病因,促进健康;第二期,早期诊断和治疗,减少病残;第三期,康复和预防复发。以上三期需有机地联系起来,需要把医疗和预防工作从医院贯穿到社会、家庭。

三、建立和健全脑血管病的防治网络

脑血管病的防治要建立和健全脑血管病防治网络,国家卫生部及有关部门领导已经开始重视脑血管病防治研究工作。1988 年批准成立了全国脑血管病防治研究领导小组及办公室,并要求各省、直辖市、自治区尽快建立相应组织机构。现已有浙江、天津、四川、山西、云南、黑龙江等省先后建立了"脑防办"和"四病"防治机构。浙江省在全省范围内建立了各级"防办",形成了心脑血管病防治网络系统。山东、黑龙江、吉林、辽宁、山西等地建立了数个脑血管病研究所和康复研究所,为脑血管病防治奠定了基础。

为加强和健全脑血管病防治网络建设,各级政府及各级卫生行政机关要把防治脑血管病列入工作计划中,从中央到乡镇,从城市到街道,从医院到厂

矿,要逐级建立脑血管病防治总站、防治分站、防治点等。各级脑血管病控制中心应与原有的卫生管理体系(医政、科技、预防)等保持良好的协调,与其执行机构(专科医院、研究所、康复医院及基层防治网络)实现有机联系。

四、加强重点防治研究中心的建设

全国各省、市、自治区应尽快建立有权威性的脑血管病防治领导机构及其办公室,做到机构、人员、经费三落实。把脑血管病防治工作列入各级政府及各级卫生行政机关的工作计划,统筹安排。凡具备条件的地区及脑血管病高发地区要建立和健全防治组织机构,明确各级防治机构的职责和任务,加强有关专业知识的培训,进一步重视脑血管病预防、治疗、康复以及基础课题的研究,正确估计脑血管病的危险因素,探索有效的防治方法。随着防治脑血管病的新药、新技术不断涌现,需要我们临床医务工作者潜心研究,刻苦学习,探索更新的防治方法,力争在脑血管病的控制和预防方面取得更新的成绩。

第五节　脑血管病防治的循证医学

循证医学(evidence-based medicine, EBM)是近 10 年来在临床医学实践中发展起来的一门新兴临床学科。目前其发展十分活跃,引起了医学界很大的兴趣,而且在许多学科范围内纷纷冠以"循证"二字,例如:循证治疗、循证护理、循证预防、循证管理等。

人们热衷于"循证医学",最重要的恐怕是其提示人们在医学实践中务必要遵循科学的原则和依据办事,不能单凭临床经验或不够完善的理论知识办事。否则,就会影响医疗质量的提高,甚至导致不良的后果。

循证医学直译为"基于证据的医学",也有人译为求证医学、实证医学、有据医学。按循证医学的定义,临床实践应有科学依据,强调的是按证据办事,证据就是已有的、可信的研究结果。自己研究、收集、分析、评价他人成果都是求证,应用于临床实践则是用证。循证医学是指以最可靠的证据来指导临床实践,目的是为患者选用经现代医学证实的最好的诊断、治疗和预防方法,为其提供最理想的医疗服务。

一、循证医学的临床应用

循证医学在临床应用中,遵循医学实践的方法,可有以下 5 个方面:

1. 确定临床实践中的问题　在临床实践中,所遇到的问题用传统理论知识和经验不易解决,却又应该弄清楚,否则有碍于对患者正确处理。这里,强调的是临床医生必须准确地采集病史,查体及收集有关实验结果,占有可靠的一手资料,经过仔细分析论证后,方可准确地找出临床存在而需解决的疑难问题。这种问题的解决,除了有利于患者诊治决策外,而且有利于医生本人专业水平的提高。

2. 检索有关医学文献 根据第一步提出的临床问题,确定有关"关键词",应用电子检索系统和期刊检索系统,检索相关文献。从这些文献中找出与拟弄清的临床问题关系密切的资料,作为分析评价之用。

3. 严格评价文献 将收集的有关文献,应用临床流行病学及 EBM 质量评价的标准,从证据的真实性、可靠性、临床价值及其适用性做出具体的评价,并得出确切的结论以指导临床决策。

4. 应用最佳证据,指导临床决策 从经过严格评价的文献中,获得真实可靠并有临床应用价值的最佳证据,用于指导临床决策,服务于临床。

5. 通过实践,提高临床学术水平和医疗质量 通过应用最佳证据对患者的实践,必有成功或不成功的经验和教训,临床医生应进行具体的分析和评价,从中获益,达到提高认识、促进学术水平和提高医疗质量的目的。

从临床实践角度看,循证医学实践的目的是解决临床医疗实践中的难题,从而促进临床医学的发展。

二、从循证医学看预防脑血管病的重要性

（一）控制血压、血脂、血糖、烟酒等可有效降低脑血管病发生率:刘运海等 1997 年—2000 年,北京、上海、长沙各选取 2 个地理位置不同但人群具有可比性的社区,分别随机列入干预组和对照组,每个城市约 10 万人。1997 年 6 月随机抽取 35~73 岁人群中 2586 人（干预组）及 2731 人（对照组）作为样本人群,2000 年 5 月 31 日前,在上述人群中再分别随机抽取 2544 人及 2523 人。干预措施:降压、降脂、控制烟酒。三年后干预前后血压的变化:干预组平均收缩压明显下降,干预后收缩压较干预前下降了 3.21mmHg,脑卒中事件可减少 32%。;干预前后平均血清胆固醇、甘油三酯、高密度脂蛋白胆固醇及平均血糖含量的变化:干预组平均血清胆固醇下降了 0.58mmol/L;甘油三酯在干预后比对照组降低了 0.42mmol/L,脑卒中发生率下降了 16%;干预后人群吸烟率与饮酒率的变化:干预组男性吸烟率下降了 4.6%,女性吸烟率下降了 3.4%,脑卒中发生率下降了 12.5%。总之,控制血压、血糖、血脂;控制烟酒可有效降低脑血管病发生率。

上海市南汇区全区 696 558 人群选择≥35 岁具有脑卒中危险因素暴露者进行脑血管血液动力学检测,筛选出脑血管血液动力学指标积分值低于 70 分的脑卒中高危个体 18 271 例作为干预对象。将 10 313 例接受"脑安胶

囊"干预者作为重点干预组,另 7958 例未接受脑安胶囊干预者作为一般干预组。随访监测干预后脑卒中的发病和死亡情况,预防干预 3 年后的预防效果。预防干预组脑卒中发病率显著低于一般干预组,男性下降 53.8%,女性下降 58.4%,干预结果表明:干预 3 年后,脑安胶囊重点干预组的脑卒中发病率显著低于一般干预组,脑安胶囊干预是高危个体脑卒中发病最强的影响因素。

(二)对脑血管病预防干预更有效的降低脑血管病的死亡率:2017 年 1 月,中国脑卒中流行病学调查结果在美国著名杂志 *Circulation* 主刊发表。此项调查由中国国家科技部和卫生计生委疾病预防控制局支持,北京市神经外科研究所(全国脑血管病防治研究办公室)联合中国疾病预防控制中心慢病中心共同完成。调查在经过严格分层抽样的全国疾病监测点开展,包括了全国 31 个省(自治区、直辖市)的 157 个县(区)。按照脑卒中患病率约 1% 的抽样估算,确定调查样本(全年龄组)人群 60 万人。此项调查的研究设计由两个专业团队完成,第一步由疾病预防控制中心的调查员完成初筛调查,第二步对发现的所有确诊和可能的卒中病例以及在 2012 年 9 月 1 日至 2013 年 8 月 31 日时间段内死亡的卒中病例由神经内科医生再次复核确诊,确保了诊断的可靠性。从人群流行病学调查和国家疾病监测点的数据分析结果,均显示中国脑卒中(年龄标化)死亡率无论城市还是农村地区近年均呈下降趋势。人群流行病学调查与 30 年前比较城市居民脑卒中死亡率下降了 31%,农村地区居民下降约 11%。中国 CDC 2013 全球疾病负担分析数据同样显示出我国脑卒中死亡率明显下降趋势,1994—2013 年男性脑卒中(年龄标化)死亡率下降 18.9%,女性下降 24.9%。上述分析结果表明,中国脑卒中死亡率近年已经出现了可喜的转折点。影响我国脑卒中死亡率下降的可能原因如下:①随着中国经济的快速发展,国民的经济水平和医疗保障明显改善;②各级医院的医疗条件、诊治技术水平不断提高;③政府的宣传教育以及健康行动不断加强;④大众对及早送医的认识和早期救治的理念发生改变等。研究发现,目前我国农村地区已成为脑卒中的重灾区。今后一段时期应将防控脑卒中的重点转到农村地区,制定合理防控对策,加大宣教的力度,争取使脑卒中的发病率得到遏制,死亡率进一步降低。可以看出加强脑血管病的预防对脑血管病的发病有确切效果,更能减少死亡率。

三、从循证医学看对脑血管病干预的必要性

(一)世界部分国家脑血管病干预效果:20 世纪 80 年代以来,世界大多数国家和地区脑血管病死亡率下降明显于发病率,其特点是:①脑出血比脑梗死下降明显。②高危地区比一般地区下降明显。③中老年人比 70 岁以上老年人下降明显。美国全国疾病监测统计中心(1968—1988)报告:1968 年脑

卒中死亡率为 128.1/10 万,1988 年为 54.6/10 万,下降 57%。美国 Framingham 研究的 30 年人群监测(分 3 个 10 年),第一个 10 年年病死率为 34%,第二个 10 年为 13%,第三个 10 年为 13%,而发病率分别为 5.6%、7.2% 及 8.0%,患病率分别为 1.4%、2.3% 及 3.1%,可见脑血管病干预的效果。

(二)国内脑血管病的干预效果:国内张葆樽等在一个固定的离休老干部人群,连续 4 年进行检测并针对性进行预防干预,明显减低了脑血管病发病率,在固定人群证实了检测方法的实用性。见表 1-5-1。

表 1-5-1 北京观察点 4 年随访结果

年份	观察人数	40 岁以上人数	发病人数	年龄专率(1/10 万)
1990	11 097	3634	20	180.23
1991	11 094	3630	11	99.15
1992	11 120	3634	9	81.00
1993	11 130	3632	88	71.88

中国七城市脑血管病危险因素干预试验,试验目的是对队列人群血压的干预控制,结果显示:①干预组收缩压和舒张压均值终点时的基线有所下降,而对照组都有上升。干预组确诊高血压的比例以基线的 18.4% 降至终点的 15.5%。而对照组则从 17.5% 上升为 17.7%。②脑卒中的发病率与高血压水平呈显著性正相关,收缩压为 21.3~22.5kPa(160~169mmHg)的人群中风发病率是收缩压为 17.3~18.5kPa(130~139mmHg)的 13.4~17.7 倍。舒张压为 12.7~13.2kPa(95~99mmHg)的中风发病率是舒张压为 10~10.5kPa(75~79mmHg)的 6~6.9 倍。

武汉大学公共卫生学院学者根据全球疾病负担 2013 研究数据(该数据源于中国 CDC 的 DSP 系统)在 Stroke 杂志上发表的研究结果显示,中国在 1994—2013 年间,不同年龄组脑卒中标化死亡率均有明显下降趋势。从整体来看,20 年间男性卒中标化死亡率下降了 18.9%,女性下降了 24.9%。分析其原因:①中国整体医疗保障的改善:在过去的 30 年中,城乡居民特别是农村地区的医疗保障持续改善。发生脑卒中的患者可以在当地医院得到及时、合理的救治,减少了脑卒中的并发症和病死率。②临床诊断和救治技术的进步:政府近年在医疗方面不断加大资金投入力度,使各级医院的医疗条件和技术水平快速提高。目前农村地区县级医院多数也已能开展溶栓、脑出血微创穿刺治疗等先进技术,这些措施均可在减少脑卒中病死率或人群死亡率中发挥作用。③城市居民脑卒中发病率下降:2013 年全国脑卒中流行病学调查结果发现,城市居民脑卒中年龄调整发病(168.2/10万)比1983年6城市调查(205.4/10万)下降了18.1%。这种明显的下降必然会对脑卒中死亡率的降低有着重要影响。④卒中防治知识水平的普遍提高近年由于政府和医务人员大力开展宣传教育,使大众脑卒中防治知识水平包括高血压的防治水平明显提高;临床医生接受脑卒中防治指南的培训,不断提高诊疗技术水平;采取各种办法减少院前延误,实现快速转运和快速治疗,这些措施对脑卒中死亡率的下降起到不可小觑的作用。

四、从循证医学看治疗脑血管病的实用性

按照循证医学的要求,一个有效的治疗方法,要具有:①确定需要解决的临床问题。②全面检索文献,着重寻找该问题的临床随机对照研究(RCT)、对该问题有关研究的meta分析(综合分析或荟萃分析)文章。③批判性评价获得的信息、证据的有效性和可靠性。④得到对该问题较完整的答案,并指导临床实践。⑤对临床效果的评估。

按照meta分析发现,在目前所有缺血性脑血管病治疗中,最为有效的方法是卒中单元(OR值为0.71),其次是溶栓(OR值为0.83),抗血小板(OR值为0.95)和抗凝(OR值为0.99)。

(一)卒中单元治疗

1. 概念　卒中单元有时也译为卒中单位,它是指改善住院卒中患者医疗管理模式,提高疗效的系统,为卒中患者提供药物治疗、肢体康复、语言训练、心理康复和健康教育。因此,卒中单元的核心工作人员包括临床医生、专业护士、物理治疗师、职业治疗师、语言训练师和社会工作者。从形式上,卒中单元可以有独立的病房和工作人员,或者只有独立的工作人员而无固定的病房,后一种情况也称移动卒中单元。

2. 卒中单元的效果　Gubitz和Sandercock对20个随机对照研究3864例患者进行分析,发现使用卒中单元后患者1年的死亡率降低了10%(95%CI为5%~15%),平均住院日缩短2~11天,尚未发现对患者有害的报告。

卒中单元治疗合作组在Cochranc电子图书馆发布的卒中单元系统综述(共包括20个随机对照研究)结果显示,卒中单元可以明显降低死亡率(OR值为0.83)和依赖率(OR值为0.75)。

(二)溶栓治疗

1. 尿激酶静脉溶栓　一项关于尿激酶静脉溶栓的试验,由国内40多家大学医院参与,1998—2000年共治疗511例患者,静脉输入尿激酶100万~150万U,用欧洲卒中评分法(ESS)来评估神经功能恢复程度,结果显示,直到治疗第7天,治疗组患者ESS积分相对增值明显高于安慰剂组,到90天,亦优于对照

组。静脉内溶栓治疗能降低 40% 的严重残疾和死亡危险率。

2. 组织型纤溶酶原激活剂（t-pA）静脉溶栓 2004 年包括 NINDS 及其他
4 项国际多中心、随机、双盲、安慰剂对（ECASS-Ⅰ、ECASS-Ⅱ、ATLANTS-A
和 B）亚组的汇总分析证实发病 3h 内静脉应用 t-PA 效益明显超过风险，与
安慰剂相比明显提高良好预后比例，其 1.5h 内和 1.5~3h 内 OR 值分别为 2.81
（95%CI 1.75~4.50）和 1.55（95% CI 1.12~2.15）此外，溶栓登记研究如欧洲
SIST-MOST 和中国 TIMS-CHINA 为临床真实世界中对发病 3h 内静脉 t-PA 溶
栓提供了进一步支持。

（三）抗血小板治疗——阿司匹林的应用

1. 国际性脑卒中临床药物实验研究 36 个欧美国家 467 家医院 19 435
例缺血性脑卒中患者随机分为治疗与对照组，治疗组病后 48 小时内服阿司匹
林 300mg，或每日 100mg 静滴，维持 14 天。结果：14 天治疗组 / 对照组比较，
死亡率为 9.0% 及 9.4%，无显著差异，6 个月死亡率各为 21.5% 和 22.5%，残疾
率分别为 40.7% 及 41.0%。总评：复发率下降，脑出血率不增加，6 个月死亡
率、残疾率两组比较有显著差异，相当每 1000 例减少 14 例。

2. 国内急性脑卒中临床药物研究 413 家医院 21 106 例（96%CT 检
查）患者，随机安慰剂对照，治疗组病后 48 小时服阿司匹林 160mg/d，维持
4 周。4 周后或出院时评价结果：两组的死亡率各为 3.6% 及 4.2%；残疾率分
别为 28.0% 和 28.7%，均有统计学显著差异，相当于死亡、残疾每 1000 人减少
11 人。

第六节 脑血管病的个人预防指南

多年来，脑血管病一直是我国人口中死亡和致残的首要原因。脑血管病
一旦发生，目前还没有特别有效的治疗方法，多数存活患者都遗留有不同程度
的残疾，少数重残患者需终生护理或发展为痴呆。很多社会精英英年早逝，每
年数百万劳动力或死或残，要支出大量医疗保险费用，数以千万计的人要照
顾病残的家人而损失大量工作日，造成经济损失将达数百亿元。脑血管病对
国民经济和社会安定的影响比之烈性传染病有过之而无不及。更严重的是，
作为脑卒中主要病因和危险因素的高血压的发病率还在上升，以每年 350 万
人的速度增加。据全国脑防办测算，我国成年人高血压患病率 10% 以上，达
1.1 亿人。即每 11 个人或每 3 个家庭中就有 1 个高血压患者。因此，我国脑
卒中的发病率和死亡率将会继续上升，如果想单从治疗已发病脑卒中患者去
控制和降低脑卒中的发病率和死亡率，是肯定要失败的。因此，降低心脑血管

病发病率和死亡率的根本出路在预防。

脑血管病是一种因供应脑细胞的氧和血液被突然切断而发生的脑疾病。脑细胞控制着我们每个人所做的任何事情：从说话到走路，甚至呼吸。多数脑血管病的发生是由于供血动脉腔被栓子或缓慢生长的血栓（块）及其他脂肪沉积物所阻塞。一些脑血管病（脑出血或蛛网膜下腔出血）则是因为脑内或脑表面的某些血管壁的薄弱部分破裂引起出血所导致。据估计，我国每年有150万人患脑血管病，其中75%残疾，40%重残。全国存治的脑血管病患者有600万人。脑血管病一旦发生，目前还没有特别有效的治疗方法，不少患者需要终生治疗及护理。但是，许多脑血管病是可以避免的。脑血管病预防知识会帮助你了解如何才能减少自己患脑血管病的危险性。你或你的家人真的不幸患上脑血管病，如果你早已了解有关脑血管病的症状，并知道"时间就是大脑"而能及时就医，先进的治疗可帮助减少脑损害以及由此产生的残疾。

一、控制、减少危险因素

每个人都可能有一些脑血管病的危险因素。脑血管病危险因素就是使你更容易患上脑血管病的一些因素。有些脑血管病的危险因素是不能控制的，如年龄因素、宗族因素、家族因素等。而有些危险因素则可通过药物治疗或改变生活方式来控制。

脑血管病的危险因素包括：高血压、心脏病和颈动脉疾病，曾有过短暂性脑缺血发作（TIA）；糖尿病、高脂血症等。这些疾病危险因素是可通过药物或手术控制的。你应与医生讨论，了解哪一种预防方式更适合你。

生活方式危险因素包括：吸烟、长时间静坐的工作，饮酒及饮食失调。你可以通过戒烟，有规律的运动，时时注意饮食质量以及限制饮酒来控制这些因素。

二、脑血管病的预防方法

如果我们知道了脑血管病的危险因素，尤其对可控因素，采取积极的监测及控制方法，就能控制脑血管病的发生。

（一）控制血压

高血压是脑血管病的首要原因。如果血压的上值（收缩压）经常高于18.7kPa（140mmHg）或下值（舒张压）经常高于12kPa（90mmHg），应及时就诊。如确诊为高血压，则要按照医生的建议，进行有规律的运动锻炼，选择适当药物控制血压，并在饮食上加以注意。同时经常测量血压，做好监测。

（二）检查是否患有心房颤动

要及时治疗心房颤动，因为房颤发生后，血液聚积在心脏腔室中，易形成血栓,引发心源性脑栓塞。对控制房颤的药物如胺碘酮、普罗帕酮等要坚持服用。具有除颤指征者,要早期除颤,房颤律转复后,药物维持,不能因自觉无不适,就自行停药。有不少人因停药而发生脑血管病,抱恨终生。

（三）戒烟

吸烟使脑血管病的危险增加 1 倍。如果马上戒烟,脑血管病的危险性即开始下降。5 年后得脑血管病的危险性会与那些不吸烟的人一样。

（四）限酒

每日只喝一杯葡萄酒或啤酒可能会减少患脑血管病的危险因素。但大量饮酒肯定有害无益。

（五）降低胆固醇

血胆固醇增高也是脑血管病的危险因素。验血了解胆固醇水平,如果高于正常值,应在医生帮助下控制它。高胆固醇可增加患心脏病的机会,间接地增加患脑血管病的危险性。降低胆固醇可以减少患缺血性脑血管病的危险。轻度胆固醇升高通过减少饮食脂肪和运动就能控制,中、高度升高则需要加用药物治疗。胆固醇水平正常或偏低的人,不要低脂饮食和服降脂药。低血脂和营养不良者,要增加饮食中的蛋白、脂肪和维生素,减少脑出血的危险。

（六）检测血糖

如果患糖尿病,应听从医生指导控制血糖。糖尿病可增加患脑血管病的危险。多数糖尿病患者可以通过注意饮食、药物调节而控制病情。

（七）限盐

有高血压者要低盐（钠）饮食,少吃油腻,减少饮食中的钠,可以降低血压,更重要的是降低患脑血管病的危险性。

（八）运动

养成每日运动的习惯。轻松的散步、慢跑、骑车、游泳或其他活动,每日至少 30 分钟,可以在多方面改善健康,同时降低患脑血管病的危险性。

（九）其他

颈动脉粥样硬化通常可通过药物治疗控制,严重时须手术才能去除狭窄及防止血栓形成。血液疾病、血小板增多症、红细胞增多症、严重贫血等,应进行积极治疗,否则亦导致脑血管病。

三、脑血管病的监测步骤

（一）寻找危险因素

1. 疾病因素　高血压、高血脂、心脏病、糖尿病、高黏血症、高凝血症。
2. 生活因素　吸烟、饮酒、肥胖、打鼾、喜食肥甘、精神紧张、情绪抑郁。

（二）监测步骤

1. 症状检查　如头痛、头晕、心悸、多饮、多尿。

2. 辅助检查　血压、心电图、脑 CT、血管超声、眼底检查。

3. 化验室检查　血黏度、血脂、血糖、血小板聚集率、纤维蛋白原、PTA、PTT。

（三）提出应警惕的危险因素

1. 血脂偏高，请低脂饮食，口服降脂药物。

2. 血压偏高，注意监测血压，低盐饮食，坚持治疗，控制高血压。

3. 血黏度偏高，定期监测，积极控制。

4. 体形偏胖，请积极控制体重。

5. 凝血指标异常，请定期检查。

6. 血糖偏高，请低糖饮食，口服降糖药物，随时监测。

7. 有脑卒中家族史，应高度警惕。

8. 血液浓度异常，请定期检查。

（四）脑血管病应早发现、早治疗

脑血管病早认识、早发现、早治疗，就可能挽救生命。以下情况出现要特别注意：

1. 突然的面部、手脚的麻木或无力，特别是只发生在半边身体。

2. 突然的迷糊，言语或理解障碍。

3. 突然的单眼或双眼视力障碍。

4. 突然的头晕、走路不稳，失去平衡或不协调。

5. 突然有不明原因的剧烈的持续头痛。

6. 突然的抽搐发作。

7. 突然的头晕、恶心、呕吐。

8. 突然的短暂意识丧失。

如有上述症状要及时找医生，早就医、早治疗，有条件的拨打 120 急救电话。早期治疗可以挽救生命，大大提高完全恢复的可能性。

千万记住：脑血管病发生后脑缺血、缺氧的每一分钟，脑损害都在加重，如果能及时使用各种新药治疗，就可阻止甚至扭转这种损害，避免死亡，减轻残疾。

第七节　脑血管病的流行病学

脑血管病（cerebro vascular disease，CVD）是一种严重威胁人民健康的疾病，特别对于中、老年人，是重要的致残和死亡原因，故研究 CVD 的流行病学是一项防治脑血管病的重要课题。

脑血管病流行病学是研究脑血管病在人群中发生、分布、动态特征以及影响这些特征的因素的科学。由于流行病学在实践中起了重要的作用，近年来，在世界范围内获得了很大的发展，40多个国家和地区，对脑血管病的流行病学进行了统计分析，并对发病率、死亡率、复发率、存活率、病残率及人群分布特点等做了研究。

一、流行特征

1. 发病率　2015年高一鹭、王文志在发表在中华神经病学杂志上的"脑血管病流行病学研究进展"中研究分析：我国脑血管病在全球居死因第二位。在中国近年已跃升为首位死因，且是导致成年人长期残疾的主要原因，其高发病率、高致残率、高死亡率已成为全球性公共卫生问题"中国人群卒中发病率明显高于世界平均水平；统一标准及方法的多中心脑血管病趋势和决定因素监测显示：中国35~64岁人群卒中男性标准化发病率为247/10万，排名第3位；女性标准化发病率为175/10万，排名第2位。我国卒中平均发病年龄约66岁，远低于西方国家的74岁。更为严重的是，中国卒中发病率2~4倍于心肌梗死，与西方国家相反。2004—2005年完成的全国第3次死因回顾性抽样调查报告显示，脑血管病已跃升至我国疾病死因的首位。

2011年7月26日，在《创建健康和谐生活：遏制中国慢性病流行》报告中指出：中国在未来20年里，40岁以上人群中以心脑血管病为首的慢性病患者人数还会增长2至3倍，慢性病的快速增长主要集中在未来10年。

2. 患病率　我国城市调查，完全性脑卒中的患病率为620/10万人，1984年全国22个省（区）农村及少数民族地区调查为429/10万人。国外资料说明CVD患病率为（500~700）/10万人。可见，脑血管病患病率如此之高，应当引起足够的重视。

自1993年以来，原国家卫生部每5年在全国范围内开展一次国家卫生服务调查，通过需方调查全面获取居民健康状况、卫生服务需求及利用信息，截止到2013年，已经进行了5次大规模的调查。调查结果显示，1993年、1998年、2003年、2008年、2013年我国脑卒中患病率分别为0.40%、0.58%、0.66%、0.97%及1.23%，每年以5.8%的速度增加。

3. 脑卒中复发率　中国国家卒中登记是急性脑血管病事件医疗服务质量的监测和评价登记平台，覆盖全国30多个省市和香港特别行政区132家二级和三级医院。在2007—2008年间前瞻性连续登记了21 902例急性脑卒中患者，并定期随访观察。结果显示，我国急性脑卒中患者第1年复发率达17.7%，5年累积复发率超过30%。

4. 死亡率 国内 20 世纪 80 年代初对 14 个城市的脑血管病死亡率进行了统计,平均为年 135.3/10 万人,其死亡率超过了恶性肿瘤和心脏病而居首位。自 20 世纪 80 年代后期以来,CVD 死亡率在国际间存在差异,最高与最低的差别,男性近 4 倍,女性近 4.7 倍。死亡率最高的国家仍为俄罗斯和东欧国家,最低为斯堪的纳维亚半岛和西欧的国家。中国男性脑卒中死亡率居中,女性列于第二位。两性合计 CVD 死亡率俄罗斯、东欧、芬兰和中国高于西欧及北欧,与发病率的分布基本相一致。1982—2002 年中国卫生年鉴报告:1985—2001 年我国城市的 CVD 死亡率波动于 110/10 万 ~135/10 万人之间,农村波动于 97/10 万 ~115/10 万人之间。但自 1998 年开始,城市死亡率持续下降,死亡率与农村持平。

2017 年 1 月,中国脑卒中流行病学调查结果在美国著名杂志 *Circulation* 主刊发表。此项调查由中国国家科技部和卫生计生委疾病预防控制局支持,北京市神经外科研究所(全国脑血管病防治研究办公室)联合中国疾病预防控制中心慢病中心共同完成。调查在经过严格分层抽样的全国疾病监测点开展,包括了 31 个省(自治区、直辖市)的 157 个县(区)。按照脑卒中患病率约 1% 的抽样估算,确定调查样本(全年龄组)人群 60 万人。此项调查的研究设计由两个专业团队完成,第一步由疾病预防控制中心的调查员完成初筛调查,第二步对发现的所有确诊和可能的卒中病例以及在 2012 年 9 月 1 日至 2013 年 8 月 31 日时间段内死亡的卒中病例由神经内科医生再次复核确诊,确保了诊断的可靠性。调查结果显示,脑卒中死亡(粗)率为 127.2/10 万,加权率为 85.9/10 万。年龄调整死亡率(用 WHO 世界人口)农村地区为 116.8/10 万,显著高于城市居民的 74.9/10 万。

二、分布特征

1. 地区分布 脑血管病的死亡率在不同国家和地区的分布存有差异。这种差别不仅存在于世界各国之间,也存在于一国之内的不同地区。20 世纪 60 年代至 80 年代初,日本东北部特别是秋田县是 CVD 的高发病区。日本到美国的移民 CVD 死亡率有明显的不同,如夏威夷、加利福尼亚的日本人 CVD 的死亡率依次下降。英国 CVD 死亡率北方大于南方(约 3 倍之差)。美国东南部中心地区是 CVD 的高发病区,而在落基山脉一些州 CVD 的死亡率最低。国内报道,CVD 的发病率具有随经纬度增高而上升的趋势,纬度每升高 5°,CVD 的发病率上升 14.48/10 万人口。不同海拔对 CVD 发病率也有影响,500m 以下地区发病率显著高于全国 500m 以上地区发病率。从城乡关系来看,大城市发病率显著高于全国平均水平,农村低于全国平均水平。可见,我国 CVD 发病率有从南向北逐渐升高,从东向西逐渐降低的特征。徐格林教授开展的"中国卒中带"研究系统综述了 1980—2010 年中国境内所有卒中研究的发病情况。结果显示,中国北部 9 个省市(黑龙江、西藏、吉林、辽宁、新疆、河北、内蒙古、北京及宁夏)的卒中发病率较高,构成中国卒中带。卒中带的脑卒中发病为 236.2/10 万,显著高于卒中带以外地区的发病率(109.7/10 万)。

2. 城乡差异 第 1~5 次国家卫生服务调查结果显示,在 1993—2013 年间,农村脑卒中患病率一直低于城市,但农村脑卒中患病率增长速度较快,在 2013 年超过城市。《2015 中国卫生和计划生育统计年鉴》的数据显示,农村脑卒中死亡率自 2006 年以来每年均超过城市,并且与城市的差距越来越大(图 1-7-1,图 1-7-2)。

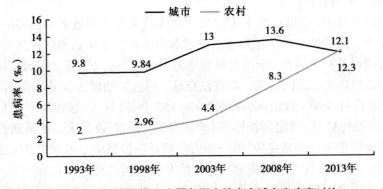

图 1-7-1 5 次国家卫生服务调查脑卒中城乡患病率对比

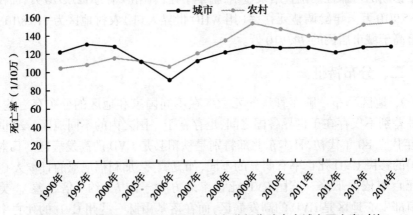

图 1-7-2 国家卫生和计划生育统计年鉴报告脑卒中城乡死亡率对比

3. 时间分布

(1)季节:脑血管病的发病季节,普遍认为一年四季均可发病,其中冬夏季节多于春秋,冬季多于夏季。有关统计资料表明:各地日间气温、气压差别较大,湿度相对较高者则脑血管病发病率高。我国北方比南方寒冷季节长,西北比东南相对温度低,平原比高原大气压力高,这些因素对脑血管病发病率和死亡率都有影响。低温和高温均可导致体内平衡的波动,血管舒张功能障碍,血压骤变或血流缓慢,冬季干燥和夏季出汗多可引起血液浓缩,血黏度增高,易患脑栓塞。冬季寒冷的刺激使血压增高,加上气压高,血液流向体表时受到外界的阻力大,机体不能及时做出相应的调节,出现生物节律紊乱,导致脑出血的发生和患者死亡。

（2）时间变化规律:由于我国人口老龄化加速以及脑血管疾病危险因素控制欠佳,我国脑卒中发病率、复发率和死亡率均迅速攀升,脑卒中已成为严重的医学和公共卫生问题。2008 年发表于 *Stroke* 杂志上的北京地区卒中发病率研究显示我国脑卒中的发病率正以每年 8.7% 的速度上升,明显高于世界平均水平,预计到 2020 年我国脑卒中患者多达 370 万。2011 年 7 月 26 日,世界银行发布的《创建健康和谐生活:遏制中国慢性病流行》报告指出:中国在未来 20 年里,40 岁以上人群中以心脑血管病为首的慢性病患者人数还会增长 2 至 3 倍,慢性病的快速增长主要集中在未来 10 年。我国临床资料表明,医院门诊脑卒中患者中约 40% 是二次以上复发人群。北京地区的脑卒中复发率高达 27%。无论城市还是农村,各年龄组之间都有一个非常明显的上升。脑卒中患病人数正在非常显著的上升,即给国家带来的经济负担也更大。全国残疾人抽样调查表明脑卒中引起的肢体残疾是全部肢体残疾的第一位。2008 年统计我国每年县级以上医院用于治疗脑血管病的直接住院医疗费用约在 100 亿元人民币以上,加门诊等间接经济负担,每年花费超过 400 亿元人民币。可见中国脑卒中防控形势非常严峻。

近年来,国内外学者对 CVD 的发生、死亡与节气、时辰的关系作了一系列的探讨,并取得了一定的进展。脑出血患者发病白天多于夜间,以 7~9 时和 14~17 时为发病高峰时间。脑出血患者死亡则晚间多于白天,以 1~5 时和 13~17 时为多。一年中 11 月至次年 1 月发病和死亡数均多,说明有一定的时间节律。英国 Elliottwj/Stroke1998 年报道脑卒中患者早晨发病明显增加,而午夜至次日早晨发病率最低。当然,本统计将脑出血和脑栓塞综合报告。而国内缺血性 CVD 多发生在夜间,也有报道清晨至上午的时间段为其发病高峰,近年来有报道认为清晨前后为该病发生的高峰时间段,而午夜前几小时很少发病。总之,脑卒中发病时间以白天为多,白天以上午为最多。脑出血死亡时间以夜间为多。发病机制认为有以下几点:①人们昼作夜息,白天工作、劳动,易于造成精神紧张、情绪激动、过度用力、劳累等,易诱发本病。②血压的 24 小时周期节律性波动。即夜间下降,清晨回升和波动。而清晨易发生心律失常,清晨前后是易发本病的关键。③血液在上午时间段内有凝固倾向,血小板聚集增强,而纤溶系统活性在清晨前后处于低谷期。④自主神经兴奋和抑制时间,现已证实白天交感神经活动占优势,夜间副交感神经活动占优势,午后和午夜这两段时间,正是交感神经与副交感神经兴奋与抑制交替演变之时,由于脑出血后脑组织受到一定的损害,交感神经较正常水平功能低,机体承受不了时间节律引起的变化,难以应激而易于死亡。另外,午夜时脑出血发病后,缺乏细致的观察,难以及时发现、护理、监护,故脑出血发病后死亡率高。

4. 人群分布

(1)年龄:年龄与 CVD 的关系紧密。CVD 发病率、死亡率均因年龄的增长而上升,所有文献均证明 CVD 基本上是老年性疾病,但近年年轻人 CVD 的报道也逐渐多起来。

国内统计 CVD 的患病率在 65~74 岁年龄组为 1516/10 万人,而 35~44 年龄组发病率为 61.41/10 万人。据国外报道,冰岛、芬兰、美国、以色列的 0~34 岁脑血管病每年的发病率分别为 7.5/10 万人、7.7/10 万人、4.0/10 万人、2.5/10 万人。总之,CVD 患病率、发病率、死亡率均有随年龄增长而增加的趋势,年轻人发病率亦相应增多。

2002 年 6 月至 2004 年 6 月,南京脑卒中登记项目登记了 1070 例脑卒中患者,平均年龄为 65.3 岁。2002 年 3 月至 2006 年 8 月,成都脑卒中登记项目连续登记脑卒中患者 3123 例,其中男性平均年龄为 64.8 岁,女性为 60.5 岁。2007—2008 年,天坛医院牵头的全国性脑卒中登记项目(CNSR)研究纳入了 21 902 例脑卒中患者,结果显示,脑卒中患者平均发病年龄为 63.8 岁。2011 年 1~5 月,北京市心肺血管疾病研究所开展的多中心横断面调查,共收集我国 25 个省市 41 家三级甲等医院 20 570 例急性期脑卒中住院患者资料,显示脑卒中患者平均年龄为 63 岁。

(2)性别:脑血管病的发病率与死亡率,一般男性略高于女性。中国 MONICA 研究显示,1987—1993 年各协作省市 25~74 岁人群脑卒中发病率和死亡率男性普遍高于女性。脑卒中平均发病率男性为 270/10 万,女性为 161/10 万,比例为 1.68∶1;脑卒中平均死亡率男性为 89/10 万,女性为 61/10 万,比例为 1.46∶1。《全国第三次死因回顾抽样调查报告》显示,2004—2005 年,脑血管病死亡率男性为 148.57/10 万,女性为 124.15/10 万(图 1-7-3)。

《2015 中国卫生和计划生育统计年鉴》显示,在 1990—2014 年间,城市和农村居民脑卒中死亡率男性均高于女性(图 1-7-4,图 1-7-5)。

(3)职业:脑血管病的发病率一般在脑力劳动者中比较高。也有统计体力劳动者发病率为多。脑血管病发病与社会环境、饮食习惯、工作环境和相关的职业有关。Whitehall 统计 10 年中死于脑血管病的 18 403 例患者,按职业分组,经年龄标准化后发现,管理人员死于脑卒中的最少,其次是知识分子、职员及体力劳动者死于 CVD 者较多。

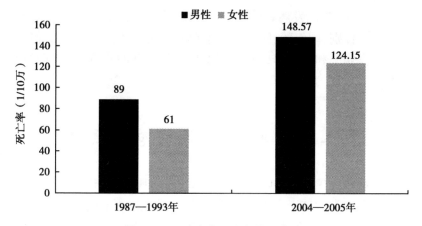

图 1-7-3　脑卒中死亡率性别差异

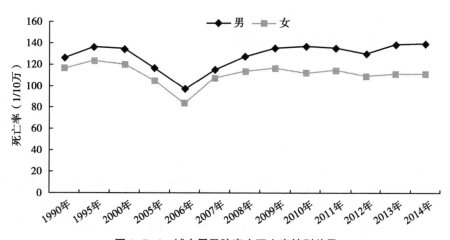

图 1-7-4　城市居民脑卒中死亡率性别差异

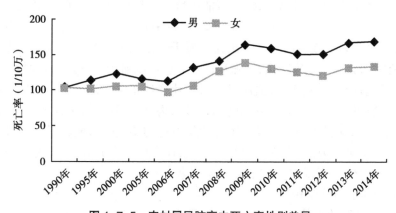

图 1-7-5　农村居民脑卒中死亡率性别差异

（4）种族：CVD 的发病有种族差异。如美国黑人的脑血管病发病率和死亡率均高于同性别、同年龄、同一地理位置的白人，有的甚至高出 2 倍。日本人的脑卒中发病率和死亡率比其他国家高。我国 1984 年调查汉族发病率为 600.3/10 万人，壮族为 83.4/10 万人。

第八节　脑血管病的危险因素

脑血管病（CVD）以其四高（高发病率、高病死率、高致残率、高复发率）极大地危害着人类的健康。因此，对脑血管病的危险因素进行大量的人群调查，从人群中发现 CVD 的易患者，并予以早期预防和治疗，尤显重要。现已公认高血压是 CVD 最重要的独立危险因素。心脏病、糖尿病、口服避孕药是肯定的危险因素，血流变学已作为新的危险指标。危险因素如何导致 CVD 的机制，如何控制危险因素，是我们研究的重点课题。

一、高血压

高血压是公认的引起卒中的首要危险因素。人们很自然地把高血压和卒中联系在一起，因为约 80% 以上的卒中患者都患有高血压，而脑出血几乎大部分是由于高血压动脉硬化性血管破裂引起的。大量资料证实，血压升高水平和卒中的发生成正比关系。有人统计，收缩压超过 25.27kPa（190mmHg）时，发生脑出血的危险性增加 5 倍，即使没有症状，其发生卒中的可能性也比正常血压者高 4 倍。高血压的主要死亡原因就是卒中，可见高血压已成为卒中的祸根。

长期持续的血压升高，不仅机械地增加血管内压力，而且使脑部已经硬化的小动脉形成一种粟粒大小的微动脉瘤，这些微动脉瘤多发生在小动脉的交叉部位。当血压骤然升高时，瘤体可能破裂而引起脑出血。此外，高血压也可引起脑小动脉痉挛，造成远端脑组织缺血、缺氧以致坏死，引起点状出血和脑水肿，使血管易于破裂而导致脑出血。属于缺血性卒中的脑血栓形成也与高血压有密切关系。专家指出，高血压同样是引起脑血栓的首要危险因素，因为发现在脑血栓形成患者中，血压升高者要比血压正常者高 4 倍。从病理角度看，高血压可以损伤动脉内皮细胞的超微结构，使血管壁渗透性增高，凝血机制增强而抗凝机制减弱，小动脉型的肌层发生透明变性，内膜增厚，管腔狭窄导致供血不足。因此，不论是收缩压升高，还是舒张压升高，不论是出血性性还是缺血性卒中，高血压都是首要危险因素。

高血压流行病学现状

1. 高血压的总体患病率　高血压是人群脑卒中发生的最重要的危险因

素之一。随着血压增高,脑卒中发生相对危险增加。1949 年以来,全国范围内进行的 4 次大规模的高血压患病率抽样调查提示,我国高血压的患病率呈显著的上升趋势。2012 年中国心血管病报告显示,我国成人高血压患病率为 24%,估计全国现患病人数为 2.66 亿,每 5 个成年人中至少有 1 人患高血压,比 1991 年增加 1 亿多,且男性患病率高于女性,患病率随年龄的增加而呈上升趋势。控制高血压是降低脑卒中发病率的重要环节,也是降低脑卒中致残率和死亡率有效的措施(表 1-8-1,图 1-8-1)。

表 1-8-1　中国 1958 年、1979 年、1991 年及 2002 年高血压流行病学调查概况

年份	调查地区	年龄（岁）	诊断标准	调查人数	高血压例数
1958—1959	13 个省、市	≥15	不统一	739 204	37 773
1979—1980	29 个省、市、自治区	≥15	≥160/95mmHg 为确诊高血压;140~159/90~95mmHg 之间为临界高血压	4 012 128	310 202
1991	30 个省、市、自治区	≥15	≥140/90mmHg 及 2 周内服用降压药者	950 356	129 039
2002	30 个省、市、自治区	≥15	≥140/90mmHg 及 2 周内服用降压药者	272 023	51 140

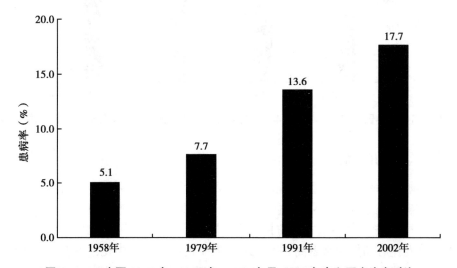

图 1-8-1　中国 1958 年、1979 年、1991 年及 2002 年高血压患病率对比

2004—2008 年开展的中国慢性病前瞻性研究纳入 10 个省份共 50 万例 35~74 岁社区人群,结果显示,高血压患病率为 32.5%,且患病率随着年龄增加而升高。

2009—2010 年开展的全国慢性肾脏病筛查研究和危险因素调查,纳入 13 个省市自治区,共 50 550 名社区居民,结果显示高血压标化患病率为 29.6%。

《中国居民营养与慢性病状况报告（2015 年）》显示,2012 年高血压患病率为 25.2%。按我国人口的数量与结构,估算目前我国高血压患者已突破 3.3 亿,每 10 个成年人中就有 2 人患高血压,约占全球高血压总人数的 1/5。

2. 高血压患病率的城乡、地域、年龄及性别差异 《中国居民营养与慢性病状况报告（2015 年）》显示,2012 年城市高血压标化患病率为 26.8%,农村为 23.5%。与 1979 年高血压流行病学调查结果相比,城市患病率增加 1.5 倍,农村患病率增加 2.8 倍,城乡差距逐渐缩小（图 1-8-2）。来自中国 115 个农村和城市社区高血压调查结果显示,东部地区高血压患病率最高（44.3%）,中部次之（39.3%）,西部最低（37.0%）。18~44 岁、45~59 岁和 60 岁及以上居民高血压患病率分别为 10.6%、35.7% 及 58.9%,患病率随年龄的增加而上升。男性高血压患病率为 26.20%,女性为 24.10%,男性高于女性。

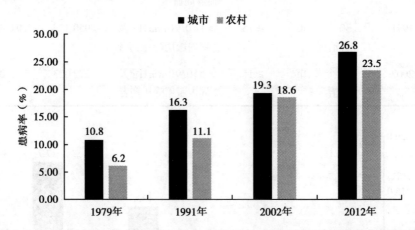

图 1-8-2 中国 1979 年、1991 年、2002 年及 2012 年城乡居民高血压的患病率对比

二、心脏疾病

心脏疾病也是脑血管疾病的一个重要危险因素。凡引起心脏功能障碍的心脏疾病如充血性心力衰竭、冠心病和急性心肌梗死、心脏瓣膜病、心律失常、心房纤颤、心电图表现有左心室扩大或劳损等,无论有无症状,发生脑血管疾病的危险性比心功能正常者高 2 倍。约有 75% 的缺血性卒中死亡患者伴有一种或几种心脏疾患,不论血压在任何水平,心脏疾病发生脑梗死的机会明显增高。

有关资料表明,有 15.04% 的急性心肌梗死患者可并发缺血性卒中,发生脑梗死的机会有冠心病者比无冠心病者高 5 倍,心电图显示有左心室肥厚者比无肥厚者高 9 倍。高血压脑动脉硬化,或脑动脉硬化常同时合并有冠状动脉硬化,这一点就构成了冠状动脉与脑血循环密切联系的基础。当冠状动脉发生痉挛时,脑动脉也可同时发生痉挛。心肌梗死多发生在左心室前壁,该区域受冠状动脉下行支供血,受左侧颈交感神经的支配,且与主动脉弓、颈动脉窦有密切联系(两者也受颈交感神经的支配)。当左心室前壁发生心肌梗死时,所产生的病理冲动反射到主动脉弓再至颈动脉窦,然后反射至延髓,引起延髓血管痉挛,继而波及大脑血管发生痉挛,致使血液循环迟缓、淤滞、血栓形成、缺氧以及脑水肿等,临床上出现缺血性卒中发作。另外,心肌梗死所致的血压骤然下降,心内血容量减少,心律失常以及心脏内壁血栓脱落的栓子进入脑血管等,均可引起缺血性脑卒中。

(一)心房颤动(房颤)

1. **房颤流行病学** 房颤是一种以快速、无序心房电活动为特征的室上性快速性心律失常,是最常见的心律失常之一,在人群中的发病率为 1%~2%。

2008 年发表的中国心房颤动现状的流行病学研究,在全国 14 个省份和直辖市整群抽样 30~85 岁人群共 29 079 人,结果显示:中国房颤总患病率为 0.77%,标准化患病率为 0.61%;房颤患病率随年龄增长而升高,50 岁后每 10 年升高 2 倍,房颤患者中 75 岁以上人群约占 2/3;男性房颤患病率高于女性(0.9% vs.0.7%);非瓣膜性房颤占房颤患者的绝大多数(65.2%)。

2013 年发表的包含 19 363 例≥35 岁人群的横断面调查研究显示,房颤患病率男性为 0.78%,女性为 0.76%,患病率随着年龄增加而增高;且 19% 的男性患者和 30.9% 的女性患者伴有心脏瓣膜病。

2015 年发表的纳入了 3922 例 60 岁以上人群的前瞻性研究,平均随访 3.8 年,基线调查结果显示男性和女性房颤患病率分别为 2.0% 和 1.6%,发病率为 490/10 万。

2. **房颤诊治现状** 房颤患者进行规范化抗凝治疗可以降低脑卒中发病率,显著改善患者预后,但我国大多数房颤患者并未行抗凝治疗。

2004 年发表的中国心房颤动现状的流行病学研究显示只有 1.7% 的房颤患者服用华法林。2012 年开展的前瞻性研究纳入了 19 604 例急性缺血性脑卒中住院患者,发现 952 例患者合并非瓣膜性房颤;其中只有 19.4% 出院时服用了华法林。

2014 年发表的纳入了 2016 例房颤患者的多中心前瞻性研究显示,只有 16.2% 的患者接受抗栓药物治疗。2015 年发表的 60 岁以上人群前瞻性研究,平均随访 3.8 年,结果显示只有 1% 的房颤患者接受了华法林抗凝治疗。

（二）心力衰竭

心力衰竭流行病学：2000年涵盖我国10个省市15 518例35~74岁人群的研究显示，慢性心力衰竭的患病率为0.9%；其中男性低于女性（0.7% vs.1.0%），北方高于南方（1.4% vs.0.5%），城市高于农村（1.1% vs.0.8%）。

2012年开展的中国心力衰竭注册登记研究的初步结果显示，目前心力衰竭患者平均年龄为66岁，54.5%为男性。心力衰竭主要合并症的构成发生明显变化，瓣膜病所占比例逐年下降，高血压（54.6%）成为其最主要的合并症。

（三）冠心病

1. 冠心病流行病学　我国冠心病患病率呈逐年上升的趋势。2007—2009年北京市25岁以上居民急性冠心病事件发病率的监测研究结果显示，年龄标化发病率总体为166.4/10万，其中男性为218.5/10万，女性为115.2/10万；城区为144.3/10万，近郊为154.7/10万，远郊为195.8/10万；且发病率呈现逐年上升趋势，2007年、2008年和2009年的年龄标化发病率分别为158.4/10万、169.4/10万和171.2/10万，2009年比2007年上升了8.1%。

2013年开展的第五次国家卫生服务调查分析报告显示，我国15岁以上人口缺血性心脏病患病率为10.2‰，明显高于2008年第四次调查（7.7‰）及2003年第三次调查数据（4.6‰），其中城市地区明显高于农村地区（12.3‰ vs.8.1‰）（图1-8-3）。

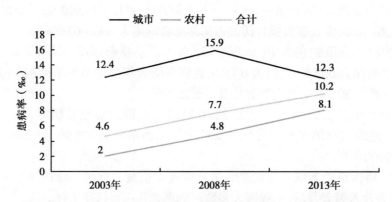

图1-8-3　2003年、2008年及2013年中国缺血性心脏病患病率比较

2013年发表在《柳叶刀》的全球疾病负担研究数据显示，23年间全球冠心病死亡人数增加34.9%，中国增加120.3%，中国冠心病死亡人数占全球冠心病死亡的13.0%。

《2015年中国卫生和计划生育统计年鉴》显示，2002—2014年冠心病死亡率呈上升态势，总体上城市地区冠心病死亡率略高于农村地区（图1-8-4），男性高于女性。

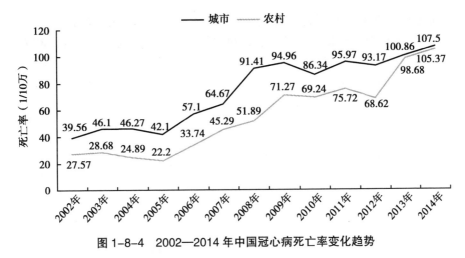

图 1-8-4 2002—2014 年中国冠心病死亡率变化趋势

2. 冠心病诊治现状 国家卫生和计划生育委员会冠心病介入治疗质控中心经皮冠脉介入治疗（PCI）网络申报数据显示，2009—2014 年我国 PCI 总例数增加趋势明显，从 228 380 例（2009 年）增加至 500 946 例（2014 年），增加了 1.19 倍；但近年来增幅逐渐放缓，2014 年增幅为 10.22%，为近 5 年来最低。

三、糖尿病

糖尿病患者发生卒中者较多，尤其是脑血栓形成，这是因为糖尿病是多种环境因素和遗传因素联合作用而发生的一种慢性高血糖状态，血液中葡萄糖含量过高，脂肪和蛋白质代谢紊乱。糖代谢紊乱，胰岛素不足，原来由葡萄糖转化为脂肪而贮存的量减少，脂肪大量分解为甘油三酯和游离脂肪酸；同时，胆固醇合成旺盛，使血中的脂质特别是胆固醇增加，所以糖尿病患者的血脂增高，可促进动脉硬化的形成。有一份统计资料表明，糖尿病患者动脉硬化的发生率较没有糖尿病的人要多 5~6 倍，糖尿病患者由于胰岛素的缺乏使动脉壁内脂肪沉着，可使全身微血管的内皮增厚，管腔缩小，还可促进主动脉、冠状动脉、脑动脉和肾动脉等大血管粥样硬化。动脉硬化是心脑血管病的病理基础，糖尿病者易发生动脉硬化，常合并冠心病或卒中，血糖控制不好，要用胰岛素治疗的患者发生冠心病和卒中的机会要大些。糖尿病本身即属于增加发生卒中的危险因素之一，加上糖尿病患者血糖高、血脂高、血黏度高，很容易造成血栓的形成。所以，预防糖尿病和积极控制血糖，可减少心脑血管病的发生。

（一）糖尿病及糖尿病前期的流行现状

2002 年全国营养调查的同时进行了糖尿病的流行情况调查，将空腹血糖 > 5.5mmol/L 作为筛选指标，高于此水平者进行口服葡萄糖耐量试验（oral glucose tolerance test, OGTT),结果显示:糖尿病城市患病率为 4.5%,农村为 1.8%。

2010 年,中国国家疾病控制中心和中华医学会内分泌学分会对 18 岁以上人群糖尿病的患病情况进行调查,应用美国糖尿病协会(ADA)2010 年的诊断标准[以糖化血红蛋白(HbA1c)≥6.5% 作为糖尿病诊断标准],患病率为 11.6%;应用 WHO 1999 年的诊断标准,显示糖尿病患病率为 9.7%。

2012 年,中国 18 岁及以上居民糖尿病的患病及管理情况调查结果显示:糖尿病患病率为 9.7%,其中男性患病率为 10.2%,女性为 9.0%,男性高于女性,且随着年龄增加,糖尿病患病率呈上升趋势。

2002—2012 年,我国 3 次糖尿病发病率调查结果汇总见图 1-8-5。

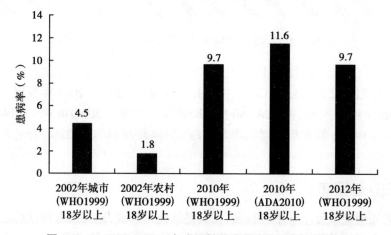

图 1-8-5　2002—2012 年中国糖尿病患病率调查结果汇总

根据我国 2007—2008 年糖尿病前期流行病学调查(WHO 1999 年诊断标准)显示,我国 20 岁及以上居民糖尿病前期患病率为 15.5%,男性为 16.1%,女性为 14.9%,男性高于女性,随着年龄增加,糖尿病前期患病率逐步增高(表 1-8-2)。

表 1-8-2　2008 年中国糖尿病前期流行病学调查

项目	20~29岁	30~39岁	40~49岁	50~59岁	60~69岁	≥70岁	合计
男性患病率(%)	7.6	12.2	17.7	18.1	24.1	26.4	16.1
女性患病率(%)	5.7	9.2	16.0	21.1	22.2	26.2	14.9

(二)糖尿病的诊疗现状

《中国居民营养与慢性病状况报告(2015 年)》显示:2012 年,中国 18 岁及以上居民糖尿病的总体知晓率、治疗率、控制率分别为 36.1%、33.4%、30.6%。

60~69 岁年龄段人群的知晓率和治疗率最高;70 岁以上人群的控制率最高。男女相比,女性的知晓率、治疗率、控制率均高于男性(图 1-8-6)。

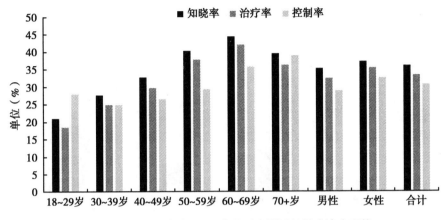

图 1-8-6　2012 年中国 18 岁及以上居民糖尿病诊疗现状

四、高血脂

血液里的脂肪主要含有胆固醇(TC)、甘油三酯(TG)等成分。正常人血液里的总胆固醇含量在 5mmol/ L 以下,甘油三酯含量在 1.65mmol/L 以下,通常超过这些数字就算"高脂血症"。血脂过高会使动脉内膜的脂质沉着,加速动脉硬化。人们都已知道长期摄入高脂肪饮食,不仅使人肥胖,而且会引起动脉硬化和冠心病,因此血脂高也成为可能发生卒中的危险因素。

当人体摄入胆固醇后,胆固醇在血液中和蛋白质结合在一起,形成脂蛋白。通常脂蛋白有 3 种,按其粒子大小顺序,称为极低密度脂蛋白、低密度脂蛋白(LDL)和高密度脂蛋白(HDL)。极低密度和低密度脂蛋白会渗入血管壁,引起动脉粥样硬化,而高密度脂蛋白却发挥着将沉着在血管壁上的胆固醇剥离下来并带回肝脏去的清洁工的作用。据有关资料报告,北美洲阿拉斯加的因纽特人尽管摄入大量脂肪饮食,但患动脉粥样硬化者甚少,这是因为他们喜欢食用大量海洋生物如海贝、牡蛎和鱼子酱。研究发现在海洋生物中 20% 以上的脂肪属于二十碳五烯酸,它在体内可转化为带 3 个双键的前列环素 PGI3 和血栓素 TXA3。而一般脂肪如猪油在体内转化为带 2 个双键的前列环素 PGI2 和血栓素 TXA2。前者即 TXA3 与后者 TXA2 不同,TXA3 不引起血小板聚集。二十碳五烯酸被认为是防止血小板聚集的活性物质,有保护血管而不易形成血栓的作用。

(一)血脂异常总体患病率

2002 年和 2012 年,国家卫生和计划生育委员会分别开展了两次居民营养与健康状况调查,结果显示 10 年来中国居民血脂异常患病率呈现逐渐增高的趋势,从 2002 年的 18.6% 上升至 2012 年的 40.4%,增长了 1.17 倍(图 1-8-7)。

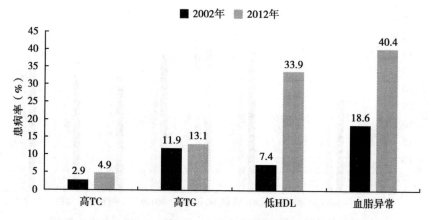

图 1-8-7　2002 年和 2012 年中国居民血脂异常患病率对比

2007—2010 年中国慢性肾脏病调查共抽样调查 43 368 名居民,显示被调查人群的血脂异常患病率为 33.97%,其中高 TC、高 LDL、低 HDL 和高 TG 患病率分别为 7.50%、7.96%、15.31% 和 12.17%。

(二)血脂异常具有年龄、性别和城乡差异

我国血脂异常患病率随年龄增长逐渐升高,且城市高于农村、男性高于女性。

2007—2008 年中国糖尿病和代谢异常研究(CNDMDS)调查了 14 个省市 ≥20 岁人口共计 46 239 人,结果显示:50 岁以下人群,女性 TC 临界增高(5.18~6.21mmol/L)和 TC 增高(≥6.22mmol/L)患病率均低于男性;而 50 岁及以上人群,女性患病率均高于男性(图 1-8-8,图 1-8-9)。

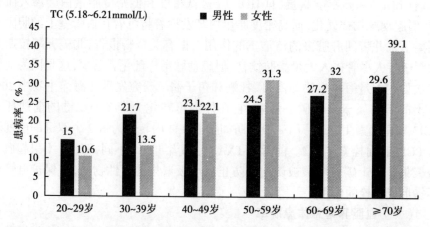

图 1-8-8　2007—2008 年 CNDMDS 研究不同性别-年龄组 TC 临界增高患病率

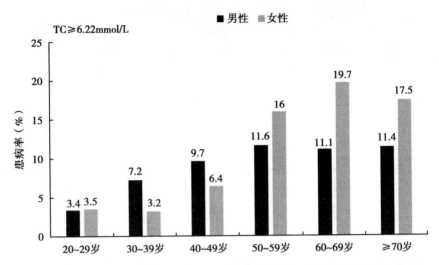

图 1-8-9 2007—2008 年 CNDMDS 研究不同性别 - 年龄组 TC 增高患病率

2007—2010 年中国慢性肾脏病调查共抽样调查 43 368 名居民,结果显示:血脂异常患病率男性高于女性(41.92% vs.32.47%),城市高于农村(图 1-8-10)。

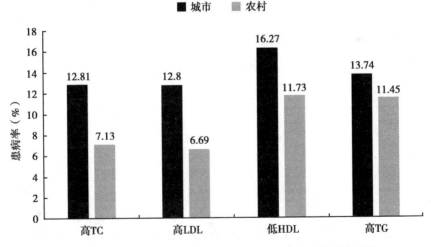

图 1-8-10 2007—2010 年中国人群血脂异常患病率城乡差异

2010 年中国慢性病监测研究结果显示,≥18 岁人群高胆固醇(TC≥6.22mmol/L)、高甘油三酯(TG ≥2.26mmol/L)、高低密度脂蛋白(LDL-C≥4.14mmol/L)和低高密度脂蛋白(HDL-C<1.04mmol/L)患病率的总体趋势为城市高于农村,男性高于女性(表 1-8-3)。

表 1-8-3 2010 年中国≥18 岁人群血脂异常患病率（%）

分组		TG≥ 6.22mmol/L		TG≥ 2.26mmol/L		HDL-C< 1.04mmol/L		LDL-C≥ 4.14mmol/L	
		男性	女性	男性	女性	男性	女性	男性	女性
	合计	3.4	3.2	13.8	8.6	50.6	38.9	2.1	2.1
城乡	城市	4.1	4.3	15.7	8.5	53.0	37.7	2.9	3.1
	农村	3.0	2.7	13.0	8.7	49.5	39.5	1.8	1.7
区域	东部	4.2	4.3	13.8	8.1	49.6	37.4	2.8	2.9
	中部	2.5	2.2	14.1	9.3	49.0	37.3	1.5	1.5
	西部	3.3	2.8	13.6	8.6	53.8	43.1	1.9	1.7
年龄组别	18~44 岁	3.0	1.3	14.1	5.8	53.6	39.7	1.7	0.9
	45~59 岁	4.5	5.0	16.1	12.2	47.5	37.5	2.9	3.2
	≥60 岁	2.9	6.9	8.7	12.9	44.3	38.2	2.4	4.7

《中国居民营养与慢性病状况报告（2015 年）》显示，2012 年我国 18 岁及以上居民血脂异常总患病率为 40.4%，其中城市患病率为 39.9%，农村为 40.8%，差异不明显；男性患病率为 47.0%，女性为 33.5%，男性高于女性；18~44 岁、45~59 岁、60 岁及以上各年龄段血脂异常总患病率分别为 38.9%、43.3% 和 40.8%。各具体血脂指标患病率见图 1-8-11。

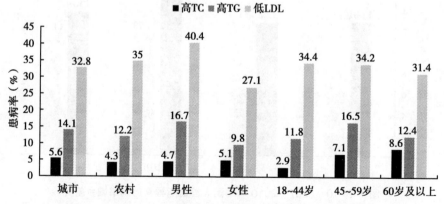

图 1-8-11 2012 年中国居民血脂异常患病率的城乡、性别和年龄差异

（三）血脂异常诊治现状

我国血脂异常的知晓率、治疗率和控制率较低，明显低于高血压、糖尿病等其他危险因素。

2002 年中国居民营养与健康状况调查显示,≥18 岁血脂异常人群知晓率仅为 3.2%,其中男性和女性知晓率分别为 3.4% 和 2.7%,城市和农村知晓率分别为 7.0% 和 1.5%。

2004 年亚洲心血管病国际合作研究(InterASIA)调查 15 540 例中国人群,结果显示男性高胆固醇血症(TC ≥5.18mmol/L)知晓率为 8.8%,女性为 7.5%。

2015 年纳入 20 570 例住院患者的多中心横断面调查研究显示,我国首发卒中患者高 LDL-C 血症的知晓率仅为 9.1%,复发性卒中患者高 LDL-C 血症的知晓率为 16.1%。

2007—2008 年中国糖尿病和代谢异常研究(CNDMDS)调查 46 239 例 20 岁及以上中国人群,结果显示:男性和女性高胆固醇血症的知晓率分别为 12.8% 和 9.3%,治疗率分别为 6.1% 和 4.1%。

2005 年北京市 17 000 例常住居民调查分析结果显示,血脂异常的药物治疗率为 13.0%,男女分别为 11.0% 和 15.1%。血脂异常控制率只有 4.3%,其中男女分别为 3.2% 和 5.5%。

五、短暂性脑缺血发作

短暂性脑缺血发作(TIA),又称一过性脑缺血发作,为脑血管暂时血液供应不足,临床表现为突然发病,几分钟至几小时的局灶性神经功能缺失,可在 24 小时以内完全恢复。发作间歇期无神经系统缺损征象,但可有反复发作。目前多数认为与脑动脉粥样硬化有关。发作系由脑小动脉中微栓塞引起,此种栓子主要来源于颅外颈部较大的动脉,即颈动脉或椎动脉,或主动脉弓的动脉粥样硬化斑块溃疡表面的血栓碎片脱落。此外,脑血管痉挛或心功能不全等引起血压降低、血液成分异常等,均可为诱发因素。

TIA 被认为是缺血性卒中的先兆因素,故亦被列为 CVD 的危险因素。对 TIA 的调查研究认为,有 1/3 的患者发作自行停止,约有 1/3 的患者可反复发作,另 1/3 的患者最后发生脑梗死或心肌梗死。近年来研究发现,TIA 后发生 CVD 者仅占 10%,而死于 CVD 者约占 16%。TIA 是脑、脊髓或视网膜局灶性缺血所致的、未发生急性脑梗死的短暂性神经功能障碍,与缺血性卒中有着密不可分的联系,大量研究显示,患者在近期有很高的卒中发生风险。相关荟萃分析指出,患者发病后第 2 天、第 7 天、第 30 天和第 90 天内的卒中复发风险分别为 3.5%、5.2%、8.0% 和 9.2%,上述数据证实 TIA 是急性缺血性脑血管病之一,是完全性缺血性卒中的危险信号。2010 年我国 TIA 流行病学调查显示,我国成人标化的 TIA 患病率为 2.27%,知晓率仅为 3.08%,在 TIA 人群中,有 5.02% 的人接受了治疗,仅 4.07% 接受了指南推荐的规范化治疗。研究估算,全国有 2390 万 TIA 患者,意味着 TIA 已成为中国沉重卒中负担的重要推手。根据国内外经验,对患者进行早期干预和治疗,能够显著降低卒中复发风险,也是减轻卒中疾病负担的最佳方法。

六、吸烟与饮酒

吸烟与饮酒是脑血管病的危险因素,已越来越受到人们的重视。吸烟对人体的危害已成为公认的事实。吸烟会引起慢性支气管炎、肺气肿,并成为肺癌的重要发病原因。其中纸烟的烟雾中一氧化碳浓度高达 4%,一氧化碳会使动脉内皮细胞的肌球蛋白收缩,使血管壁通透性增加,促使脂蛋白沉积于血管壁上,易形成动脉硬化。吸入体内的尼古丁使神经末梢及肾上腺释放肾上腺素及去甲肾上腺素,引起血管收缩或血管痉挛,使血流阻力增大,造成血管壁的损伤。同时,肾上腺素释放可促使血小板聚集,血小板也易黏附在有损伤的动脉壁上,血小板发生释放和聚集使血管收缩阻力增大,血液黏滞性进一步升高。酒对人体的危害主要是所含的乙醇,它能损伤大脑细胞和麻痹大脑皮质。酒会使人的智力减退、胆固醇增加,促进动脉硬化,还会引起血管反应性变化,如心跳加快、血压升高,并能引起心律失常如心房颤动等。饮酒能激活血液中凝血系统并促进血小板聚集而使血液黏度增高,血流缓慢;还刺激血管平滑肌使脑血管痉挛,产生脑缺血。有关资料表明,酗酒者男、女脑血管的发病率是普通人群的 5 倍和 4 倍。故乙醇中毒是脑血管病的危险因素。

(一)吸烟

1. 吸烟流行病学现状

(1)总体吸烟率:我国人群吸烟率较高,男性明显高于女性,但近年来呈逐年下降的趋势。1984 年进行的全国吸烟抽样调查,共纳入 519 600 人,结果显示,我国人群吸烟率为 33.9%,其中男性为 61.0%,女性为 7.0%。

1996 年,全国吸烟行为流行病学调查覆盖 122 700 人,结果显示吸烟率为 37.6%。

2002 年,中国人群吸烟和被动吸烟状况调查显示我国总吸烟率为 35.8%,男性吸烟率为 66.0%,明显高于女性(3.1%)。

《2010 年全球成人烟草调查(GATS)中国项目报告》覆盖中国 28 省人群,调查结果表明中国 15 岁以上总吸烟人数 3.56 亿,被动吸烟者 7.38 亿。男性明显高于女性(62.8% vs.3.1%),农村人群明显高于城市人群(29.8% vs.26.1%)。

我国成年人吸烟率具有地域差异。中国慢性病前瞻性研究(CKB)对 10 个项目地区成年人群吸烟行为特征进行分析,男性当前吸烟率(64.2%)明显高于女性(2.1%),且各地区间的吸烟率及吸烟量存在明显的地区差异。哈尔滨(10.5%)和四川(8.5%)项目地区的女性当前吸烟率明显高于其他地

区；湖南和四川项目地区的男性当前吸烟率（68.8%和67.2%）及每日吸烟量
（20.9支和21.5支）均较高；海口每日吸烟量最高（21.9支）；甘肃当前吸烟率
最高（71.4%）。

（2）青少年吸烟率：全球青少年烟草调查（GYTS）2014中国项目显示，中
国青少年（13~15岁）的总体烟草使用率为6.9%；学生尝试吸烟率为18.8%，
男生为28.9%，女生为7.7%，其中13岁以前尝试吸烟的比例为82.3%。超过
50%的学生报告在室内公共场所（57.2%）和学校（54.5%）暴露于二手烟。

2015年发表的纳入了45项研究的针对12~17岁或初、高中学生吸烟状
况研究的荟萃分析表明，2001—2005年男性吸烟率为46.03%，相对于1981—
1985年（39.04%）增长不明显；女性吸烟率则增长显著，从1981—1985年的
2.47%增长到2001—2005年的19.72%。

（3）被动吸烟率：被动吸烟，也称二手烟暴露，指不吸烟者在家中或工作
场所暴露于他人吸烟时的烟草烟雾。根据《中国居民营养与慢性病状况报
告（2015年）》显示，中国15岁及以上非吸烟者中，暴露于二手烟的比例为
72.4%，男女之间、城乡之间无明显差异。

2016年一项针对我国农村居民被动吸烟率的荟萃分析，共纳入26篇研
究，包含被动吸烟者95 660人，不吸烟者228 947人，结果显示我国农村男性
被动吸烟率45.7%，女性为47.5%，农村女性被动吸烟率高于男性；其中在公
共场所的被动吸烟率为22.1%，在工作场所的被动吸烟率为34.2%，在家庭中
被动吸烟率最高，达到71.3%。

2. 吸烟与脑卒中关系　吸烟与被动吸烟可增加脑卒中发病与死亡风险。
为验证吸烟或戒烟对脑卒中发病的影响，1986—2000年进行的多中心前瞻性
队列研究显示，中国男性现在吸烟者发生各种脑卒中的总风险增加39%，其中
缺血性卒中风险增加49%。吸烟量超过15支/天、吸烟年限超过25年的男
性吸烟者，其总体卒中风险和缺血性卒中风险均显著增加。

2009年发表于《新英格兰杂志》上的一项关于吸烟对中国人群死亡率影
响的研究显示，大约有11%的急性缺血性脑卒中患者归因于吸烟，吸烟者缺
血性脑卒中事件和出血性脑卒中事件的发病风险分别是不吸烟者的1.37倍
和1.21倍。

2010—2012年的归因死亡研究对天津市38 312例18~69岁男性死亡者进
行分析，吸烟者平均损失5年的寿命，脑卒中死亡风险是不吸烟者的1.41倍。

二手烟暴露可增加卒中发生风险。2015年一项针对二手烟暴露和卒中
之间关系的荟萃分析，纳入了7项研究共52 263名研究对象，结果显示二手
烟暴露人群的脑卒中风险增加35%。

戒烟可使脑卒中和其他心血管事件的发生风险迅速降低。中国西安队列

35 年随访研究显示,与继续吸烟者比较,戒烟 2 年以上者,血栓性脑卒中发生
风险降低 16%~24%。

(二)饮酒

1. 饮酒流行病学现状:《2013 第五次国家卫生服务调查分析报告》显示,
15 岁以上人群饮酒率为 14.7%,城市和农村的饮酒率基本相同,但男性显著高
于女性(28.0%vs.2.0%)(图 1-8-12)。

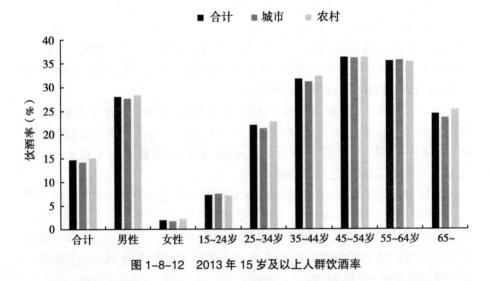

图 1-8-12　2013 年 15 岁及以上人群饮酒率

《中国居民营养与慢性病状况报告(2015 年)》显示,2012 年中国 ≥18 岁
人群人均年酒精摄入量为 3L(折合为纯酒精的体积),男性显著高于女性
(5.6L vs.0.3L);农村高于城市;50~59 岁年龄段年酒精摄入量最高(4.2L)。

2. 饮酒与脑卒中发生风险　1999 年对 64 338 例 ≥40 岁的中国男性人群
进行的前瞻性队列研究显示,与少量饮酒或戒酒者相比,大量饮酒者(每周酒
精摄入超过 300g)脑卒中发病风险增加 22%,卒中死亡风险增加 30%。

一项纳入 35 个观察性研究的荟萃分析显示,每日摄入酒精超过 60g 的人
群发生卒中的风险增加 64%,其中缺血性脑卒中发病风险增加 69%,出血性卒
中发病风险增加 118%;然而,每日酒精摄入 <12g 的人群,卒中发病风险降低
17%,其中缺血性卒中发病风险降低 20%。

一项纳入 27 个研究共计 1 425 513 人的荟萃分析,随访 6.1~35.0 年,结果
显示轻度饮酒(<151g/w)可减少 15% 的脑卒中发病风险、19% 的缺血性脑卒
中发病风险和 33% 的脑卒中死亡风险;重度饮酒(>300g/w)会增加 20% 的脑
卒中发病风险;提示脑卒中发病和死亡风险与饮酒量之间呈 "J" 形风险曲线
关系。

七、 超重与肥胖

超重与肥胖流行特征

1. 成人超重与肥胖流行特征 2002 年和 2012 年中国营养与健康状况调查表明,10 年来我国人群超重率及肥胖率增长显著,分别从 17.6%、5.6% 增长至 30.0%、8.7%。

2010 年中国慢性病监测项目数据显示,截止到 2010 年,我国成人超重率、肥胖率和中心性肥胖患病率分别达到 30.6%、12.0% 和 40.7%。

《中国居民营养与慢性病状况报告(2015 年)》显示,按照中国标准(BMI ≥ 24kg/m^2 为超重;BMI ≥ 28kg/m^2 为肥胖),2012 年我国 ≥ 18 岁居民超重率为 30.1%,肥胖率为 11.9%;按照世界卫生组织标准(BMI ≥ 25kg/m^2 为超重;BMI ≥ 30kg/m^2 为肥胖)超重率和肥胖率分别为 27.1% 和 5.2%(图 1-8-13)。

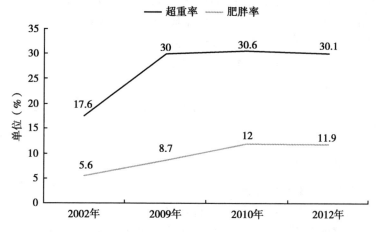

图 1-8-13 2002—2012 年中国成人超重率、肥胖率变化

我国成人超重与肥胖率呈现城市高于农村的特点。《2013 第五次国家卫生服务调查分析报告》显示,18 岁及以上调查人口超重和肥胖率分别为 24.8% 和 5.4%,城市人口超重率为 27.1%,高于农村人口(22.4%)。

我国成人超重与肥胖率呈现女性高于男性的特点。中国慢性病前瞻性研究项目(CKB)对 10 个地区的人群超重及肥胖作了现况分析。结果显示,2004—2008 年间我国 10 个地区的整体女性的超重及肥胖(BMI ≥ 24kg/m^2)率为 45.3%,高于男性的超重及肥胖率(41.7%);另外女性中心性肥胖率(WC ≥ 80cm)为 44.6%,亦高于男性中心性肥胖率(WC ≥ 85cm)(38.3%)。

2. 儿童青少年超重与肥胖流行特征 1985—2010 年我国共进行 5 次学生(7~18 岁)体质与健康抽样调查,结果显示超重、肥胖率明显增加,分别从

1985 年的 1.1% 和 0.1% 增加至 2010 年的 9.6% 和 5.0%,分别增长了 8.7 倍和 38.1 倍。

根据《中国居民营养与慢性病状况报告(2015 年)》显示,2012 年中国 6~17 岁儿童青少年超重率和肥胖率分别为 9.6% 和 6.4%,与 2002 年相比分别上升 5.1% 和 4.1%;2013 年 6 岁以下儿童超重率和肥胖率分别为 8.4% 和 3.1%,与 2002 年相比分别上升 1.9% 和 0.4%。

3. 超重和肥胖与脑卒中的关系 超重和肥胖可明显增加脑卒中发生风险,尤其是缺血性脑卒中发生风险。1982—1985 年在我国不同地区的 24 900 例人群中(年龄 35~59 岁)进行心脑血管病危险因素调查,平均随访 15.2 年,结果显示,超重(BMI 为 24~27.9kg/m^2)和肥胖者(BMI ≥28kg/m^2)缺血性脑卒中的发病风险分别为正常体重者(BMI 为 18.5~23.9kg/m^2)的 2.03 倍和 1.98 倍。

1987 年开滦研究调查我国 26 607 例年龄 ≥35 岁的人群,随访 11 年结果显示,BMI ≥30kg/m^2 的人群脑卒中发生风险为正常体重人群的 2.20 倍,缺血性脑卒中发生风险为正常体重人群的 3.80 倍。

2002 年中国肥胖问题工作组数据汇总分析共纳入 76 227 人,结果表明,BMI 每增长 2kg/m^2,脑卒中发病风险增高 6.1%,缺血性脑卒中发病风险增高 18.8%;而将 BMI 控制在 24kg/m^2 以下的男性可使缺血性脑卒中发病风险减少 15%,女性可减少 22%。

八、体力活动不足

体力活动不足的判断标准

目前,我国体力活动不足判断标准的依据仍基于国外研究结果,缺乏针对中国人群的相关研究。当前国际上大多数研究采用体力活动量作为判断体力活动不足的标准,将体力活动量消耗 <1000kcal/w 定义为体力活动不足。

1. 体力活动现状及变化趋势 1997—2009 年我国 9 个省区 18~49 岁成年居民身体活动状况及变化趋势研究显示,与 1997 年相比,2009 年男性总体力活动量(MET-h/w)下降了 29%,女性总体力活动量下降了 38%。

2010 年中国慢性病监测项目显示,以每周运动 ≥3 次、每次中等强度及以上运动(运动时测心率 120 次/分以上)≥10 分钟为有效体育锻炼,成年人群参加有效体育锻炼的比例仅为 11.9%。与其他年龄组相比,25~44 岁的人群参加体育锻炼的比例最低。

《2013 第五次国家卫生服务调查分析报告》显示,≥15 岁人群体育锻炼(每周至少 1 次主动参加体育训练或比赛)率为 27.8%。其中城市人群为

41.9%，显著高于农村（13.6%）；与2003年调查数据相比，体育锻炼率明显升高（上升了7.4%）。

《中国居民营养与慢性病状况报告（2015年）》显示，2013年20~69岁居民经常锻炼率为18.7%，男女之间无明显差异（18.6% vs.18.9），城市高于农村（22.2% vs.14.3%）。

2. 体力活动不足与脑卒中　目前，国内仍缺乏关于体力活动不足与脑卒中关系的数据，部分研究显示体力活动不足可增加与脑卒中危险因素的发生风险。2004—2008年进行的横断面研究，纳入30~79岁人群共50余万人，结果显示体力活动每增加14MET-h/d，BMI减少15%。2002年中国营养与健康状况调查对18~59岁男性数据分析结果显示，缺乏体力活动人群罹患高血压、高血糖、高TG、低HDL-C、中心性肥胖等的风险显著增高。

九、睡眠

（一）睡眠呼吸紊乱与脑卒中

睡眠呼吸紊乱主要是指睡眠呼吸暂停低通气综合征（SAHS），指睡眠期间呼吸暂停反复发生30次以上或睡眠呼吸暂停低通气指数（AHI）≥5次/小时，主要以阻塞性睡眠呼吸暂停低通气综合征（OSAHS）为主。

对上海市30岁以上共8081例人群的OSAHS流行病学调查结果显示，打鼾者占57.11%，中、重度打鼾者占23.73%；随着年龄的增加，打鼾者比例逐渐增加，70岁后呈下降趋势；按睡眠呼吸暂停低通气指数（AHI）≥5次/小时为标准，人群OSAHS的发生率为20.39%。

我国尚无大规模的关于SAHS与脑卒中关系的研究。国外学者在2001年对6424名研究对象进行跟踪随访发现，脑卒中与睡眠呼吸紊乱存在线性相关性，随着OSAHS患者AHI的增加，脑卒中的发病率也随着增高。AHI>11次/小时的患者与AHI<1.4次/小时患者相比脑卒中的发病率增加58%。

（二）睡眠时间和脑卒中的关系

根据"中国慢性病前瞻性研究"（CKB）浙江省桐乡市项目点57 704名30~79岁常住居民数据显示，14.43%的男性和15.30%的女性报告睡眠时间≤6小时/天，5.39%的男性和5.95%的女性报告睡眠时间≥10小时/天。进一步分析发现，与7小时/天睡眠时间相比，男性睡眠时间过长（睡眠时间≥10小时/天）增加脑卒中患病风险1.11倍，女性增加1.13倍。未发现睡眠时间不足（≤6小时/天）与脑卒中发病风险有明显统计学关系。

第九节 脑血管病的先兆预防

脑血管病发生前都会出现一些先兆表现,这些先兆的出现,说明脑血管病正在形成,或将要发生,如若积极妥善处理,可预防脑血管病的发生。故脑血管病先兆的出现应引起人们的注意。

一、突然发生眩晕

眩晕在脑卒中发病前最为常见,发生在发病前24小时、72小时,1个月者也较多见,说明眩晕是脑血管病的先兆症候。引起眩晕的原因,除耳源性、眼源性和颈椎性之外,比较常见的有血压异常、椎－基底动脉供血不全、脑动脉硬化等,其中约35%的眩晕是由高血压或低血压引起,而高血压患者发生眩晕者,其脑卒中的发生率要比未出现眩晕者高出十几倍。

高血压患者可因血压突然升高,血管应激能力增强,使脑动脉血管发生痉挛,导致脑血管的血流量减少,大脑供血不足而发生眩晕。此时如果不采取有效的防治措施,有可能导致脑动脉的脆弱部位破裂而发生脑出血。值得注意的是,平时尚未发现自己患有高血压,而未服用降压药控制血压的人,当发生眩晕后,往往可以发生致命性的脑出血。

据研究,高血压患者如果一次服用过量的降压药,而使血压急骤下降,可发生暂时性脑缺血而引起眩晕,并可导致脑血栓形成。

高血压患者的血压变化规律与正常人是一样的,即每天早晨血压开始升高,上午10~11时达峰值,下午血压比较平稳,夜间睡眠时血压自行降低。因此,高血压患者出现眩晕多发生在早晨起床后,过度疲劳、精神紧张、情绪激动或洗热水澡之后。容易使人麻痹的是,眩晕可在24小时内消失,甚至眩晕后不会出现其他任何症状,但眩晕可反复发作。有人认为,在1~2天内,眩晕反复发作5次以上,发生脑卒中的可能性增大。如果在发生眩晕的同时,还伴有单侧手足麻木、软弱无力的情况,则发生脑中风的危险性更大。因此,高血压患者,长期服用降压药的患者和血压偏低的老年人,一旦发生眩晕,应引起高度重视,因眩晕的出现将有可能提示近期内发生脑卒中。

椎－基底动脉系统供血不足,可引起前庭系统供血障碍而引起眩晕;也可以引起脑干侧区楔状缺血,脑干缺血损害可影响脑干系统的神经突触联结,脑干缺血严重可导致偏瘫的发生。如能做脑干听觉诱发电位及眼震电图检查,可早期诊断椎－基底动脉供血不足。

脑动脉硬化症也可引起眩晕,并多伴有耳鸣、目眩、健忘、失眠等症状,严重的脑动脉硬化,可引起脑血栓形成。脑动脉硬化的发生主要与脂代谢紊乱有关,有关动脉硬化的发生与甘油三酯、胆固醇的增高及高密度脂蛋白的降低有关。如能做血流变检查及血脂检查,则有助于脑动脉硬化的诊断。

二、突然发生剧烈头痛

突然发生的剧烈头痛是脑血管病先兆症状,故应注意有无脑血管病的发生。据有关研究证明,脑出血偏瘫患者的头痛发生率为57%。脑梗死(含腔隙性脑梗死)偏瘫患者的头痛发生率为46%。脑卒中引起的头痛半数为偏头痛,其中50%的头痛部位在脑病变的同侧。据国外报道,发生在脑后部血管闭塞引起的头痛多位于前部,大脑后动脉闭塞伴有头痛者占71%,大脑中动脉闭塞伴有头痛者仅占14%,而在大脑前动脉的血栓形成患者中几乎无头痛。脑出血引起的头痛多由血管破裂和血肿压迫脑膜引起。脑梗死引起的头痛可由于病灶周围组织水肿,导致颅内压升高,使硬脑膜和大血管受到牵拉和挤压引起;也可由于局部组织缺血、缺氧,周围血管代偿性扩张引起;也可以由于在脑梗死时,血小板聚集并释放5-羟色胺、缓激肽等致痛物质引起;也可由于在脑梗死时,一些脑啡肽、内啡肽等脑内疼痛抑制性递质释放减少引起。如果出现下述情况之一时,患者应进行检查治疗:①任何突然发生的剧烈头痛。②伴有抽搐发作的头痛。③近期有头部外伤史的头痛。④伴有昏迷、嗜睡的头痛。⑤伴有发热的头痛,尤其是伴有颈部抵抗者。⑥夜间发作并可有痛醒的头痛。⑦偏头痛者,同侧颞动脉明显变硬、变粗,而且有压痛者。

三、一过性黑蒙

患者突然出现眼前发黑,数秒钟至数十秒钟恢复。出现黑蒙,说明眼底视网膜有短暂性缺血。近年研究发现,人的眼底动脉对缺血最敏感,症状出现最早。因此,如果患者反复出现一过性黑蒙,必须进行眼底和脑的全面检查,因为一过性黑蒙往往是脑卒中偏瘫的早期信号。

四、突然出现半身麻木

一般来说,麻木是感觉异常的表现。麻,主要是指蚁走、虫爬、轻灼痛、针刺样感觉,是神经根或末梢神经受刺激或不完全性损坏引起的。木,主要是指皮肤增厚或感觉迟钝,多由感觉神经中枢、传导通路和周围神经完全损坏所致。大脑皮质对肢体随意运动和感觉的支配功能,具有对侧支配、倒置支配和功能支配3个特点。即一侧大脑半球支配对侧肢体的运动和感觉;大脑下部支配头面的活动,而下肢则受大脑上部支配;功能越复杂,动作越精细的器官在大脑皮质所占的面积越大,如舌、唇、手等所占的面积比躯体大。当大脑皮质感觉中枢或传导通路受损时,绝大多数可发生半身麻木。因此,突然出现半身麻木是脑卒中偏瘫的先兆症状。如果在半身麻木的同时,还伴有半身运动障碍,则基本可以确诊。有的患者在半身麻木的同时,表现出不自主运动,单侧或双侧无规则划动或搅动,又自行消失,这是脑缺血时脑组织异常放电所致。有的患者仅发生手足麻木,面部某一部分麻木,这些都是脑中风的先兆症状。

五、突然出现的吞咽困难

患者突然出现呛咳或吞咽困难,同时伴有流口水,说话吐字不清,出现轻微的有时甚至很难察觉的嘴角歪斜。这是由于脑缺血累及三叉神经、舌下神经等引起,它是发生缺血性脑卒中偏瘫的先兆症状。突然出现或反复发生呛咳,或患者原来仅喝水呛咳突然变为不能喝水、进食的,应特别注意,需详细检查确诊后再根据情况进行治疗。

六、哈欠连绵不断

近年来临床研究发现,当脑动脉硬化逐渐加重,管腔愈来愈窄时,脑组织便发生缺血、缺氧,这时患者就会出现频繁地打哈欠。临床统计资料表明,缺血性脑卒中发作者,约 80% 在发病 5~10 天前出现哈欠连绵现象。

七、高血压患者的鼻出血

在大量鼻出血的患者中,约有 80% 的患者有高血压。高血压患者中,多次发生大量鼻出血并伴眼底出血和血尿者,在半年之内也有可能发生脑出血。因而,高血压患者的鼻出血是出血性脑卒中的先兆信号。

八、步态异常

突然出现的步态蹒跚,行走无力,是偏瘫的先兆症状之一。据有关资料统计,超过 65 岁的老年人,人体正常的活动开始逐渐衰退,血管肌层开始萎缩,其弹性下降,脑神经细胞功能也随之降低,因而正常的老年人也可以出现步态异常,行走不便。但是,如果老年人的步态突然出现异常变化,并伴有肢体麻木、单肢或半身无力时,则是发生 CVD 偏瘫的先兆信号。当锥体外系功能障碍时,可出现共济失调,肌张力增强,运动减少或者肌张力减低,运动增多,不自主运动和静止性震颤等。当小脑出现病变时,人的姿势就不能保持平衡,走路如醉汉一样摇晃不稳,容易摔倒。

第十节 脑血管病的预防干预效果

脑血管病虽然具有发病率高、死亡率高、致残率高的特点,如果针对其危险因素进行预防性干预,就可以明显减少其发病率、死亡率、致残率。从20世纪60年代末,世界卫生组织(WHO)即开始组织国际间合作,开展有关脑血管病的发病因素干预,收到了明显效果。我国1986年至1990年完成的七城市 CVD 危险因素干预试验和我国三城市开展人群干预9年 CVD 发病情况,说明了脑血管病的危险因素如能早期干预,则可降低其发病率。

一、中国七城市 CVD 危险因素干预试验

此项研究 1986—1990 年由北京、上海、哈尔滨、长春、郑州、长沙、银川七城市完成。每个城市选定地理位置不相邻且人口构成相近的两个城市,其中一个进行加强干预,另一个作为自然对照,总样本人口为 115 065 人,其中男性 57 546 人,女性 57 519 人。按干预与对照分,前者为 57 151 人,后者为 57 914 人。干预结果为发病率 1989 年比 1986 年下降 49%,对照组无明显变化(下降 6%),死亡率干预组下降 50%,对照组无变化。

干预措施:①对发现的高血压患者,进行药物和非药物治疗。②加强对居民开展健康教育活动,提高其自我保健能力。③对各类脑血管病患者加强定期临床随诊和治疗。④对少数有 TIA 发作史者严密监测,或嘱其口服小剂量阿司匹林预防发生完全性卒中。

二、东北、华北及上海十个地区 CVD 多因素干预研究

本次研究于 1990—1993 年对东北、华北地区及上海 10 个 CVD 高发地区,25 万人群中 40 岁以上的 4793 例 CVD 高危个体,进行了以服用"脑安胶囊"为主的多因素干预性试验研究。

干预方法:①干预组服用复方中药制剂"脑安胶囊"每日一粒,②对患有高血压的人群进行分级管理或口服药物治疗,③限盐每人每日减至 8g,逐渐减至 6g,④治疗心脏病、糖尿病、降低高血脂。

干预结果:干预 3 年后 CVD 发病率下降 49.17%,收缩压、舒张压、血糖、胆固醇、甘油三酯都有下降。CVD 发病率下降与血压下降呈正相关。

三、我国三城市开展人群干预9年 CVD 发病率的变化研究

"九五"期间,1992 至 2000 年,在北京、上海、长沙 3 个城市分别各选择

两个不相邻,且有可比性的两个城市,每个约有 5 万人口。其中一个为干预,另一个作为对照。3 个城市作为总样本人群 292 948 人,干预 13 243 人,对照 153 705 人。

干预结果:开展加强干预 9 年来,干预组 CVD 发病率男性下降 51.5%,女性下降 52.7%,死亡率干预组比对照组下降 33.2%。

干预措施:①在干预组≥35 岁人群中筛查高血压和糖尿病患者,并定期随访、指导治疗和管理。②在人群中实施各种形式的健康教育,和健康促进活动。③督促人们改变不健康行为和生活方式。④治疗高血压、糖尿病、降血脂。

四、美国多因素干预试验研究

此项研究计划被公认是设计思想正确,方法严谨,经费充足,技术力量雄厚的一项研究,总样本人数为 35~57 岁男性 12 866 人,随机分为特别干预组和对照组两组,观察 7 年干预情况。

干预结果:7 年随访中,干预组与对照组 CVD 死亡率相差 13%,其发病率亦明显下降。

干预措施:①治疗高血压;②降低胆固醇;③劝其戒烟。

五、芬兰东部治疗高血压和宣传戒烟对 CVD 发病率的影响

1972 年及 1977 年在芬兰东部北卡勒利亚和库奥皮欧地区随机调查 30~59 岁 9102 人和 8577 人。干预措施为:宣传戒烟与治疗高血压,随访 8 年,1972 年队列人群至 1980 年 CVD 发病率为 15.5%,1977 年队列人群至 1980 年 CVD 发病率为 10.4%,干预后有明显效果。总之:积极开展 CVD 的早期预防、早期治疗。无病早防、有病早治,可以有效地控制 CVD 的发病率、患病率、死亡率。

干预方法及措施包括:①普查普治高血压,现已证实为预防与控制 CVD 最重要、最有效的措施。强调对高血压早期、严格持久的控制,特别要定期进行人群体检,及早发现无症状的高血压患者。②积极发现 CVD 患者并治疗。由于是完全性 CVD 的前身,因而积极治疗可有效减少完全性脑卒中的发生。③积极发现其他"卒中倾向个体",并采取相应的措施,以减少危险因素的损害。④提倡良好的生活习惯,合理膳食、减少食盐量,增加蔬菜、水果与蛋白质饮食。适当控制体重与动物脂肪的摄入,加强体育锻炼。不吸烟、少喝酒,劳逸结合,心情舒畅,保持心理平衡。

第十一节 脑血管病的免疫学

在脑血管病防治研究中,有关免疫学变化与脑血管病的关系日益受到有关学者的重视,并为脑血管病的防治研究提供了相应防治措施。

一、免疫与脑卒中

1972 年,Somas 等首先从 125 例脑栓塞患者的脑脊液中发现,在缺乏侧支循环的缺血性脑栓塞患者,脑脊液中的细胞数增加不多;在有侧支循环的出血性栓塞患者,脑脊液中的细胞数中等程度增加;当发病后 48~72 小时,脑脊液中细胞数达到最高峰,提示白细胞与脑栓塞的发生过程有密切关系。1985 年 Pozziui 等首次在脑栓塞患者观察到白细胞在栓塞灶的渗出、聚集情况。他们发现,对于慢性脑缺血患者,缺血区未发现有白细胞聚集,而对于急性脑缺血患者,发病第 1 周内即出现明显的白细胞渗出,第 2 周达高峰,持续至第 5 周,以后逐渐消失。目前通常认为,中性粒细胞渗出较早,在几天之内;单核细胞则渗出较晚,在几天至几周内。

白细胞直接参与脑卒中的形成过程,改变颅内或颅外血管内皮细胞的活性,增加内皮细胞对白细胞受体的表达,吸引白细胞黏附,黏附后的白细胞移行到内皮细胞下,通过定期释放胞浆素,白细胞可以将血管内皮由抗凝转变为促凝素,最终导致血栓形成,加重脑缺血。

中性粒细胞参与急性缺血后的病理改变。在急性缺血的早期,缺血区内产生了一些趋化因子,如激活的补体、白三烯、激肽释放酶、血浆蛋白原激活剂和几种纤维蛋白分解产物等。这些物质吸引粒细胞聚集在缺血区,粒细胞通过其表面受体(CD18)与内皮细胞上的细胞间黏着分子(ICAM)结合,即黏附于血管床上,渗出活化的中性粒细胞,导致:①溶酶体的释放,引起存活组织的蛋白质分解,导致进一步的组织坏死和炎症反应。②将氧分子转化为高反应的自由基如阴离子过氧化物、氢氧根、过氧化氢、单价氧等。这些毒性的氧衍生物作用于细胞膜上,促进细胞损伤或死亡。③合成并释放如 5-HETE、DHETE、白三烯等和磷酸氧基胆碱(AGEPC)、血小板活化因子(PAF)等,促进血小板聚集,血管收缩和血管阻塞,引起毛细血管通透性增加等。

单核吞噬细胞在脑卒中发生后的一定时期内聚集在缺血区,一方面通过细胞间直接接触杀伤吞噬组织细胞,另一方面通过释放某些细胞毒素,如自由基、蛋白酵素、白三烯、胞浆素、白介素 -1、PAF(是一种很强的炎性介质)等,破坏血脑屏障,加重组织损害。

血小板在脑组织缺血后,即黏附于损伤的血管内皮细胞上,通过释放ADP、血栓素A2(TXA2)、PAF等引起更多的血小板聚集,进一步加重了微循环障碍,导致脑组织更严重的损害。

有人研究了68例急性脑卒中早期免疫状态,并对其中36例死亡病例的脾脏及锁骨下淋巴结做了免疫形态学检测,证明在卒中早期,特别是脑梗死患者的免疫活性增强,根据血管类型不同,可出现选择性抗体滴度升高,脑血管患者抗软化灶脑抗体、抗血管抗体升高,补体固相试验比血细胞凝集抑制试验强,同时病理解剖也发现在淋巴结及脾组织内抗脑免疫复合物较多。

有人测定35例45岁以下的卒中患者,其中15例血清抗细菌抗体升高,血清学分析显示青年卒中患者多有前驱或感染,多数为链球菌、葡萄球菌和肠道细菌,与对照组比较,血清细菌抗体增加和阳性率明显增高,故认为青年卒中与免疫也有密切关系。

二、免疫学与动脉粥样硬化

近年来,国内外学者注意到了动脉粥样硬化与免疫学的关系。在动脉粥样硬化和冠状动脉硬化及高血压患者体内可检出多种自身抗体,如脂蛋白抗体、肝素自身抗体、抗核抗体、抗平滑肌抗体(SMA)、壁细胞抗体(PCA)、抗心肌磷脂抗体(ACA)及抗磷脂抗体;有的患者血清类风湿因子和免疫复合物阳性,IgG增加,补体下降;有的动脉壁上可检出IgG和IgA。

在有动脉粥样硬化倾向的部位,被注意到了最早期的变化是单核细胞的聚集,在基本炎症反应过程中,单核细胞黏附于内皮,在黏附后,单核细胞穿过内皮,由内皮和平滑肌细胞产生的MCP-1,与单核细胞从腔面迁移到内皮下有关。许多介质可能参与了单核细胞向巨噬细胞的转化,其中之一是GM-CSF,它与单核细胞上GM-CSF受体结合,诱导巨噬细胞的分化和激活。

动物实验证明,免疫反应性损伤,可引起动脉内膜损伤及动脉粥样斑块的形成,从而产生免疫性实验性动脉粥样硬化。Molchanow检测了急性脑血管病发病前周围血T、B淋巴细胞系统的定量特点,显示患者的细胞免疫及体液免疫水平均有升高。

三、免疫与蛛网膜下腔出血后血管痉挛

蛛网膜下腔出血后的脑血管痉挛与蛛网膜下腔出血后血管活性物质如儿茶酚胺、5-HT、前列腺素、类脂质及一些蛋白质(包括血红蛋白)对血管的刺激引起了脑血管的持续痉挛性收缩。其与免疫有着密切关系的证据是:有的

学者将患者脑脊液分别混入自身血液、自身血清和自身红细胞,发现混有自身血清的脑脊液沉淀物中有 IgG、IgM 和 IgA。

第十二节 脑血管病的遗传因素

脑血管病有明显的遗传倾向。据报道,有人对 491 例脑血管病进行配对研究,发现患者观察组有家族史者为 113 例,对照组 54 例,两组有显著差异。同时还发现,其近亲的兄弟、姐妹中脑血管病的发病率,患者组也较正常人有增高趋势。另有资料显示,父母、兄弟、姐妹、祖父母、外祖父母有脑血管病的人,脑血管病的发病率要比一般人高 4 倍。这些都充分说明脑血管病与遗传因素有关。脑血管病是遗传因素和环境因素共同作用引起的一种疾病,虽然吸烟、饮酒等外界因素可使发病率增高,但终需通过遗传因素起作用。目前已经发现多种与脑血管病发病有关的基因,但是这些基因在发病中的地位及病理尚不清楚。

为什么脑血管病在家族中发病率高呢?有关专家对此进行过调查研究,发现被调查的患者家属动脉硬化的发生率较高,血管弹性不稳定,脂肪、蛋白质及凝血机制代谢障碍,自主神经中枢调节功能差。由此不难看出,脑血管病是受遗传因素决定的,它和高血压一样具有明显的遗传倾向。所以,必须注意探索和改善能导致脑血管病的遗传因素,弥补缺陷和不足,才能有效地降低脑血管病的发病率。

疾病的发生总是遗传和环境相互作用的结果,而遗传作为内因来说总是起着重要作用,在许多情况下甚至是主要的作用。在人类,除单个基因控制的性状外,有很多性状是由多个基因共同控制的,比如数量性状(如身高、血压等)的遗传基础也是基因,但不是 1 对基因而是 2 对、3 对或更多的基因。各对基因呈共显性,即没有显性和隐性的区别,每一对基因的作用是微小的,但是,若干对基因的作用积累可以形成一个明显的效应,称为积累效应。多基因遗传的特点是:

1. 两个极端变异的个体杂交后,子代都是中间类型,但是,也有一定范围的变异,这是环境因素影响的结果。

2. 两个中间类型的子代个体杂交后,子代大部分仍是中间类型。但是,变异范围比子代要更为广泛,有时会出现一些接近极端变异的个体。这里除去环境因素的影响以外,基因的分离和自由组合对变异产生有一定的效应。

3. 在一个随机杂交的群体中,变异范围很广泛,但是,大多数个体接近中间类型,极端变异的个体很少。在这些变异的产生上,多基因的遗传基础和环境因素都有作用。基因和染色体是控制性状的遗传物质基础,因此,与遗传有关疾病的产生不外乎是基因突变或染色体畸形所致。近代遗传学研究者多数认为,有关脑血管病的遗传因素属多基因遗传,其遗传度受环境等各种因素的影响很大。有的研究显示,本病患者的父母死于脑卒中者比对照组高 4 倍。我国调查表明,直系亲属中有脑血管病史的人患脑卒中的机会多(相对危险度 3.55,$P<0.005$),家族遗传因素有非常显著意义。

缺血脑组织中大量的基因表达,支持染色体组的脑缺血反应。尽管在卒中脑组织中有些基因表现为上调性,但对许多基因而言还很难将缺血性疾病起因和基因表达效果,特别是与所谓"早期基因"的表达联系。也有一些学者以动物卒中模型进行某些基因研究的尝试,如大脑中白介素 1(IL-1)的早期表达已证实与脑缺血损伤有关。若心内给予携带人类 IL-1 受体拮抗蛋白(IL-1ra)cDNA 的腺病毒载体(Ad·RSVIL-ra)处置,则于脑内产生 IL-1ra 的过度表达,并导致脑卒中范围明显减小。这种由 IL-1ra 减轻缺血性脑损伤的机制虽然不清楚,但可能与封锁某些功能(如花生四烯酸的释放、一氧化氮产物或免疫反应刺激等)有关。

在某些脑卒中模型中,程序化细胞死亡过程可引起缺血后神经元丢失。程序化细胞死亡也称凋亡,是具种族恒定性的遗传性特化过程,通过该过程除去发育期间多余的神经元。bcl-2 基因的表达则被认为与拯救凋亡的神经元有关。来自于一种缺陷型 HSV、载体的 bcl-2 表达,限制了局部脑缺血中的神经元死亡。

第十三节　脑血管病的微量元素变化

在预防脑血管病的研究中发现,微量元素与脑动脉硬化、脑出血、脑栓塞有一定关系。

一、微量元素的功能与摄入量

机体所必需的微量元素有:铁、氟、硒、锌、铜、钼、铬、锰、碘、镍、硅、钴和钒,它们多属于金属和半金属,它们的外层电子少,容易失电子变成带正电荷的阳离子,能在机体内形成化合物、结合物和螯合物。

1. 铁　铁在体内主要构成血红素,也是细胞色素系统和过氧化氢酶、过氧化物酶的组成成分,在呼吸及生物氧化过程中起重要作用。参与机体氧的运输和氧化还原反应等重要生理活动。成年男子与绝经期的妇女,每日需铁量约为 10mg,青年妇女每日需铁 7~20mg,妊娠妇女为 20~48mg,儿童则为

1~2mg/kg 体重。食物中以动物肝、蛋黄、海菜类及绿色蔬菜含铁量多。

2. 锌　锌是许多酶的组成成分或为酶表现活性所必需的,如碳酸酐酶、DNA 聚合酶、RNA 聚合酶、胸嘧啶核苷激酶、碱性磷酸酶、亮氨酸氨肽酶等。在组织呼吸、核酸及蛋白质合成、肠内蛋白质的消化吸收等方面有重要作用。在世界上某些地区青少年缺锌而出现生长停滞、贫血、肝脾肿大、生殖器官及第二性征发育不全。成人每日每千克体重需摄取 0.3mg。海产品、瘦肉、蛋黄等含锌较多,植物性食物中含锌少。

3. 铜　铜是细胞色素氧化酶、超氧化物歧化酶、过氧化氢酶、酪氨酸酶、单胺氧化酶及抗坏血酸氧化酶等的组成成分,或为其活性所必需。当动物缺铜时,血浆铜蓝蛋白减少,血浆此蛋白质可能与组织铁转移有关。因此,缺铜早期可使蛋白中铁的利用受阻,使肝中铁浓度增加,易出现含铁血黄素沉着与贫血。在缺铜后期,则肝、肌肉和神经组织中的细胞色素氧化酶活性明显下降,因而氧化磷酸化受到阻碍,ATP 生成减少,许多合成功能降低。如果长期摄入铜过多,会引起慢性铜中毒。正常成人机体含铜 160mg,其中约 60% 存在于肌肉内,20% 存在于肝,另外 5%~10% 分布在体液内。正常成人每日从食物中摄入 2mg 铜,豆类、动物内脏、贝类食物含铜丰富。

4. 锰　锰是许多酶的激活剂,特别是磷脂酶。其他的酶如磷酸葡萄糖变位酶、肠肽酶、胆碱酯酶、羧化酶、精氨酸酶及三磷酸腺苷酶,在锰存在下活性大为提高。锰还与 DNA-RNA 和蛋白质的生物合成有关,并影响 DNA 聚合酶系统。正常成人每日需锰 10mg,儿童每日每千克体重需 0.2~0.3mg。锰广泛分布于动植物组织,含量丰富者为肝、肾、肌肉、菠菜及谷物。

5. 硒　硒与维生素 E 及胱氨酸起协同作用。现已证明,硒是谷胱甘肽过氧化物酶的必需成分,每克分子酶含有 4g 原子的硒。此酶催化谷胱甘肽的氧化,使还原型谷胱甘肽转变为氧化型谷胱甘肽。另外硒参与辅酶 A 合成,保护心肌,促成免疫球蛋白生成。成人每日不少于 15~50mg,海产品、肾、肉、粮食含量多。

6. 铬　铬可使胰岛素活性增加,大鼠严重缺铬时,由于胰岛素活性下降,可产生空腹高血糖。另外发现铬参与核蛋白代谢。正常人每日供给量为 2.0~2.5g,肝、牛肉、菌类含量多。

二、脑血管病与微量元素的关系

人们已经很清楚,钾与钠在机体内的作用是相辅相成的。正常成人每日钠的生理需要量为 1.0g,钾的每日需要量为 2.5g。世界卫生组织建议人们摄入的氯化钠量为 3~5g/d,高于 5g 则高血压发病率增高。而高血压又是脑血管病的发病因素,故可以说明钠、钾与脑血管病呈显著正相关。

锌、铜与脑血管病亦有紧密联系,不少研究证明,高锌低铜使胆固醇增高,促进动脉硬化的发生。锌又是血管紧张素转换酶的活性中心,肾素－血管紧张素参与血压的调节。

多数报道一致认为,高钙饮食可降低血压和减少脑血管病的发病率。体内镁丢失或饮食缺乏镁者能影响脂质代谢,镁缺乏导致胆固醇、甘油三酯升高和高密度脂蛋白下降为特征的脂蛋白异常。

锰不仅是许多酶的重要成分,也是维生素 C、维生素 B 的主要成分,长期摄入过多的锰可能引起锰中毒,脑血管内膜增厚,诱发脑血栓形成。

国内近年来的研究证明,铬、硒具有明显的抗动脉粥样硬化的作用,体内铬、硒含量降低与脑血管病的发生和发展有密切关系。

参 考 文 献

1. 韩仲岩. 心脑疾病所致的缺血性卒中. 临床神经病学杂志, 1988, 1（2）: 119.

2. 欧阳珊, 王可嘉, Schoenberg BS, 等. 中国六城市多种危险因素对脑血管病影响的分析（病例－对照研究）. 中风与神经疾病杂志, 1991, 8（3）: 153–159.

3. 全国脑血管病防治研究领导小组及办公室. 全国脑血管病防治研究规划纲要（1990~2000 年）. 中华神经外科杂志, 1990, 6（1）: 72.

4. 吴升平, 等. 综合性预防措施对脑血管病效果观察. 中风与神经疾病杂志, 1987, 4（2）: 68.

5. 刘士民. 凋亡与缺血性神经元损伤. 国外医学. 脑血管病分册, 1997, 5（3）: 70.

6. 王丽. 缺血性脑血管病与免疫. 国外医学. 脑血管病学分册, 1997, 5（3）: 203.

7. 赵钛. 偏瘫前状态 // 赵钛. 现代偏瘫治疗学. 北京: 人民军医出版社, 1996: 290–295.

8. 韩仲岩. 脑血管病的危险因素. // 韩仲岩, 唐盛孟, 石秉霞. 实用脑血管病学. 上海: 上海科学技术出版社, 1994: 94.

9. 程学铭. 脑血管病的流行病学 // 李世绰, 程学铭, 王文志, 等. 神经系统疾病流行病学. 北京: 人民卫生出版社, 2000: 76–80, 82–87.

10. Li SC, Schoenberg BS, Wang CC, et al. Cerebrovascular disease in the PRC: Epidemiologic and clinical features. Neurology, 1985, 35: 1708–1713.

11. ESPS Group. European stroke prevention study. Stroke, 1990, 21（8）: 1122.

12. 冯而娟. 脑血管疾病的流行病学与分类 // 张沅昌, 王新德, 史玉泉, 等. 脑血管疾病. 北京: 人民卫生出版社, 1984: 81–89.

13. 韩仲岩, 谭兰. 免疫功能与脑血管病 // 韩仲岩, 唐盛孟, 石秉霞. 实用脑血管病学. 上海: 上海科学技术出版社, 1994: 65–69.

14. 刘佰运. 免疫系统与脑卒中. 国外医学. 脑血管疾病分册, 1995, 3（1）: 16.

15. 张葆樽. 中国神经疾病流行病学发展与展望 // 陈学诗, 陈秀华. 中国现代神经精神病学发展概况. 北京:中国科学技术出版社,1995.

16. 张葆樽. 脑血管病流行病学研究的一些问题. 北京:中国科学技术出版社,1993:17.

17. 唐玉兰. 缺血性脑血管病的分子遗传学研究进展. 国外医学遗传学分册,2000,23(3):152-154.

18. 董瑞国. 卒中的流行病学研究和预防. 国外医学. 脑血管病分册,1995,3(3):115-118.

19. 宿英英,孟家眉. CVD 危险因素研究的现状 // 孟家眉. 神经内科临床新进展. 北京:北京出版社,1994,12.

20. 陈汉波,李玲,黄如训. 急性缺血性卒中的病理生理学与药物选择. 国外医学. 脑血管病分册,2001,9(4):236.

21. 徐广润,张苏明. 要重视脑血管病的预防工作. 新医学,2000,31(10):622.

22. 赵德山,何邦平,王颖,等. 中风发病率与微量元素锌铜及其他危险因素关系的初探. 中风与神经疾病杂志,1992,9(2):81.

23. 栗秀初,孔繁元,范学文. 现代脑血管病学. 北京:人民军医出版社,2003:384.

24. 黄如洲,苏镇培. 脑卒中. 北京:人民卫生出版社,2002:360.

25. 世界卫生组织专家组报告. 高血压的控制. 北京:人民卫生出版社,1997:23-25.

26. 卫生部统计信息中心. 1998 年全国卫生事业发展情况统计公报. 健康报,1999-4-17.

27. 刘鸣,李静. 循证医学的基础 // 王家良. 循证医学. 北京:人民卫生出版社,2001:3-7.

28. 程学铭. 脑血管病的流行病学 // 李世绰. 神经系统疾病流行病学. 北京:人民卫生出版社,2000:76-80.

29. 全军脑血管病流调协作组. 中国脑血管病流行病学研究. 北京:人民军医出版社,1993:217-231.

30. 苏镇培. 循证医学与脑卒中 // 黄如训,苏镇培. 脑卒中. 北京:人民卫生出版社,2001:176.

31. 马冠生,李艳平,武阳丰,等. 1992 至 2002 年间中国居民超重率和肥胖率的变化. 中华预防医学杂志,2005,39(5):311-315.

32. 姜勇,张梅,李镒冲,等. 2010 年我国中心型肥胖流行状况及腰围分布特征分析. 中国慢性病预防与控制,2013,21(3):288-291.

33. 王醴湘,吕筠,郭彧,等. 中国慢性病前瞻性研究:10 个项目地区成年人重/肥胖现况分析. 中华流行病学杂志,2015,36(11):1190-1194.

34. 马军,蔡赐河,王海俊,等. 1985—2010 年中国学生超重与肥胖流行趋势. 中华预防医学,2012,46(9):776-780.

35. 杨功焕. 2010 年全球成人烟草调查中国报告. 北京:中国三峡出版社,2011:8-19.

36. 王昕,吕筠,郭彧,等. 中国慢性病前瞻性研究:10 个项目地区成年人群吸烟行为特征差异分析. 中华流行病学杂志,2015,36(11):1200-1204.

37. 中国疾病预防控制中心控制办公室. 中国青少年烟草调查报告 2014. 中国疾病预防控制中心,2014.

38. 刘明波,李镒冲,刘世炜,等. 2010 年中国人群高血压疾病负担. 中华流病杂志,2014,35(6):680-683.

39. 国家心血管病中心. 中国心血管病报告(2015). 北京:中国大百科全书出版社,2015:17.

40. 张普洪,焦淑芳,周滢,等. 北京市 2005 年 18 岁及以上居民主要慢性病的流行特征和防治水平调查. 中华流行病学杂志, 2007, 28（7）: 625-630.

41. 国家卫生计生委疾病预防控制局. 中国居民营养与慢性病状况报告（2015 年）. 北京: 人民卫生出版社, 2015: 55-56.

42. 武海滨,王浩,胡如英,等. 成年人睡眠时间与脑卒中患病关系的研究. 中华流行病学杂志, 2015, 36（11）: 1210-1215.

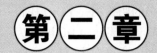

预防篇

第一节 降脂疗法预防脑血管病

一、血脂的概念

血脂是血浆或血清中脂类的总称。它包括脂肪(甘油三酯和胆固醇)和类脂(磷脂、糖脂、固醇、类固醇),广泛存在于人体中。它们是生命细胞的基础代谢必需物质。甘油三酯主要是参与体内的能量代谢;胆固醇则是细胞膜和胆汁酸的主要组成成分,并参与类固醇激素的合成。由于甘油三酯和胆固醇都是疏水性物质,必须与血液中的特殊蛋白质(载脂蛋白)和极性类脂(如磷脂)一起组成一个亲水性的球状巨分子,才能在血液中被运输,并进入组织细胞。这种特殊的球状巨分子化合物就称作脂蛋白。

二、血浆脂蛋白的组成

血浆脂蛋白根据所含游离胆固醇、磷脂、蛋白质、甘油三酯和胆固醇酯的比例不同分为乳糜微粒、极低密度脂蛋白、中间密度脂蛋白、低密度脂蛋白和高密度脂蛋白。

三、血浆脂蛋白的功能

1. 乳糜微粒(CM) 食物所含甘油三酯、磷脂、脂肪酸和胆固醇在小肠吸收后,在肠黏膜细胞内合成乳糜微粒。后者分泌入肠淋巴液,经胸导管进入血液循环。所以,乳糜微粒的主要功能是运输外源性的脂质,尤其是甘油三酯。

2. 极低密度脂蛋白(VLDL) 肝脏合成的极低密度脂蛋白分泌进入血液,部分供组织代谢需要,部分转变为IDL,然后在肝脏内转化为LDL。VLDL的主要生理作用是转运内源性甘油三酯,由于乳糜微粒和VLDL中都是以甘油三酯为主,所以这两种脂蛋白统称为富含甘油三酯的脂蛋白。

3. 低密度脂蛋白（LDL） 血浆中胆固醇含量最多的脂蛋白是 LDL,其胆固醇的含量（包括胆固醇酯和游离胆固醇）在 50% 以上。因此,LDL 被称为富含胆固醇的脂蛋白。血浆中胆固醇的 70% 是在低密度脂蛋白内,低密度脂蛋白的主要功能是运输体内的胆固醇。

4. 高密度脂蛋白（HDL） 结构特点是脂质和载脂蛋白各占一半。HDL 的功能是将外周组织中的胆固醇转运至肝脏进行分解代谢。

5. 脂蛋白（a） 其脂质成分类似于 LDL,但所含的载脂蛋白部分除一分子载脂蛋白 B100 外,还多含一分子载脂蛋白（a）,目前尚不清楚脂蛋白（a）在体内的功能。

四、高脂血症与脑血管病

脑血管病是一种多因素所致的疾病,颈动脉粥样硬化是引起脑卒中的主要原因之一,在脑卒中的临床发生、发展中起着极大的作用。尽管血脂增高在脑血管病中的作用不如在冠心病发病中那样取得一致确认,但近年来有多项研究说明,动脉粥样硬化性脑卒中与高脂血症有密切相关,动脉粥样硬化性脑卒中患者的血浆总胆固醇、LDL-C 和脂蛋白（a）水平升高,而 HDL-C 水平下降。

脂质代谢异常和血管壁的损伤是动脉粥样硬化的一个重要的发病机制。高血脂时体内自由基清除剂如超氧化物歧化酶等活性降低,产生大量的脂质过氧化物,引起前列环素 / 血栓素 A2 失调,血小板聚集性加强,释放 5- 羟色胺等并增强凝血活性。这些因素间又相互影响,损伤内皮细胞,刺激平滑肌细胞增生,形成泡沫细胞,从而奠定动脉粥样硬化的基础。总胆固醇和外源性甘油三酯增高均是重要危险因素。

五、高脂血症的治疗

一般提倡饮食、锻炼、药物等综合治疗。饮食可控制外来的脂肪摄入,降血脂药物能抑制环磷酸腺苷生成,使外周脂肪组织中的甘油三酯分解减少,游离脂肪酸释放减少,继而又使肝中甘油三酯合成减少,使血中甘油三酯含量降低。另外影响胆固醇的吸收、转运和合成,并影响血浆胆固醇的分布,使其较多地沉积在血管壁外的组织中,减少血管中胆固醇的含量。常用的降脂药物主要有:

1. 他汀类（羟甲戊二酰辅酶 A 还原酶抑制剂） 常用药物为辛伐他汀、洛伐他汀等。

2. 贝丁酸类（苯氧乙酸类） 常用药物为氯贝特、吉非贝齐等。

3. 其他如烟酸类 多烯脂肪酸（多烯康）等。

第二节 抗高血压疗法预防脑血管病

高血压是心脑血管疾病发病率原因之一,也是我国人群死亡的重要原因之一。在脑血管病的发病机制方面占有十分重要的地位。因此,高血压的防治一直是全球医学界的重要研究课题。

一、高血压的诊断与分级

20世纪所做的流行病学研究,如 Framingham 调查认为血压水平和脑卒中发病的相对危险性呈对数线性关系。我国周北凡报道,通过10组人群前瞻性研究表明,血压水平和脑卒中发病的相对危险也呈对数线性关系。基础收缩压(SBP)每升高1.3kPa(10mmHg),舒张压(DBP)每增加0.7kPa(5mmHg),脑卒中发病危险分别增高49%及46%。著名的临床试验"高血压理想治疗研究(Hypertension Optimal Treatment Study, HOT)"结果证明,高血压患者理想的血压是降到18.4kPa/11.1kPa(138mmHg/83mmHg)。英国的 UKPDS 也证实了严格的血压控制组(19.2kPa/10.9kPa,144mmHg/82mmHg)与对照组(20.5kPa/11.6kPa,154mmHg/87mmHg)比较,主要心脑血管病的危险性有明显降低。1998年9月29日至10月1日在日本召开了第七届世界卫生组织/国际高血压联盟(WHO/ISH)的高血压大会,在此会议上确定了 WHO/ISH 高血压治疗指南(WHO/ISH Guidelines for the Management of Hypertension),对高血压的诊断与治疗及降低脑卒中的发生率有重要的指导意义(表2-2-1)。

表2-2-1 高血压分类

类型	舒张压(mmHg)	收缩压(mmHg)
理想血压	<120	<80
正常血压	<130	<85
正常高值	130~139	85~89
亚组:临界高血压	140~149	90~94
1级高血压(轻型)	140~159	90~99
2级高血压(中型)	160~179	100~109
3级高血压(重型)	≥180	≥110
单纯收缩期高血压	≥140	<90
亚组:临界收缩期高血压	140~149	<90

从表2-2-1可看出,对高血压的诊断和分类有了新的认识,高血压的定义是收缩压(SBP)≥18.7kPa(140mmHg),舒张压(DBP)≥12kPa(90mmHg),也就是说18.7kPa/12kPa(140mmHg/90mmHg)是不正常的。在此之前的数十年中,多数医师的概念是SBP>18.7kPa(140mmHg)、DBP>12kPa(90mmHg)才是高血压。

原发性高血压治疗的传统观点是以降低血压作为目标,因为降低血压后确能减少脑卒中等的发生率和病死率。随着科学研究的深入,现在普遍认为高血压不仅是血流动力学的异常,而且是伴有多种物质代谢障碍的综合征,有人称之为"X综合征"。高血压患者往往有血脂异常、糖代谢异常和胰岛素抵抗等代谢障碍。高血压不单纯是血压升高,除了高血压,还要以低危、中危、高危、极高危4个危险度进行分层(表2-2-2)。"指南"的这一重要改变使人们注意到高血压的治疗成功与否不仅取决于血压下降的水平,还要治疗和有效控制伴随和(或)合并疾患(表2-2-3)。

表2-2-2　高血压的危险分层

危险因素和病史	血压(mmHg)		
	1 级	2 级	3 级
	收缩压 140~159	160~179	≥180 或
	舒张压 90~99	100~109	≥110
Ⅰ 无其他危险因素	低危	中危	高危
Ⅱ 1~2 个危险因素	中危	中危	极高危
Ⅲ ≥3 个危险因素靶器官损害或糖尿病	高危	高危	极高危
Ⅳ 并存临床情况	极高危	极高危	极高危

表2-2-3　影响高血压预后的因素

心血管疾病的危险因素	靶器官损害	合并的临床状况
用于危险性分层的危险因素 1. 收缩压和舒张压的水平（1~3 级） 2. 男性 >55 岁 3. 女性 >65 岁 4. 吸烟 5. 总胆固醇 >5.72mmol/L 6. 糖尿病	1. 左心室肥厚（心电图、超声心动图或 X 线） 2. 蛋白尿和（或）血浆肌酐水平轻度升高 106~177μmol/L	脑血管疾病 1. 缺血性脑卒中 2. 脑出血 3. 短暂性脑缺血发作 心脏疾病 1. 心肌梗死 2. 心绞痛 3. 冠状动脉血运重建 4. 充血性心力衰竭

心血管疾病的危险因素	靶器官损害	合并的临床状况
7. 早发心血管疾病家族史（发病年龄男性 <55 岁，女性 <65 岁） 加重预后的其他危险因素 1. 高密度脂蛋白胆固醇降低 2. 低密度脂蛋白胆固醇升高 3. 糖尿病伴微量白蛋白尿 4. 葡萄糖耐量减低 5. 肥胖 6. 以静怠为主的生活方式 7. 血浆纤维蛋白原增高	3. 超声或 X 线证实有动脉粥样硬化性斑块（颈、髂、股或主动脉） 4. 视网膜普遍或灶性动脉狭窄	肾脏疾病 　1. 糖尿病肾病 　2. 肾功能衰竭（血肌酐水平 >177μmol/L） 血管疾病 　1. 夹层动脉瘤 　2. 症状性动脉疾病 重度高血压性视网膜病变 　1. 出血或渗出 　2. 视乳头水肿

二、高血压的治疗

原发性高血压虽无根治方法，但大规模的临床治疗试验显示，降低血压可减少脑卒中的发生率和病死率，老年纯收缩期性高血压，治疗后也能降低脑卒中的发生率。我国原发性高血压的主要并发症是脑卒中，所以降压治疗十分必要。

（一）治疗方法

1. 非药物治疗　轻型或临界高血压可先行非药物治疗 3~6 个月。如不能使血压降至正常范围，再加用药物治疗。非药物治疗仍可作为基本治疗措施。国内外目前都十分重视非药物治疗，因为它不但能降低血压，而且还能改善脂质代谢、糖代谢以及胰岛素抵抗等。非药物治疗包括限钠摄入、适宜的运动、禁烟戒酒、减肥、太极拳以及传统的其他中医保健措施等。对钾、钙和镁的摄入宜适量，不要使其缺乏。主要方法：①减轻体重，建议体质指数控制在 24kg/m² 以下。②合理膳食，减少钠盐，每人每日食盐量不超过 6g；减少膳食脂肪，将脂肪控制在热量的 25% 以下；补充适量优质蛋白，蛋白质占总热量的 15% 左右；注意补充钾和钙；多吃蔬菜水果；限制饮酒，男性饮酒每日酒精量 <20~30g，女性 <10~15g。③增加体育活动。④减轻精神压力，保持心理平衡，减少应激。

2. 药物治疗　理想降压药的要求：①能有效地降低血压，不产生耐药性。②不良反应极少，无严重影响健康的不良反应。③不影响患者的生活质量。④不增加心脑血管病的危险因素。⑤能逆转靶器官的损害。⑥服用方便，可长期应用。⑦价格适宜。

降压药物的应用原则为：①开始治疗应用小剂量。②使用适宜药物联合以达到最大降压效果，同时减少副反应。③如果第一种药物降压不明显或有副反应时应改用第二种药物，而不是增加药物剂量或联合应用第二种药物。④应用长效药物，每日 1 剂，提供 24 小时持续效果。⑤个体化原则。

（二）降压水平

尚未产生脑、心、肾并发症者可降至正常范围。已产生脑、心、肾损害，尤其是严重损害的晚期患者，原则上仍需降压。降压速度宜缓慢，不要因降压过低或过快而影响脑、心、肾等生命器官的血流灌注，一般以略高于正常范围为原则。对老年患者也应如此。但需执行个体化原则，具体患者要区别对待。临床试验的结果认为舒张压宜降至 12.0kPa（90mmHg）以下，单纯收缩期性高血压收缩压宜控制在 18.4kPa（140mmHg）以下。

（三）常用的降压药物分类

1. 利尿剂　常用的有噻嗪类如氢氯噻嗪，利尿剂如呋塞米。长期临床较大剂量使用噻嗪类利尿剂已发现有升高血糖、血脂、血尿酸及降低胰岛素敏感性等代谢上的副作用。

2. β阻滞剂　分为选择性β_1受体阻滞剂如美托洛尔（倍他乐克）、阿替洛尔等，非选择性（$\beta_1+\beta_2$）受体阻滞剂如普萘洛尔等，以及兼有α受体阻滞剂作用的β受体阻滞剂如拉贝洛尔、卡维地洛等。前两种对血甘油三酯、血糖等有不良作用。

3. 钙离子拮抗剂（CCB）　常用的有 I 类：苯烷胺类（如维拉帕米，尤其缓释型更适用于降压）；II 类：双氢吡啶类（如硝苯地平等）；III 类：苯噻氮唑类（如地尔硫草）。 I、III 类与 II 类对心脏、血管选择性及对交感神经激活、肾脏等均有不同的作用。 II 类中尤其是硝苯地平常有反射性激活交感作用，对胰岛素抵抗、肾功能不良者慎用，并常有（10% 左右）踝部水肿的副作用。

4. 血管紧张素转化酶抑制剂（ACEI）　降压作用是通过抑制转化酶而使血管紧张素 II 生成减少，减少醛固酮分泌，舒张小动脉和小静脉，减轻心脏的前后负荷，并使血中缓激肽减少，改善胰岛素敏感性，减少高血压及糖尿病患者的蛋白尿。但常见 10%~20% 的患者有干咳副作用。

5. α阻滞剂　常见的有选择性α_1受体阻滞剂如哌唑嗪、特拉唑嗪、多沙唑嗪等，非选择性如酚妥拉明、酚苄明等，以及中枢性α_2受体激动剂及延髓咪唑啉受体激动剂如盐酸可乐定及莫索尼定。其中莫索尼定因中枢α_2受体作用较弱，因此无可乐定常见的口干、嗜睡、减慢心率及大量服用骤停时的停药症候群。此外，非选择性α受体阻滞剂常由于对β受体激活发生心动过速。

6. 血管紧张素Ⅱ（AT Ⅱ）受体拮抗剂 阻断 RAS 的最直接手段是在其受体水平拮抗 AT Ⅱ作用,分子克隆技术显示 AT Ⅱ受体至少含 2 个亚型:AT1 和 AT2。目前已知的 AT Ⅱ 生理作用多通过 AT1 受体实现。Losartan（Dup 735）是一种高度选择性的非肽类 AT Ⅱ受体拮抗剂,即通过拮抗 AT1 受体阻断 AT Ⅱ的生理效应,其优于 ACEI 之处是缓激肽不受影响,治疗期间无咳嗽及血管性水肿副作用。常用药物有缬沙坦,氯沙坦。

一些研究发现,不同的降压药虽能把血压降到相同的水平,但对高血压同时存在的某些代谢障碍和靶器官的损害,其逆转效果就不一样。例如噻嗪类利尿剂虽可使血压下降,但却可使血脂异常、血糖升高,导致胰岛素抵抗,使血清钾下降,血尿酸升高,这些都是心血管病的危险因素,结果是消除了高血压,却引来了新的危险因素,因而不是理想的降压药和理想的治疗。现在新的治疗观点是降压仍必须坚持,除降压之外,尚需对同时存在的其他物质代谢障碍进行治疗,并纠正其他伴存的脑血管病危险因素。要注意降压药的选择,要避免应用降压治疗后增加新的脑血管病危险因素。此外还应考虑已受损靶器官（如左室肥厚、肾脏损害等）的逆转和不影响患者的生活质量。

三、脑血管病时高血压的治疗

1. 急性脑梗死 急性脑梗死患者一过性血压升高是常见的,降压药的应用要慎重。动物实验研究证明,缺血时血压升高可使缺血所致的塌陷血管开放,提高血流量,改善循环,排出代谢产物,防止白细胞和血小板聚集。临床所见脑梗死病例多为高龄老人,往往伴有全身动脉粥样硬化,脑血流自动调节功能低下,影响脑血流和微循环,因此临床治疗急性脑梗死要慎用或不用降压药。若 BP>200/125mmHg,可适当、缓慢降压。

2. 高血压性脑出血 脑出血降低血压是否适宜尚有争论。血肿周围脑血管痉挛通常没有蛛网膜下腔出血那么强烈,但伴随的脑水肿常使颅内压升高,因而需要更高的动脉压,才能使脑灌注充分。一般认为,血压 >200/120mmHg 时可降压,但不要降低到低于正常高限（即 180/95mmHg）。血肿周围的血管没有自动调节能力,因此灌注后突然降低可导致缺血,患者的神经症状会随之恶化。口服药物可选用硝苯地平、拉贝洛尔或卡托普利,不能口服者可静注柳胺苄心定 20mg,以后每 10~20 分钟可重复应用。舒张压 >140mmHg 者可静滴硝普钠,降压速度宜慢。

3. 自发性蛛网膜下腔出血 多数人不主张急速降压,除非血压极度增高。因囊性动脉瘤或动、静脉畸形破裂所致者,脑血管造影常显示出血部位附近血管有剧烈痉挛,若血压降低则会进一步危害缺血区的血液循环。一般认为收缩压 >180mmHg 时才适当降压治疗。可选用静滴硝普钠,在 6~12 小时内使血压缓慢下降,若降压反而病情恶化,则应立即停用,使血压在 3~5 分钟恢复至治疗前水平。低血压可导致灾难性后果。此外,还可选用尼莫地平,既可降压又可防治迟发性血管痉挛。

第三节 降黏疗法预防脑血管病

血液是一种流体,具有流动和变形的特性也即流变性。血液的这种特性能使血液在血管正常循环,保证组织和器官的血流灌注以维持机体的正常生理功能。血液黏滞性增高,可导致全身或局部血液循环和微循环的障碍,致使组织和器官发生缺血缺氧,引起炎症、水肿、血栓形成以及坏死等病理改变,进而引起某些疾病的发生和发展。

一、血液的黏滞特性

血液是一种黏滞性液体,血液在血管内流动时,假设以层流的方式流动,层流间有接触性摩擦。因此,层流间存在着速度差。同时血液内各种分子、颗粒之间,血液与血管之间也会产生摩擦,这些摩擦称之为内摩擦,它的大小与层流间速度、梯度、接触面积以及血液本身的流变特性有关。

血液的黏度与切变率(速度梯度)有密切关系。在低切变率时,血液的表现黏度比较大,随着切变率的提高,黏度逐渐下降。这种特性决定了血液是一种非牛顿液体。血液非牛顿流体特性的形成,和血液本身的黏滞因素有关,尤其和红细胞的聚集与变性关系更为密切。红细胞的聚集和变形是影响血液黏滞性的主要因素,而聚集性和变形又和切变率有函数关系,随着切变率的增大,红细胞聚集性减弱而变形性增强,从而赋予了血液非牛顿流动的特性。临床血流动力学主要观察研究血液的浓稠性、聚集性、黏滞性及凝固性(简称浓、聚、黏、凝),以了解血液流动变形所处的状态。

1. 浓稠性 指血液浓稠度而言,主要与血液中的有形成分(红细胞、白细胞、血小板)和血浆中的大分子(纤维蛋白原、球蛋白、脂质)以及血糖含量有关。如果某种物质增高,血液的浓稠度和血运阻力增加,使血流减慢,血管内皮损伤,暴露血管胶原,激活凝血因子(Ⅻ),促进血栓的形成。

2. 聚集性 主要指细胞间的聚集程度,细胞聚集主要取决于 3 种力:大分子的桥联力、流场上的切应力和细胞表面上的静电排斥力。在体内,如白细胞聚集性增加,特别同时在低流状态下,对微血管内的血流会产生严重干扰,增加血运阻力,造成微循环的血流灌注不足,使组织的气体和物质交换发生障碍,从而引起血栓和临床上一系列病理生理改变。

3. 凝固性　指凝血机制所处的状态。近年来研究发现,血栓前状态是缺血性卒中的重要危险因素。

4. 黏滞性　指测定血液和血浆的黏度值。血液黏度是研究血液流变学的主要内容。所谓黏度是一种液体在流动时所遇到的阻力。由于液体在管道中流动时以分层的方式向前流动,此阻力来自邻近两层平行流体之间的摩擦力。液体在单位面积上所受的切线压力或单位面积上的摩擦力称为切变力,以帕斯卡(Pa)或毫帕(mPa)表示。切变速度是切变的速度梯度(每单位时间内的流动距离)以 s-1 表示。黏度是某种液体流动时的内部摩擦(阻)力,切变力愈大,该液体的黏度也愈高。

二、血液黏滞性的主要影响因素

1. 全血黏度　这是反映血液黏滞性的一个主要指标,它与脑血流量成反比,它的升高说明存在器官的灌注不足,同时血液处于高黏状态。应通过分析其他指标,找出全血黏度增高的具体因素,如血细胞比容升高、低血容量等,有针对性地予以消除。

2. 血细胞比容　血细胞(主要是红细胞)在血液中所占的容积百分比与血液黏度呈直线型正相关。低切变率时血细胞比容由 0.42 增至 0.52,血液黏度增加 1 倍。若血细胞比容达 80%,血液就呈胶胨状,流动性极低,因而血细胞比容是影响血液黏度的一项重要指标。

3. 红细胞变形性　指红细胞在外力作用下改变形态的能力,在剪切力作用下变形、定向、呈弹头状,在流动中减少了相互摩擦力,使血液黏度降低。另外,如红细胞变形性降低,则通过毛细管缓慢,甚至滞留,于是导致组织内处于慢性、长期缺氧的状态。红细胞变形性的测定,是愈来愈受到重视的一项指标。红细胞变形能力受以下因素影响(图 2-3-1)。

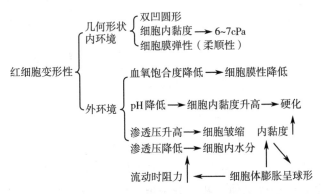

图 2-3-1　红细胞变形能力的影响因素

4. 血小板聚集性 血小板的主要生理功能是参与止血,但如功能亢进发生血栓形成,血小板在刺激物(诱导剂)作用下发生活性改变,其主要表现形式为黏附、聚集和释放反应。黏附是指血小板附着在非血小板物质表面,在血循环中主要是血管内皮,其次为心脏内膜、瓣膜。血小板自身相互黏着称为聚集。血小板颗粒内容物逸出称为释放反应。三项反应互相影响,存在内在联系,如聚集的血小板引起释放反应,释放出的 ADP、TXA2、5-HT 等又引起更多的血小板聚集,其最终结果激活凝血酶,使纤维蛋白原变成纤维蛋白,包绕聚集的血小板形成血栓(图 2-3-2)。因此血小板聚集性的增高,代表血小板机能亢进,可使血液处于高凝状态。

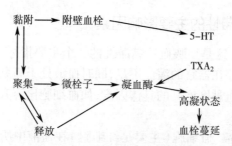

图 2-3-2 血小板聚集与血栓形成

5. 纤维蛋白原 纤维蛋白原是影响血浆黏度的最重要因素。其原因有三,首先是其分子量大,约 35 万;其次是分子结构呈长纤维状并有分叉,其轴长与宽之比约 18∶1,除了很容易网罗细胞外,在血液流动中分子之间摩擦力大;第三为血浆中含量较高,为 2~4g/L(200~400mg/dl)。纤维蛋白原由肝脏合成,经血管内皮的纤溶系统分解成降解产物(FDP)。纤维蛋白原含量增高除了说明血液流动性较差外,还说明血管自身防止血栓形成体系(即纤维蛋白原溶解系统)功能低下,血循环中很容易发生血栓形成(图 2-3-3)。

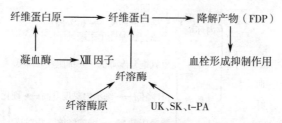

图 2-3-3 纤维蛋白原与血栓形成

6. 血浆黏度 血浆黏度是构成全血黏度的因素之一,它除了受纤维蛋白原含量的影响外,还受其他一些大分子蛋白质的影响,如 α2- 巨球蛋白、IgM,其分子量分别为 72 万和 100 万左右,而且结构不对称呈网状大分子蛋白,故在流动中分子内摩擦力较大,增加了血流阻力。巨球蛋白血症患者血浆黏度升高乃 IgM 异常增加的缘故。其他如血脂、血糖等只有在极特殊增高情况下,才会对血浆黏度有一些影响。

7. 红细胞表面电荷 红细胞、血小板、血管内皮均带有一定的负电荷,细胞表面的负电荷密度越高,彼此之间越不易聚集,也不易黏附在血管内皮上。所以红细胞表面负电荷反映了其在血液中的分布状态,目前均用细胞电泳率来表示红细胞表面负电荷多少(图 2-3-4)。

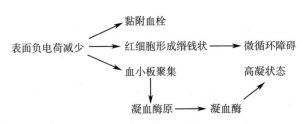

图 2-3-4 红细胞表面负电荷与血栓形成

8. 白细胞变形性及黏附 白细胞变形有主动变形和被动变形两种,前者是指在无外力作用下的自发变形,变形时要求供给一定的能量,如白细胞通过血管内皮细胞时,或吞噬时的变形。被动变形是指在外力作用下白细胞发生的形态变化,白细胞容积大,变形能力比红细胞差,常不能及时适应变窄的管腔,而发生暂时的停留,引起局部血流的淤滞。在一些缺血性疾病中,可以看到白细胞在微血管中的栓塞,是造成组织缺血的重要流变因素。

三、高黏滞血症的分型及干预措施

见表 2-3-1。

表 2-3-1 高黏滞血症的分型及干预

高压积型	血细胞比容升高	血液稀释
	全血黏度升高	补足血液体:羟乙基淀粉代血浆,低分子右旋糖酐,甘油果糖等
黏血浆型	血浆黏度升高	血浆置换
	纤维蛋白原升高	去纤维蛋白剂:SK,UK,降纤酶
		氯贝丁酯,巴曲酶
高聚集型	血小板聚集率升高	抗血小板药物,噻氯匹定
	血小板黏附性增高	阿司匹林,PGI2
		双嘧达莫,钙拮抗剂

续表

少电荷型	红细胞电泳时间短	羟乙基淀粉代血浆
	红细胞聚集率升高	低分子右旋糖酐
	血沉加快	己酮可可碱
红细胞硬化型	红细胞变形指数 DI 降低	Trental, PGI2
	红细胞滤过率降低	己酮可可碱
		钙拮抗剂
红细胞黏附型	红细胞黏附性增加	抗黏附分子单元
		己酮可可碱
		阿司匹林

第四节　血液稀释疗法预防脑血管病

血液的流动性和黏滞性,同血压、心泵功能以及血管一样是保证正常血液循环的重要因素,也是血液循环系统正常实施其运输营养、维持肌肉和神经正常兴奋性,维持人体内环境恒定,参与免疫功能以及体液调节等功能的基本前提。血液的黏度异常直接影响到组织和器官的血流供应,影响到血液循环与器官生理功能。因此,改善血液流动性和黏滞性,是防治血栓病及缺血性疾病的重要措施。按照泊肃叶定律,理论上有 4 种途径可增加血流:①增加血管管径。②增加动脉压力梯度。③减少供应血管长度。④降低血黏度。以上措施只有降低血黏度才是提高缺血组织血流量较为可靠的治疗手段。

血液稀释疗法是指为了治疗目的而人为地引起血液有形成分降低,目的在于对抗高黏滞状态,使血管扩张,使血液黏度、血细胞聚集性、红细胞变形性、红细胞内黏度等流变因素获得改善,血流加速,微循环灌注恢复,重要脏器和组织的缺血、缺氧、酸中毒的状态获得改善,新陈代谢恢复正常,并促进内环境平衡,防止血栓形成,防治疾病中高黏滞综合征的发生及发展。

血液稀释疗法起源于 20 世纪 60 年代,大量动物实验和临床研究证实,血液稀释疗法能有效地增加急性缺血性卒中动物和患者的脑血流量,使脑血管疾病患者功能缺损得到改善。

自 1971 年以来,血液稀释疗法日益受到各国学者的关注。相继召开关于血液稀释的学术会议,有力地推动血液稀释疗法的临床应用和基础研究的发展。近 20 年来,随着对疾病患者微循环血流与血流动力学改变的深入研究,血液稀释疗法作为改善微循环及血液流变学的治疗手段的研究也逐步深入，使血液稀释疗法更广泛地应用于临床各科，它具有疗效高、见效快、方法简便易行的特点，为心脑血管病的防治提供了一种新的途径。

一、作用机制

血液稀释疗法在防治脑血管疾病中通过改善下列因素以达到防治目的：①降低血细胞比容。②降低血小板和红细胞的聚集。③降低血液的高黏滞性。④降低血液的凝固性。⑤间接改善缺血、缺氧，达到防治目的。

二、血液稀释对机体的影响

1. 对脑血流量的影响 实验证明，血液稀释后脑血流量由于血黏度下降，血管扩张而增加。

2. 对心排出量的影响 动物试验表明，血液稀释可使心排出量增加。

3. 对颅内压及脑水肿的影响 血液稀释疗法，可使血黏度下降，微循环得到改善，从而抑制了脑水肿的进展，降低颅内压。

三、血液稀释的分类

1. 低血容量血液稀释疗法 就是单纯静脉放血或输液量与放血量之比在 1:1 以下，放出的血量用部分低分子右旋糖酐或 706 代血浆给予补充。

2. 高血容量血液稀释疗法 就是连续大剂量输入晶体液和胶体液如生理盐水、5% 葡萄糖盐水、5% 碳酸氢钠、白蛋白溶液等。同时间质液再充盈到血浆中去，迅速扩容，使血液得到稀释，使血管床合理分布，血细胞比容、血液黏度下降，血细胞变形能力恢复，组织灌注改善，组织细胞修复功能增强。

3. 等血容量血液稀释疗法 就是采用急性放血，同时输入血液稀释剂或将放出的血液经离心分浆，再将自体血浆回输体内，以保持原有血容量，使血细胞比容降低，达到降低血液黏滞度的目的。

四、血液稀释的程度

血液稀释对机体的影响，与稀释的性质、稀释持续时间、稀释方法、稀释度等有关。稀释液有用晶体液，也有用胶体液（包括低分子右旋糖酐、羟乙基淀粉代血浆、5% 白蛋白溶液等）或晶体与胶体液相当于 3:1 的量输入。不同溶液对生理影响不完全相同。一般临床常用稀释度不低于 0.20 的轻、中度稀释，其血细胞比容控制在 30%~32% 较为适宜。这样既能降低血细胞比容，改善血流变，又不影响血液的供氧，从而达到理想的防治脑血管病的目的。

第五节　调控血糖疗法预防脑血管病

糖尿病是由于胰岛素相对或绝对缺乏以及不同程度的胰岛素抵抗,引起碳水化合物、脂肪及蛋白质代谢紊乱的综合征。持续高血糖是其基本生化特征。起病后若未得到有效治疗,随着病程的延长,可出现广泛的微血管及大血管病变,导致双目失明,肾功能衰竭,肢端坏疽,心血管病变及脑血管病变等。

糖尿病是常见病,目前的患病率无论是在发达国家还是发展中国家均明显增加。糖尿病的各种并发症已成为糖尿病人致残和早亡的主要原因,尤其脑血管疾病是糖尿病人主要的致残原因。因糖代谢紊乱,导致脑血管内皮损伤引起血小板的凝聚,血栓形成及栓塞。糖尿病的预后主要与脑血管并发症明显相关,而减少糖尿病脑血管并发症的关键主要从以下几个方面进行:①严格控制血糖。②严格控制血压。③调节异常血脂至允许范围。④控制体重至正常范围。⑤纠正血液至高凝状态。⑥其他如戒烟、避免过度饮酒等。其中严格控制血糖是预防脑血管病的关键。

因此,要控制好血糖必须掌握和执行糖尿病综合治疗的 5 个措施,即糖尿病的教育;合理的饮食;适当的运动;必要降糖药物的使用和糖尿病的病情监测。掌握好 5 个要点,"多懂一点,少吃一点,勤动一点,放松一点,药服一点"。

一、开展糖尿病教育是关键

对社会公众的预防宣传,对糖尿病患者进行糖尿病知识的教育是糖尿病治疗的基本组成部分。通过教育使患者及其家属掌握糖尿病防治基本知识,学会糖尿病膳食的配制及自我保健,学会自我监测血糖,提高患者的信心与自觉性,积极主动参与治疗。

二、合理的营养治疗

营养治疗的目的在于给患者提供足够的而且均衡的营养,维持理想体重,保持良好血糖控制。所以仔细评估患者的每日热量摄入,进行恰当的饮食干预是糖尿病治疗的基础。正常体重,轻体力劳动者每日热量需要125.4kJ/kg（30kcal/kg）;肥胖者再减少,重体力劳动者再增加。每日热量中碳水化合物、蛋白质及脂肪所占比例分别为 50%~65%、10%~20% 及 25%~30%,碳水化合物中糖指数低,富含可溶性维生素者优先考虑,而蛋白质摄入不宜过多,因高蛋白摄入增加肾脏负担。食物脂肪以多不饱和脂肪酸、单不饱和脂肪酸和饱和脂肪酸各占 1/3 为宜。

三、适当增加体力活动

体力活动可以改善机体胰岛素敏感性,这种作用来自改善骨骼肌最大氧摄取,降低体重和脂肪细胞体积。长期坚持体育运动可降低胆固醇及甘油三酯水平,提高高密度脂蛋白水平及降低血压,减肥及改善医源性高胰岛素血症,减少致动脉粥样硬化的危险性。体力活动的强度和时间长短视患者总的健康状态而定,且应长期坚持。

四、降糖药物的合理应用

若饮食及运动治疗达不到治疗目的,应给予药物治疗。口服降糖药分五大类。

1. 磺脲类 是由一个磺基和一个脲基组成的一大类降糖药物,主要作用是刺激胰岛素释放,使身体产生足够的胰岛素以利于血糖的下降,适用于血糖值较高,但还有潜在胰岛素分泌能力的 2 型糖尿病患者,临床常用的磺脲类包括格列苯脲(优降糖 2.5mg 每日 2 次)、格列齐特(达美康 80mg 每日 2 次)、格列喹酮(糖适平 15~30mg 每日 3 次)、格列吡嗪(美吡达、迪沙片)等。

2. 苯甲酸衍生物类降糖药 此类药物虽也有刺激胰岛素的作用,但它的结构及作用部位与磺脲药不同,其作用机制及副作用与磺脲药相似,适用对象也主要为不胖的、有潜在胰岛素分泌能力但对磺脲药效果不佳者,常用药包括瑞格列奈(诺和龙)和那格列奈(唐力)。

3. 双胍类降糖药 双胍类降糖药分子中有 2 个胍基,所以叫双胍类,它们不刺激胰岛素的分泌,而是抑制食欲及身体对葡萄糖的吸收,减少肝脏输出葡萄糖的能力,加强身体对胰岛素的敏感性,因为双胍类能使人少吃东西,并使者体重下降,所以那些食欲较为旺盛,体重较重者可以首选。现在我们常用的双胍类降糖药主要是二甲双胍(美迪康、格华止等)0.5g 每日 3 次,苯乙双胍(降糖灵)副作用比较大,已不推荐使用。

4. 葡萄糖苷酶抑制剂 葡萄糖苷酶抑制剂的结构类似于葡萄糖,能和葡萄糖抢夺受体,这类药物占据了葡萄糖苷酶后,后者就没法再消化糖分了,结果延缓了糖类的吸收。因为葡萄糖苷酶抑制剂使患者餐后糖分吸收延缓,不出现血糖高峰,故它的主要作用是降低餐后血糖。葡萄糖苷酶抑制剂适用于各型糖尿病,特别是餐后血糖较高者,其有关制剂有阿卡波糖(拜糖平、卡博平)50~100mg 每日 3 次,饭前服用;伏格列波糖(倍欣)200μg 每日 3 次。

5. 噻唑烷二酮类降糖药 噻唑烷二酮是最新一类口服降糖药,虽不刺激胰岛素的分泌,但能从多种角度增强胰岛素敏感性,所以有人把它们称作"胰岛素增敏剂"。国内市场上可买到的噻唑烷二酮类降糖药有罗格列酮(文迪雅)和吡格列酮(卡司平、艾汀)。根据病理合理选择药物治疗,提倡早期应用胰岛素,严格控制血糖,可有效地减少和延缓脑血管病的发生。

五、糖尿病的病情监测

糖尿病治疗的目的是要纠正代谢紊乱,控制高血糖,使血糖控制在正常或接近正常水平,防止和延缓脑血管并发症的发生,改善糖尿患者的生活质量,使之能正常生活和工作,能延年益寿。糖尿病控制的生化指标未统一,美国糖尿病控制与并发症试验(DCCT)历时 6.5 年,对 1441 例 1 型糖尿病的强化胰岛素治疗研究证实,将血糖控制到正常或接近正常水平,临床神经病变发生率下降 60%。DCCT 血糖控制标准:空腹血糖 3.9~6.7mmol/L,餐后 2 小时血糖 <10mmol/L,每周 1 次凌晨 3 时血糖 >3.6mmol/L,糖化血红蛋白 <6.05%。

对糖尿病及合并脑血管病的预防,应从儿童、青少年开始,应积极开展三级预防,对存在危险因子,有糖尿病、脑血管病家族史及老年人,应 3~6 个月查溶血凝脂酸,若增高应 1~2 个月复查。应注意将血糖控制理想,溶血凝脂酸高时应给予相应的降血小板、溶血抗凝等治疗。

第六节 抗血小板疗法预防脑血管病

一、血小板的形态与特性

血小板是血液中最小的一种细胞,直径平均 2~4μm,为红细胞的 1/3。血小板老化后经脾脏破坏,平均寿命 8~11 天。在体内的主要功能是参与止血和血栓形成,它由巨核细胞胞质脱落而成。血小板胞质中含有颗粒,无细胞核,在血循环中的形态呈盘形或椭圆形,当与表面接触后,胞质迅速伸展,细胞表面伸出许多伪足,颗粒先向中央集中,随后释放。

血小板是血液中最小的血细胞,具有多种重要的生理功能。近 20 年来,随着血小板结构、功能、代谢研究的深入,人们逐渐认识到它与多种生理病理过程有密切关系,对血栓形成及动脉粥样硬化发病机制得到了确切的解释。现已知道血小板不仅在止血和血栓形成中起着重要作用,而且还与炎症、免疫以及心脑血管病、糖尿病、肿瘤的发病过程有着不可分割的联系。血小板内含有许多功能不同的细胞器,如线粒体、溶酶体、致密体、α 颗粒等,当血小板发生释放反应时细胞器则对血小板形态起重要作用。血小板聚集性是反映血小板功能的指标之一,而血小板形态对于血小板功能异常的检验,预测血栓形成的倾向,血栓栓塞并发症的诊断以及中医活血化瘀机制的研究及抗血小板药物的筛选均有重要应用价值。

二、血小板功能

血小板是一种结构复杂并有多种功能的血细胞,其重要功能如收缩、黏附、聚集和释放等参与了许多生理病理过程。血小板的基本功能是与止血和血栓形成有关,当血小板离开血循环与破损血管壁接触或与血管外组织接触时,就会发生一系列的改变,称之为激活。血小板激活作用表现为:外形改变、黏附、聚集和释放反应。黏附与聚集发生机制虽不一样,但联系密切,因为黏附在异物表面的血小板能够激活流经其附近的血小板,并与之发生聚集,形成聚集体或栓子。释放反应是指存在颗粒中的物质被特异地排出血小板的过程。它可由黏附或聚集后引起,但亦可在没有发生黏附或聚集的情况下发生。

1. 血小板黏附　在血液循环中的血小板表面带负电荷,血管内皮细胞的表面也带负电荷。由于电荷的同性相斥,血小板不能附着在正常健全的血管内皮细胞上。当内皮细胞受损时,内皮细胞表面逐渐出现正电荷,这样血小板就易于黏附在暴露的内皮下胶原或基膜上,也就是血小板膜直接附着于血管壁上,这一现象称为黏附。

2. 血小板聚集　血小板彼此互相黏着聚集成团,称为聚集,这是血小板与血小板间的相互作用。血小板可被许多生物因子如胶原、凝血酶、ADP 等激活,这些因子称为致聚剂。血小板聚集可由不同致聚剂引起。当血小板活化后,首先出现变形并聚集成松散连结的小聚集体,这就是所谓的第一相聚集。它是由外源的胶原、ADP 等诱导少量血小板聚集,是可逆的,可自行解聚。在正常情况下随着短暂的解聚作用后,血小板内含物释放,进入释放反应期,血小板的细胞器进行花生四烯酸代谢、α 颗粒释放、致密颗粒释放和溶酶体释放,释放出的物质又可成为激活剂,促使更多的血小板活化发生聚集。由血小板释放反应产生的所谓内源性 ADP、血栓素 A2(TXA2)则诱导成不可逆的聚集,这就是所谓第二相聚集。血小板聚集主要有利于止血,聚集的血小板可形成血栓堵塞伤口,但在血管中形成血栓则是引起血栓栓塞疾病的主要根源。

3. 血小板释放反应　血小板颗粒内容物释放到细胞外的现象即血小板释放反应,它在形态上是细胞器的丢失,当血小板受到刺激后,可发生黏附、聚集,继而将血小板内贮藏颗粒中的物质向外排出。在血小板中,颗粒是向细胞中央集中的,颗粒外周有微管和细丝,这些结构具有使颗粒内容物通过开放管道排出细胞的能力。释放反应中主要有两种颗粒物质参与主动分泌过程,一种是原发性释放反应,主要释放致密颗粒内的内容物,包括 ADP、5- 羟色胺(5-HT)、儿茶酚胺、血小板因子 4(PF4)、非代谢性腺嘌呤核苷和钙离子等物质。另一种是继发性释放反应,主要释放 α 颗粒内的内容物,包括 β- 血小板球蛋白（β-TG）、血小板因子 4（PF4）、血小板因子 V、血小板因子Ⅷ R/vWF、血小板生长衍化因子（PGDF）、血小板纤维蛋白原、血小板连接素、凝血酶敏感蛋白等物质。血小板发生释放反应后其细胞膜仍然完整，它与血小板解体后内容物"释放"出来的概念不相同。在 ADP 或肾上腺素因子刺激时，可引起大多致密颗粒内容物释放，当血小板受胶原、凝血酶或高浓度 ADP 刺激时，除释放致密颗粒成分外，还释放 α 颗粒成分。

三、血小板聚集的机制

有关血小板聚集的机制目前尚未完全阐明，但已肯定参与血小板聚集的因素主要有：血小板膜糖蛋白、纤维蛋白原、钙离子。在诱发血小板聚集的物质即致聚剂作用下，引起血小板发生反应，包括外形改变、聚集、花生四烯酸代谢、α 颗粒释放、致密颗粒释放及溶酶体释放。许多致聚剂都能诱导血小板聚集，目前认为血小板聚集与前列腺素－血栓烷系统及血小板膜糖蛋白关系更为密切。血小板活性受前列腺素－血栓烷系统（前列环素 PGI2 及血栓素 A2TXA2）、环磷酸腺苷（cAMP）系统以及钙调节蛋白（CNP）系统的调节。

1. 前列腺素系统 当血小板受到某些刺激作用后，血小板膜的花生四烯酸（AA）在环氧化酶的作用下，转化为血栓素 A2（TXA2）。TXA2 有很强的促聚作用，它是人体最强烈的血小板聚集物，又是最强烈的血管收缩剂。在血管壁内皮细胞微粒体中，含有丰富的前列环素（PGI2）合成酶，血管内皮细胞中花生四烯酸（AA）代谢所形成的环内过氧化物在此酶作用下被合成前列环素（PGI2）。与 TXA2 相反，PGI2 则是最强烈的抑制血小板聚集物质。TXA2 是一种强有力的促血小板聚集物质，可使血小板的 cAMP 含量减低，促进细胞内钙离子动员，进而导致致密体和 α 颗粒的释放，促进血小板聚集。PGI2 是体内最强的抗血小板聚集因子，它可激活血小板的腺苷酸环化酶活性，产生更多的 cAMP，还可以促进血小板内钙离子的贮存，抑制磷酸酯酶 A2 和环氧化酶活性，因而抑制血小板的聚集。TXA2 和 PGI2 可以通过 cAMP 来调节血小板的功能，TXA2 还可以直接通过释放 ADP 引起血小板聚集。正常情况下，血栓素 A2（TXA2）和前列环素（PGI2）在体内保持动态平衡。这两种生理活性物质的相对比值在维持血液内环境的稳定以及调节血小板功能方面起着重要的作用。

2. 环磷腺苷系统（cAMP） PGI2 和 TXA2 这对拮抗物，对血小板聚集的影响均与 cAMP 有关，血小板中的腺苷环化酶主要定位于致密管道和开放管道系统。腺苷、前列环素等可以激活该酶，而钙离子、胶原、凝血酶等则抑制此酶，能激活该酶的物质均可增加细胞内 cAMP 水平。有人认为，血小板 cAMP

升高,使血小板表面的一种或多种蛋白质受体激酶(催化磷酸酶)处于高水平或临界水平,使血小板保持在非聚集状态;而血小板内 cAMP 下降,血小板表面就会迅速发生磷酸化,导致膜通透性变化,细胞胶粒排出,即所谓血小板释放反应,其结果是血小板聚集。最近的研究表明,ADP 引起血小板聚集时血小板的 cAMP 并无变化,而是 cAMP 基础水平在无实质降低条件下能在某些途径调节血小板聚集反应。如增加钙摄取,控制贮存和释放来介导血小板的释放和聚集。钙、cAMP 和前列腺素在调节血小板功能中存在着相互依赖的关系。如钙离子可以激活磷酸酯酶 A2 和磷酸酯酶 C,启动了花生四烯酸代谢,而 cAMP 通过其钙离子保持结合形式降低胞质的钙离子水平,阻止了磷酸酯酶激活,从而抑制血小板聚集。TXA2 具有类似钙离子载体特性,通过钙泵释放钙离子从而增高胞浆中钙离子水平而诱导血小板聚集。钙离子在血小板中的主要作用为激活血小板的收缩成分及降低细胞中 cAMP 水平。

四、血小板聚集性测定临床意义

正常生理状态时,血小板在前列腺素系统、环磷腺苷系统及钙调节蛋白系统的调节机制下,通过黏附、聚集和释放反应,维持血小板—血管壁之间的正常功能以及凝血 – 抗凝的相对平衡。血小板聚集特性是止血和血栓形成的基本条件,血小板参与机体许多生理和病理过程。因此,测定血小板的功能尤其是血小板聚集性,对深入了解血小板与疾病之间的关系,对某些先天性或获得性血小板功能缺陷造成的出血性疾病之诊断,对血栓性疾病发病机制、临床诊断、中西药理研究以及抗血栓疗法的监测均有重要意义。

临床上已观察到许多血栓性疾病,如心脑血管病、糖尿病、肾脏病、肺疾患及微血管病等,与血小板功能异常密切相关,高血压、动脉硬化等病理过程与血小板功能异常关系密切。因此,血小板聚集性测定已成为诸多疾病不可缺少的辅助诊断指标。由于血小板聚集性测定方法简便快速,因此,常作为某些疾病治疗措施和药物疗效的观察指标,也是抗血小板药物筛选的重要方法。由此不难看出,血小板聚集性测定有着重要的临床应用价值。

五、可出现血小板功能异常的疾病

各种血栓性疾病(包括冠心病、脑血管病、糖尿病、外周血管病)、肾脏病、妊娠中毒、肺部疾病、肝疾病、血液病、肿瘤等均可出现血小板功能异常。

1. 动脉粥样硬化 动脉粥样硬化的病因及发病机制尚未完全明了,其中除脂质代谢失调、血流动力学改变及动脉壁本身变化等学说外,血栓源学说在近年来颇受重视。血栓源学说认为动脉粥样硬化起源于动脉内膜表面的血栓形成,血栓中含有纤维蛋白、血小板、红细胞和脂质。血栓附在动脉内膜上,然后被增生的内膜覆盖而结合于动脉壁中,形成动脉粥样斑块。动脉内膜在机械损伤、缺氧、炎症、免疫复合物、高脂质、血管活性物质、毒素以及血流动力学多种因素作用下,引起血小板黏附、聚集。血小板黏附、聚集释放的因子,一方面进一步损害血管内膜使其通透性增加,另一方面释放血小板源生长因子,促使血管平滑肌细胞增殖,并促进内皮细胞摄取低密度脂蛋白,加速血管壁粥样硬化的形成。血小板聚集程度随着脉粥样硬化病程的延长和病变发展而增加,循环血中血小板聚集率在一定程度上能反映动脉粥样硬化病变和病变程度。

2. 冠心病　血小板功能障碍在冠心病自然病程中起着重要的作用,与血小板聚集关系密切的血栓素 A2(TXA2)和前列腺素(PGI2),直接影响着冠状动脉张力。正常健康血管通过前列腺素平衡着两种物质的活性,在缺血性心脏病时,由于组织缺血诱发血小板过多产生前列腺素,血小板对前列腺素(PGI2)的抗聚集敏感性降低,以及动脉内皮受损 PGI2 合成减少,而血栓素 A2(TXA2)合成增多,血小板对 TXA2 敏感性增强,导致血小板聚集和血管收缩,从而加重微循环阻塞,说明血小板聚集性是加重心肌缺血的主要因素。许多资料证实,心绞痛尤其是不稳定心绞痛患者血小板活性明显增加,有报道自发性心绞痛患者冠状窦区的血小板聚集率达 5.2~5.3(正常值为 0.8~1.3),而主动脉的血小板聚集率并不高。急性心肌梗死时血小板聚集活性增强,有报道测定血小板聚集率,在非缺血性胸痛为 1.24 ± 0.14,稳定型心绞痛为 1.15 ± 0.22,不稳定型心绞痛 1.56 ± 0.42,显著增高。急性心肌梗死也显著增高,心内膜下梗死为 1.48 ± 0.34,下壁心肌梗死为 1.50 ± 0.43,前壁心肌梗死为 1.81 ± 0.36。因此血小板功能异常与冠心病发病有着密切关系。

3. 缺血性卒中　血小板参与动脉粥样硬化和血栓形成,而二者是缺血性卒中的重要病理基础,血小板微栓子也是缺血性卒中的重要发病机制之一。已有不少报道发现缺血性卒中可有血小板功能紊乱,如血小板黏附性增高,血小板聚集性增强等。血小板聚集功能增高随病情加重而明显,病情恶化有聚集功能持续增高趋势。

4. 糖尿病　据报道,67.7% 的糖尿病患者血小板聚集反应亢进,尤其合并糖尿病性视网膜症患者血小板聚集增强的发生率高。糖尿病患者在血小板聚集反应上的差别与临床有无伴发神经系统及进行性视网膜病变有关。血小板对聚集剂的敏感性以显性糖尿病最显著,隐性糖尿病中等,糖尿病前期最小。血小板聚集在糖尿病前期即可增加。糖尿病患者无论在大血管或微血管病变的形成中,血小板黏附和聚集功能均系重要环节。在多数有血管并发症的糖尿病患者中血小板聚集功能均增高,提示糖尿病患者中血管病变发生率的增高可能部分和血小板聚集功能增高有关。

六、血小板在血栓形成中的作用及临床意义

体内血栓形成是一个十分复杂的过程,涉及许多因素,但血栓形成无疑地与血小板的亢进功能有密切关联。血小板功能亢进就是通常所指的血小板活化,是血小板在刺激物作用下发生的各种功能变化,包括外形变化(由圆盘状变成球形并伸出伪足)、黏附(黏着在受损的血管内皮上)、聚集(血小板之间的彼此黏着)和释放反应(释放 α- 颗粒、致密体、溶酶体等内容物),这些反应之间存在着密切的内在联系。在许多血栓性疾病中,可以观察到血小板黏附性增高,血小板对致聚剂反应性增强,循环血小板聚集体增多,血小板聚集性增强,血小板释放产物在血浆中浓度增高等,这表明了血小板在血栓形成过程中的作用。血小板被激活主要是由于血小板在血循环内与异常的血管壁接触,同时黏附于受损的血管壁,随后形成血小板聚集体。血小板发生聚集后可以伴有释放反应,但发生释放反应的血小板不一定需要聚集。血小板的颗粒在血小板受刺激后可分泌到细胞外,这些颗粒内容物在血栓形成中有重要意义。由此可以看出在血栓形成过程中先发生血小板膜表面的改变,血小板代谢特别是脂代谢的改变,继而血小板黏附、聚集导致血小板活化释出其内容物,包括血小板第 4 因子(PF4)、β- 血小板蛋白(β-TG)、凝血酶敏感蛋白(TSP)、血小板生长因子(PDGF)、血凝蛋白质和纤维连结蛋白等,这一系列血小板活化反应是血栓形成的重要病理过程,因此血小板活性增高是血栓性疾病或疾病过程中并发血栓的有价值的诊断指标。综观上述可以确认,血小板在血栓形成中起着关键性的作用,从而也为诊断血栓性疾病或血栓形成提供了重要的科学指标。

七、抗血小板疗法

在血栓形成中,血小板与受损血管壁的作用是最早期且最重要的第一步反应,血小板通过黏附、聚集和释放功能参与血栓形成。因此,血栓栓塞性疾病必然出现血小板黏附、聚集、释放功能的亢进。应用有抑制血小板黏附、聚集作用并延长血小板寿命的药物,防治血栓性疾病的疗法,即所谓的抗血小板疗法。目前,此疗法已与溶栓疗法、抗凝疗法一起成为抗血栓治疗的重要措施。抗血小板疗法可以长期口服给药,出血副作用出现较少,因此,不需要繁琐的出血监测检查,是比较理想的血栓治疗方法。

1. 环氧酶抑制剂 该药通过乙酰化作用,抑制花生四烯酸代谢途径中的环氧酶,从而阻断引起血小板聚集和释放的 PGG 2 和 TXA 2 产生,也使内皮细胞中 PGG 2 和 PGI2 产生减少,从而具有抗血栓形成作用。常用药物为乙酰水杨酸类,低浓度乙酰水杨酸主要作用在于阻断 TXA 2 生成,且不影响 PGI 2

形成。一般认为给 50~100mg/d，顿服，可以达到治疗效果，并可减少 TIA 的发生。另有苯磺唑酮，又称苯磺保泰松，为环氧化酶的竞争抑制剂，具有阻止血小板黏着和聚集，延长血小板存活时间的作用。常用剂量为每次 0.2g，口服，每日 3~4 次。

2. 血栓素合成酶抑制剂 该药主要抑制凝血恶烷合成酶，抑制 TXA2 生成，包括 1－苄咪唑、1－丁咪唑等。

3. 腺苷环化酶活化剂 PGI2 即前列环素。该药兴奋血小板膜腺苷酸环化酶受体，从而使该酶活性增强，cAMP 合成增多。此外它又抑制血小板纤维蛋白原受体的暴露部分，使纤维蛋白原不能与其受体结合，抑制血小板聚集。

4. 磷酸二酯酶抑制剂 通过抑制血小板内磷酸二酯酶的活性，阻止血小板内 TXA2 之形成，以减少血小板聚集。代表药为双嘧达莫，每次 50~100mg，每日 4 次。

5. ADP 受体抑制剂 噻氯匹定通过抑制纤维蛋白原与血小板受体之间的附着，干扰血小板聚集；另抑制二磷酸腺苷（ADP）、胶原、肾上腺素、花生四烯酸；TXA2 血小板激活因子，凝血酶所诱导的血小板聚集的释放，从而达到防止血栓形成与发展的作用。氯吡格雷疗效评定与安慰剂相比，可使缺血事件 RRR（相对危险性下降）33%，卒中危险因素下降 34%；与阿司匹林相比，可使缺血事件 RRR 34%，使轻微卒中者，平均卒中发生率 RRR 4.7%。3 年内卒中或死亡危险减少 12%。国际推荐剂量 75mg，每日 1 次；国内用量 75mg/d。不良反应有出血、粒细胞下降和骨髓造血功能抑制，不良反应较抵克立得少。

第七节 改善血液流变学 疗法预防脑血管病

一、血液流变学概念

流变学（Rheology）一词 1928 年由美国物理化学家 Bingham 提出，流变学词头 "Rheo" 来源于希腊文，为流动之意。鉴于物体的流动与物体的变形互为因果、相互储存的关系，即物体的形变是流动力的基础，而流动力则是形变在时间上的延续，故称流变学是研究物质的流动力与形变的科学。流变学重视变形和物质结构的关系，因此它本身是一种研究方法的科学，它不限其研究对象，当它引入某一学科领域时，即可对该领域的对象进行其流变特性的研究，用流变学的方法研究生物学的有关问题，就形成了生物流变学。它既包括生物体内可观察到的流变现象,亦包括构成生物体内可观察到的流变性质问题。在生物流变学的诸多内容中,如血液流动性,红细胞变形,血管的变形,组织液(淋巴液、关节液、脑脊液、组织分泌液)、器官(肌肉、软组织、心脏、膀胱)、骨骼等的流变学,研究最多的是血液和器官的流变学。这种以流变学方法研究血液及其有形成分在血管中的流动力性质与变形规律的科学,称之为血液流变学。

二、血液流变学研究的内容

血液流变学是研究血液、血细胞以及血管的宏观和微观流变特性变化规律及在医学等领域内的应用的科学,因此其研究内容十分广泛。它包括血液流动性、血细胞的流变性(如变形性、聚集性、黏附性等)、血液凝固性、血管的流变性、血细胞之间及血液与血管壁之间相互作用以及它们在不同病理状态下的变化规律等。

血液流变学根据其研究重点不同,可分为理论血液流变学、分子血液流变学、临床血液流变学。理论血液流变学主要研究血液及其组成成分流动和变形过程中的力学规律;分子血液流变学是研究血液或血管分子结构、胶体结构或细胞结构与血液流动力、变形之间关系;临床血液流变学主要研究各种疾病,血液流变性及细胞流变性变化的规律,以及它们在疾病发生、发展对诊断、治疗、预防估价中的意义。目前临床血液流变学的研究十分活跃,尤其是血细胞流变性研究较为深入,如血液黏度、血液触变性、红细胞聚集性、红细胞变形性、血液黏弹性、血小板聚集性与动态血栓形成等的研究十分普遍。随着科技进步以及新方法、新仪器的出现,血液流变学的研究不仅在理论上,而且临床应用范围将会更加广阔更加深入。在我国采用血液流变学的方法,来探讨中医理论及阐明中医药的作用机制将会成为新的重要内容。

三、血液流变学临床应用价值

生命的维持是和血液流动分不开的,正常的血液流动除与心脏功能、血管功能有密切关系外,还取决于本身的流动性质及变形性质,这就是血液流变学与循环功能的密切联系。血液流变性的异常必将导致循环功能的障碍,进而引起组织血液的灌注障碍。组织血液灌注减少引发一系列病理生理变化,如缺血、缺氧、水肿、炎症、血栓以及坏死等。而这些病理生理改变正是许多疾病的共同发病机制。因此对血液流变性的研究有助于进一步阐明血液循环的规律,有助于加深对一些疾病发生和发展的病理生理机制的认识。

血液流变学在疾病的诊断、预后判断和预防中有重要的应用价值。虽然难以用血液流变学作为对某种疾病的诊断指标,但作为辅助诊断、疾病发展监测、治疗效果观察及预后判断,还是有重要的临床应用价值。人类死亡率及致残率最高的心脑血管病和恶性肿瘤的发生、发展都与血液流变学有关。动脉粥样硬化、高血压、心肌梗死、脑卒中、癌症等病均有血液流变异常。其他如糖尿病、肺心病、血液病、粥样硬化血管病、烧伤、休克等疾病都伴有不同程度的血液流变性质的改变。对血液流变性质的检查,可能有利于对这些疾病进行早期诊断、监测病情的变化以及判断预后。血液流变性检查还可作为某些疾病发生的预测,有可能检出潜在的疾患。例如一些缺血性心脑血管病,在临床症状出现之前,就可在血液某些流变参数方面反映出来。如果血细胞比容增高,纤维蛋白原浓度增加,影响血液黏度的血液流动因子(红细胞聚集性、红细胞变形性、血液蛋白含量等)升高,就意味着无症状病程已经开始,可以在一定程度上说明血液流动异常、停滞与血栓形成等,有可能发生缺血性心脑血管病。某些血液流变性参数出现异常如及时加以纠正,则可预防疾病的发生、发展,因此血液流变学对指导疾病治疗亦有价值。从改善血液流变状态角度来寻找药物及寻找治疗措施,如降低血液黏度、血液稀释、去纤维蛋白疗法,使用改善红细胞变形性、聚集性以及血小板聚集性的药物等,为一些疾病的治疗开辟了良好的前景,对提高治疗水平有重大作用。可以预见,血液流变学与临床医学的联系将日趋密切。临床医学工作者了解血液流变学有关知识,对提高预防疾病的能力及开拓思路进行医学科学研究,将有极大的裨益。

四、血液流变学的基本概念

(一)层流与湍流

液体在管内流动时,可分为许多液层,称为层流。层流状态可因流速过大,或管径的不规则改变而造成不规则流动,这种流动称为湍流。层流液体的各层流速是不同的,因为流动时,紧靠管壁一层的液体分子与管壁有附着力,离管壁愈远流速愈快,所以管壁中心层流速度最快,流速较快的一层有一加速力作用于流速较慢的液层上,而流速较慢的液层则有一方向相反的阻滞力作用于前者,两种流速不同的液体之间在流动时产生的内摩擦力,乃是液体的黏滞性。

(二)切应力、切变率

已知血液流动是以层流形式出现的,由于每层流速不同,其内部发生的层流与液层之间的流动,也是一种流体体积形状的变化,即变形。在血液层流中相对移动的各层之间产生一种摩擦力,上层液体对下层液体的摩擦力与流动方向相同,下层液体对上层液体的摩擦力与流动方向相反。这种摩擦力的方向一般是沿液层面的切线,流动时血液的变形正是这种力引起的,这种两层血液液体之间的摩擦力叫做切变力或剪切力,单位面积上的切变力叫做切变应力简称切应力。切应力的单位是毫帕(mPa)。

在血液层流中,每层液体的流速是不相同的,这样在相邻两层液体间就形成了速度差,不同的速度差之间形成了梯度,这种速度梯度被称为切变率。它是切变变形随时间的变化率,又称之为切变速度。在血液层流中,同一截面管轴附近的液层流速最大,层间速度梯度不大,因此切变率最小。距管轴愈远流速愈小,层间速度差别大,因此切变率最大。切变率的单位是秒$^{-1}$(s^{-1})。

黏度是表示液体内摩擦力大小的度量指标,其表示单位为泊(poise),一个泊黏度是指:切变力为1dyn/cm^{2}时,产生物体切变率1s^{-1}的内摩擦力,故其单位亦可为达因·秒/厘米^2(dyn·s/cm^2)。黏度与切变力、切变率三者之间的关系式为:

$$黏度(\eta) = 切变力(\tau) / 切变率(\gamma)$$

(三)泊肃叶公式(Poiseuille's law)

此公式是由法国生理学家泊肃叶提出,其目的在于说明液体流量与压力差及管径呈正相关,与黏度和管长呈负相关。具体公式是:$Q = \pi\gamma^4/8\eta \cdot \Delta P/L$。这里Q代表单位时间的液体流量,$\Delta P$代表管两端压力差,$\gamma$为管半径,$\eta$为液体黏度,L为管长度。当然该公式的成立需要一定的条件,如须在层流状态下,流经均一管径的刚性管、牛顿液体等。人体血液循环虽然不具备上述条件,但公式的原理仍适用,即血液黏度增高,势必导致器官血流量降低。

(四)牛顿液体与非牛顿液体

血液在做层流流动时,由于各液层的流速不同,相邻液层之间便形成了相对运动,在两层互相接触时速度不同的液层之间,有作用力和反作用力。快的一层给慢的一层以拉力,慢的一层则给快的一层以阻力,作用于原来较快的液层的力使液层减速,作用于原来较慢的液层的力使液层加速,血液内的每一层分子都似乎阻止它的邻层分子的相对运动,就好像某种程度地黏在一起似的,血液的这种特性就是黏滞黏性,是液体固有的一种物质特性,只有当液体流动时才显现出来。由此看来,黏性是描述液体内摩擦力的概念。内摩擦力大小,一方面取决于两液层面的接触面积的大小,即与两液层的接触面积成正比。另一方面也取决于从这一液层到另一液层的流动梯度,即与两液层间的速度梯度成正比。这一规律是牛顿首先归纳出来的,因此称之为"牛顿黏滞定律"。衡量黏性系数一般叫做内摩擦系数,又叫做黏滞系数,简称黏度。可见黏度是液体黏性的量度。血液黏度是衡量血液流动性指标,黏度越高流动性愈差,黏度越低则流动性愈好。

黏度本身表现为产生一定切变变形速率所需的切变应力。换言之,黏度是切变应力和切变速度之比的关系,故一切液体的流动性质均可以用切变应力和切变速度的关系来表示。表示切变应力和切变速度关系的曲线,一般称为"流动曲线"。凡流动曲线为一过原点的直线,即液体的切变应力和切变速度成正比的关系,这一类液体称之为牛顿液体。其特点是在一定温度下,液体黏度值为一常量,即不受切变率的影响。黏度的这一特点是牛顿液体所特有的,因此具有这种特性的黏度叫牛顿黏度。一般同质均匀的低分子简单液体多属这一类,如水、油、酒精、血清以及血浆等。另一类液体,流动曲线不是一直线,而是一曲线,其切变应力和切变速度不成正比例关系,这类液体称之为非牛顿液体。其特点是它们的黏度在一定温度上不是常量,随切变率不同而有变化。具有这类特性的黏度叫非牛顿黏度。属于此类液体的多是含有悬浮物或弥散物的液体,如各种胶状乳剂以及高聚物溶成的复杂液体,其中血液中因含有大量血细胞,所以是一种典型的非牛顿液体。正常情况下,血流速度较快,切变率较高,血液黏度较低。如由于某种原因血流速度减慢而切变率降低时,血液黏度则增加,成为影响血液流动的一个重要因素。综上所述,可以得出这样的结论:血清和血浆是牛顿液体,具有牛顿黏度,其黏度与切变速度的变化无关,是一个恒定值。血液则是非牛顿液体,属于非牛顿黏度,随切变率的不同而变化,通常把某一切变率下的相应黏度称为表观黏度。

1. 全血表观黏度 根据黏度与切变率的关系可将液体分为两大类,一类称作"牛顿液体",其特点是在一定温度下,液体黏度值为一常量,即不受切变率的影响,血清、血浆属于此种。另一类称做"非牛顿液体",其特点是它们的黏度在一定温度下不是常量,随切变率不同而变化,血液即属此种。为能更确切地表现出血液的这种"非牛顿液体"特性,通常测定不同切变率的血液黏度,而某一切变率下相应的血液黏度则称之为表观黏度。

2. 相对黏度 它是两种液体黏度的比值。血液的相对黏度是全血黏度与血浆黏度的比值。

3. 比黏度 一般指某液体的黏度与参照标准黏度比值,常以水或生理盐水作参照,血液的比黏度等于全血黏度与水黏度的比值。实际测定多采用血液和已知黏度的净水或生理盐水互相比较的方法,通常只测出全血与盐水通过毛细管的时间之比,而时间之比就等于黏度之比,所以这个比值就称作全血或血浆的比黏度。

4. 还原黏度 血液的黏度与构成血液有关成分——血细胞的数量即细胞比容关系最密切,因此细胞比容是影响血液黏度最重要的因素。由于白细胞和血小板的数量及在血中所占的体积远较红细胞小得多,故红细胞比容则成为影响全血黏度主要的决定因素。实验研究证实,血液黏度随比容增高而增高,因此在血细胞比容相同条件下的血液黏度就有了可比较性。由此看来,还原黏度是一个标准化指标,指全血黏度与血细胞比容之比。

血液流变学是生物流变学的重要组成部分,它研究血液和血管的宏观与微观变形流动特性及在医学等领域内的应用,其内容为血液的黏度、黏弹性、流动、凝聚等特性,红细胞的变形及聚集,血小板的聚集,血管的力学特性以及微循环血液流变学等。也就是研究血液的流动性、凝固性及其有形成分变形性的科学。有关血液流变学指标如下:

　　1. 全血黏度　这是反映血液流变学状态的一个宏观指标,它的升高说明存在器官的灌注不足;同时血液处于一定程度的高凝状态,应通过分析其他指标,找出全血黏度增高的具体因素,有针对性地予以消除。测试全血黏度应采用旋转式黏度剂,并测试高低不同切变率下的黏度。一般认为以 $2{\sim}200s^{-1}$ 为适,这样才能较全面地反映血循环中的全血黏度。

　　2. 血浆黏度　血浆黏度是构成全血黏度的因素之一,它除了受纤维蛋白含量的影响外,还受其他一些大分子蛋白质的影响。如巨球蛋白和 IgM,其分子量分别为 72 万和 100 万左右,而且结构不对称呈网状大分子蛋白,故在流动中分子内摩擦力较大,增加了血流阻力。

　　3. 全血还原黏度　因全血黏度与血红细胞比容有关,为了消除比容的影响,便于不同比容血样间的黏度比较,故提出全血还原黏度,其含义是当血细胞容积浓度为 1 时的全血黏度值,这样使血液黏度都校正到相同血细胞容积浓度的基础上进行比较,客观反映真实全血黏度值。

　　4. 血细胞比容　血细胞比容代表血细胞在血液中所占的容积百分比。血液黏度随着血细胞比容增高而增加,特别是血细胞比容超过 40% 时,这种倾向更为显著。倘若血细胞比容达 80%,由于细胞的相互紧密聚集,血液呈胶胨状,流动性极低。因而血细胞比容是反映血液流变性的一项重要指标。

　　5. 红细胞变形性　指红细胞在外力作用下改变形态的能力,其意义在于具有很好变形能力的红细胞,在剪切力作用下变形、定向,呈弹头状或泪滴状,在流动中减少了相互摩擦力,使血液黏度降低。另外,红细胞呈双凹圆盘状,直径 7~8μm,而微循环中毛细血管直径为 2~3μm,仅相当于红细胞直径的 1/3,因此当红细胞通过微循环时,必须将自身拉长变细呈弹头状。如红细胞变形性降低,则通过毛细血管缓慢,甚至滞留,于是导致组织内处于慢性、轻度长期缺氧的状态。

　　6. 血小板聚集性　血小板的主要功能是参与止血,但如功能亢进则发生血栓形成,血小板在刺激物(诱导剂)作用下发生活性改变,其主要表现形式为黏附、聚集和释放反应。黏附是指血小板附着在非血小板物质表面。在血液循环中主要是血管内皮,其次为心脏内膜、瓣膜。血小板自身相互黏着称为聚集。血小板颗粒内容物逸出称为释放反应。三项反应互相影响,存在内在联系,如聚集的血小板引起释放反应,释放出 ADP、TXA2、5-HT 等又引起更多的血小板聚集,其最终结果激活凝血酶,使纤维蛋白原变成纤维蛋白,包绕聚集的血小板形成血栓。因此血小板聚集性的增高,代表血小板功能亢进,可使血液处于高凝状态。

7. 纤维蛋白原　纤维蛋白原是影响血浆黏度的最重要因素。其原因有三：首先是分子量大约 35 万；其次是分子结构呈长纤维状并有分叉,其轴长与宽之比约 18：1,除了很容易网罗细胞外,在血液流动中分子之间摩擦力大；第三为血浆中含量较高,为 2~4g/L（200~400mg/dl）。纤维蛋白原由肝脏合成,经血管内皮的纤溶系统分解成降解产物（FDP）。纤维蛋白原含量增高除了说明血液流动性较差外,还说明血管自身防止血栓形成体系（即纤维蛋白原溶解系统）功能低下,血循环中很容易发生血栓形成。

8. 红细胞电泳测定　红细胞在直流电场作用下发生向与自己表面电荷相反的正电移动,这种现象谓之红细胞电泳。红细胞电泳速度减慢,提示红细胞表面电荷下降,说明红细胞容易聚集或在体内容易形成血栓。红细胞电泳速度减慢即电泳时间延长,在临床上常见有缺血性疾病,如缺血性卒中、冠心病、心肌梗死、血栓闭塞性脉管炎及视网膜中央动脉或静脉栓塞等疾病。

9. 血沉及其血沉方程 K 值计算意义　血沉是指血液中红细胞在一定时间内沉降的距离,称为红细胞沉降率。这种沉降率与红细胞聚集性、血细胞比容和血浆黏度等有关,其中受红细胞影响最大。若血细胞比容高,血沉减慢；反之,血沉增快,血沉与比容之间呈一定的数学关系,因此有学者通过血沉方程 K 值计算,以除去血细胞比容干扰的影响。

五、改善血液流变学疗法预防脑血管病

1. 改善红细胞变形性的药物　己酮可可碱、长春西汀（卡兰）、桂利嗪等。
2. 降低红细胞聚集性的药物　尿激酶、蚓激酶、藻酸双酯钠等。
3. 降低纤维蛋白原的药物　蝮蛇抗栓酶、尿激酶、蚓激酶。
4. 降低血小板聚集的药物　阿司匹林肠溶片、噻氯匹定、奥扎格雷钠。
5. 降低血细胞比容的药物　羟乙基淀粉代血浆、右旋糖酐、疏血通等。

第八节　神经保护剂预防脑血管病

随着现代医学的发展,对中枢神经系统损伤后能否再生的概念有了新的认识。国内外学者进一步证实,中枢神经系统损伤后引起的突触再生是一种普遍存在的现象,即中枢神经系统损伤后是可以再生的。如反应性突触再生,神经递质合成的改变,去神经后超敏性以及损伤区域神经营养因子产生等。

另外,正常人体内存在着与神经元保护及修复有关的系统,如自由基清除系统、内源性腺苷系统、膜稳定系统等。缺血有可能使这些系统的功能减退。如果在缺血发生前采取某些药理学措施,使以上系统的活性不受或少受缺血的干扰,从而有利于阻断脑组织的缺血性级联反应,可能起到脑保护作用。经临床研究发现,具有或可能具有预防性脑保护作用的药物包括:钙拮抗剂、EAA拮抗剂、腺苷激动剂、Na^+通道阻滞剂、K^+通道阻滞剂、细胞凋亡抑制剂、白细胞黏附抑制剂。

一、钙通道阻滞剂

脑缺血后神经元的损害主要是由于神经元内大量 Ca^{2+} 流入,而使 Ca^{2+} 超载所致。神经元内 Ca^{2+} 超载后通过对细胞膜上磷酯酶 A2、蛋白激酶和一氧化氮合成酶的激活,产生脂质过氧化,使自由基生成,引起神经元损害。临床上常用的尼莫地平具有脂溶性,能进入血脑屏障阻断其钙离子内流通道。脑缺血前应用尼莫地平能显示出脑保护作用,急性脑缺血 6~12 小时内应用,能增加脑血流量,减轻脑损害并改善脑的功能。

二、兴奋性氨基酸受体拮抗剂

兴奋性氨基酸(EAA)如谷氨酸(Glu)和天冬氨酸(Asp)等,在缺血、缺氧时,会在细胞外液大量增加,这样高浓度的 EAA 能引起神经元肿胀和坏死,称"EAA 毒性假说"。其增加的机制是:①在脑缺血缺氧时,能量耗竭和 ATP 缺乏,使膜外 K^+ 浓度大量增加,引起突触前膜去极化,增加 EAA 的释放。②神经细胞和胶质细胞摄取 EAA 的功能下降,使细胞外 EAA,尤其是 Glu 和 ASP 水平明显增高,达到神经毒水平。脑外谷氨酸浓度增高可使神经元进一步去极化,由此形成恶性循环,使细胞外谷氨酸浓度越来越高。

兴奋性氨基酸(EAAS)的兴奋毒性主要通过与 NMDA(N– 甲基 –D– 天冬氨酸)和 AMPA(α– 氨基 –3– 羟基 –5– 甲基异噁唑 –4– 丙酸)受体相结合,启动了电压依赖性 Ca^{2+} 通道,使 Ca^{2+} 向神经元内流,促使神经元发生 Ca^{2+} 超载,致使神经元损害。EAAS 受体拮抗剂可阻止 EAAS 和突触后膜的受体相结合,阻止 Ca^{2+} 内流,起到了保护作用。临床上 EAAS 受体拮抗剂可分为以下几类:

1. 竞争性 NMDA–R 拮抗剂　α– 氨基 –7– 磷羧基庚酸(APH)是竞争性拮抗剂,它直接阻断 NMDA–R 的递质结合部位。由于该类药不易透过血脑屏障,所以系统给药的作用不强,只有大量脑内和脑室内直接注射才能生效。目前尚未应用于临床。

2. 非竞争性 NMDA–R 拮抗剂　这类药物分为作用于 NMDA–R 离子通道内苯环利啶(PCP)结合部位的药物和其他调节部位的药物。

作用于 NMDA-R 离子通道内苯环利啶结合部位的药物有：①分离麻醉剂苯环利啶、氯胺酮。②抗惊厥剂地佐西平。③吗啡喃衍生物右吗喃等。

作用于其他部位的药物有：1- 羟基 -3- 氨基吡咯烷、犬尿烯酸。

3. NMDA 离子通道阻断剂　镁离子能阻断电压依赖性 NMDA 离子通道，非竞争性阻断 NMDA 受体，在脑缺血后应用镁离子，易使局部浓度增高，起到脑保护作用。

4. 其他类　神经节苷脂（GM1）。实验证实神经节苷脂（GM1）具有脑保护作用，脑缺血后早期给予 GM1 治疗。①可能明显的降低脑水肿和防止细胞内 Ca^{2+} 积聚。②可通过血脑屏障，嵌入神经细胞膜，保护神经细胞膜 Ca^{2+}-ATP 酶的活性，纠正离子失衡，进一步减轻脑细胞水肿和损害。③GM1 能提高局部脑血流，改善脑组织缺血及缺氧，减少葡萄糖无氧代谢导致的脑组织内乳酸堆积和乳酸酶中毒，抑制病理性脂质过氧化反应，减少自由基对细胞膜的损害，进一步起到稳定膜结构和功能的作用。

三、自由基清除剂

当脑缺血缺氧时，由于脑细胞能量衰竭，钙通道开放，自由基产生过多，如在脑缺血早期尽早应用自由基清除剂，对减少脑缺血后迟发性神经元损害有重要的临床意义。

1. 钙通道阻滞剂　该药可通过阻滞细胞膜钙离子通道异常开放，降低细胞内钙离子蓄积，使黄嘌呤脱氢酶不易转化为黄嘌呤氧化酶，减少梗死组织缺血期和再灌注期的 $O_2\cdot$ 产生，还可阻滞由 TXA2 诱致的半暗带区血管痉挛和血管内凝血，对脑梗死损害有重要的保护作用。常用药物为尼莫地平等。

2. 甘露醇　甘露醇是作用较强的自由基清除剂，能较快地清除自由基连锁反应中毒性强、作用广泛的中介自由基 OH·。清除 OH· 既可抑制生物膜不饱和脂肪酸的脂质过氧化反应，又可减少 TXA2 的生成，减轻迟发性神经损伤。多在发病后 6 小时内开始应用，根据病情每日可用 500~1000ml，快速静脉滴入，连用 7~10 天。

3. 维生素 E　①既能清除 $O_2\cdot$，又能清除烷自由基和脂质过氧化物自由基。②维生素 E 尚能抑制磷脂酶 A2 及脂氧化酶的活性，改变磷脂代谢，减少血小板释放 TXA2 及自由基的产生，抑制血小板聚集。③维生素 E 还可通过抑制 IDL 的氧化修饰，降低血脂来预防动脉粥样硬化的发生。急性期可给予维生素 E，每日 30mg/kg 静脉滴注，维持剂量可为 100mg/d，口服。

4. 糖皮质激素　地塞米松、甲泼尼龙对脂质过氧化物自由基有极强的清除作用，稳定细胞膜，减轻脑缺血损伤。早期大量应用可有效控制脑梗死再灌注损害，改善脑细胞对糖和氧的利用率，常用剂量为每日 10~20mg，静脉滴注，连用 3~5 天,必要时可与甘露醇联合应用。

5. 维生素 C 维生素 C 具有清除脂质过氧化物自由基作用,还能辅助维生素 E 清除 $O_2\cdot$,作用快而强,是安全有效的自由基清除剂。常用剂量每日 1~10g 静脉滴注,连用 7~10 天。

四、抗细胞凋亡措施

国内外不少学者研究一致证明,脑缺血期间亚低温(32℃)可减轻脑损伤。Chopp 在实验中发现,在缺血状态下脑温降低 20℃,海马 CA1~2 区坏死神经元平均减少 27%。证明亚低温能减缓细胞死亡。

神经保护药物也有延迟细胞死亡作用,NMDA 受体拮抗剂 MK-80 在局灶性脑缺血后数天内可明显降低脑梗死体积。有人用蛋白质合成抑制剂环己酰胺进行动物脑室灌注,亦能明显减少梗死体积。脑缺血后经静脉或脑内给予神经营养因子,可抑制细胞凋亡,明显缩小梗死体积,起到脑保护作用。

参 考 文 献

1. 程学铭. 脑血管病的流行病学 // 李世绰,程学铭,王文志,等. 神经系统疾病流行病学. 北京:人民卫生出版社,2000:76-80.

2. 张葆樽. 脑血管疾病. 北京:中国科学技术出版社,1993:17.

3. 全军脑血管病流调协作组. 中国脑血管病流行病学研究. 北京:人民军医出版社,1993:217-231.

4. 赵水平. 血脂的基本组成功能与代谢. 新医学,2000,31(1):9.

5. 谢惠芳,田时雨. 高脂血症与脑血管疾病. 新医学,2000,31(1):15.

6. 程保合. 缺血性脑血管病再发的预防研究. 国外医学脑血管疾病分册,1995,3(3):139-142.

7. MacMahon S,Rodgers A,王拥军. 抗高血压与卒中预防. 国外医学脑血管疾病分册,1995,3(3):133-135.

8. 周和,伍爱婵. 高血压病的诊断进展. 新医学,2000,31(1):45.

9. 何育生. 神经保护剂在急性脑缺血中的作用. 国外医学脑血管疾病分册,1997,5(2):104-107.

10. 韩仲岩. 缺血性脑损害的预防性脑保护. 临床神经病学杂志,1998,11(4):153.

11. Langhome P,Dennis M. Stroke Unit:an Evidence Based Approach. London:BMJ publishing Group,1998:98.

12. Wamer R. The effectiveness of nursing in stroke units. Nursing Standard,2000,14:32-35.

13. 秦任甲. 血液流变学. 北京:人民卫生出版社,1999.

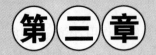

防 治 篇

第一节　短暂性脑缺血发作的防治

一、概念

短暂性脑缺血发作(transient ischemic attack,TIA)是指颈内动脉系统或椎-基底动脉系统的短暂性血液供应不足,临床表现为突然发病的、几分钟至几小时的局灶性神经功能缺损,多在 24 小时以内完全恢复,而不留任何症状和体征,常可反复发作。根据我国六城市调查资料的患病率为 180/10 万。

二、流行病学现状

2010 年开展的首次全国范围内的成人 TIA 流行病学专项调查,共有 31 个省 162 个地区和县市参加。在 98 658 例被调查者中,共 2780 人被诊断为 TIA,年龄标准化的患病率为 2.27%。估算全国有 2390 万患者,已成为中国沉重卒中负担的重要推手。根据该调查的数据,我国的患病率主要存在以下特点:

1. 患病率随着年龄增加而升高　30 岁以下人群患病率为 0.1%,随着年龄增加,患病率逐渐升高,70 岁以上人群患病率高达 6.4%,是 30 岁以下人群的 64 倍。

2. 女性患病率高于男性　性别是影响发生的重要因素之一。女性和男性的总患病率分别为 2.4% 和 2.2%,女性高于男性。但在不同的年龄阶段,男女的患病率略有不同。在年龄 <40 岁的人群中,男性患病率高于女性;在年龄 ≥40 岁的人群中,女性患病率在各年龄阶段均高于男性。

3. 农村 TIA 患病率高于城市　TIA 的患病率存在城乡差异。农村 TIA 患病率达 2.4%,城市 TIA 患病率为 2.0%,农村地区患病率高于城市地区。

4. 西部地区 TIA 患病率高于东部地区　TIA 的患病率存在地区差异,东部、中部和西部地区 TIA 的患病率分别为 2.0%、2.4% 和 2.6%，自东部向西部，TIA 患病率呈递增趋势。

5. 经济发达地区的 TIA 患病率较低 与很多慢性疾病相同，经济发展水平也是影响 TIA 患病率的重要因素之一。随着人均年收入水平的降低，TIA 的患病率逐渐升高。在人均年收入 <0.6 万元的人群中 TIA 患病率高达 3.40%，是人均年收入 >3.6 万元的人群的 2 倍，与经济中等发达和落后地区相比，经济发达地区的 TIA 患病率较低。

6. 教育水平高者 TIA 的患病率较低 教育水平的高低是影响 TIA 患病率的重要因素。文化程度在小学以下的被调查者，TIA 患病率可达 4.7%；大专及其以上文化程度的被调查者，TIA 患病率为 1.0%。随着被调查者教育水平的提高，TIA 的患病率逐渐下降。

三、病因和发病机制

病因和发病机制，目前在认识上存在着分歧和争论。多数学者认为：是一种在动脉粥样硬化的基础上，由于某种原因之颅内小动脉管腔缩小，血液量降低，局部脑组织缺血，出现临床症状和体征；后因脑血管的自动调节和侧支循环的建立等原因，短期内脑缺血得以纠正，24 小时内完全恢复。

（一）微栓子学说

目前大多数学者支持这一学说。主动脉 - 颅脑动脉粥样硬化斑块的内容物及其发生溃疡时的附壁血栓凝块的碎屑，散落在血流中成为微栓子。这种由纤维素、血小板、白细胞、胆固醇结晶所组成的微栓子，随血流进入视网膜或脑小动脉，造成微栓塞，引起脑局部缺血症状；以后由于栓子的溶解，脑血供恢复，症状遂缓解。动物实验观察到血流在血管内是分层流动，故可将同一来源的微栓子一次又一次地送入同一动脉血管内。这可能是某些患者的临床表现在反复发作中刻板式地出现的原因。

（二）脑血管痉挛

脑血管痉挛可致 TIA，是一个具有争议性的问题。多数学者认为血管痉挛可发生于颈内动脉与脑底动脉环，脑血管造影可见大动脉痉挛。由于某种原因，如持久且严重的高血压、局部损伤、微栓子的刺激等，均可引起局限性血管痉挛，导致 TIA 发作。

（三）血流动力学改变学说

该学说认为某一脑动脉因粥样硬化等原因使管腔狭窄，平时靠侧支循环尚能勉强维持该局部脑组织的血供。但当侧支循环障碍，一旦血压降低，脑血流量下降，即可出现脑缺血症状。

（四）颈部动脉受压学说

多属椎－基底动脉系统缺血。急剧的头部转动和颈部伸屈，可能改变脑血流量而发生头昏和不平衡感，甚至触发 TIA，特别是有动脉粥样硬化、颈椎病（增生性骨刺压迫椎动脉）、颈部动脉扭曲、枕大孔区畸形、颈动脉窦过敏等情况时更易发生。

（五）血高凝状态学说

各种影响血氧、血糖、血脂、血蛋白质的含量，以及血液黏度、凝固性血液成分改变或血液病理状态，如严重贫血、红细胞增多症、白血病、血小板增多症、异常蛋白质血症和高脂蛋白血症等均可增加血液黏滞性、凝聚性，使血流缓慢，脑血供降低而诱发 TIA。

（六）脑内、外盗血，常见于椎－基底动脉系统

当头臂干或左锁骨下动脉在其发出椎动脉之前管腔狭窄或闭塞，致使该侧上肢动脉内压力降低，活动时颅内血液经椎动脉倒流入该侧锁骨下动脉（锁骨下动脉盗血），而引发椎－基底动脉缺血症状。

四、病理

发生缺血部位的脑组织常无病理改变。主动脉、颈动脉可见动脉硬化改变、狭窄或闭塞。颅内动脉亦可见动脉硬化改变，或可有动脉炎性浸润。

五、临床表现

本病好发于 50~70 岁，男多女少。发作突然，症状和体征出现后迅速达到高峰，持续时间为数秒、数分钟到数小时，但在 24 小时内完全恢复正常，不留任何神经功能的缺损。发作频率因人而异，多者每天有 10~20 次发作，少者终身仅有 1 次发作，但大多数患者为每周 1~2 次，亦可数天、数月或数年发作 1 次。每次发作出现的局部症状符合一定血管供应区的脑功能障碍。椎－基底动脉系统发作较频繁。

（一）颈内动脉系统

TIA 症状多样。以发作性偏瘫或单肢轻瘫最常见；亦可有失语、失读、失写、语言理解障碍。同侧眼视力障碍为颈内动脉系统所特有；亦可出现偏身感觉减退或偏盲。

（二）椎－基底动脉系统

最常见的症状为眩晕，伴有恶心，呕吐，很少出现耳鸣，可出现言语不清、双眼视物模糊、复视、眼震、吞咽困难、构音障碍、共济失调及交叉瘫等。猝倒发作为椎－基底动脉系统所特有，常在迅速转头时突然出现双下肢无力而倒地，意识清楚，常可立即自行站起，此乃双侧脑干网状结构缺血所致。

六、辅助检查

（一）血液生化检查

常规进行血糖、血脂、高密度脂蛋白及血液流变学检查,可发现患者有脂质代谢紊乱和血黏度增高。

（二）脑电图检查

多正常,在颅内动脉系统,有时可显示缺血性改变。

（三）心电图检查

常提示冠状动脉供血不足。

（四）CT 及 MRI 扫描

多无阳性发现,少数患者可表现有小灶性低密度灶。

（五）经颅多普勒超声检查（TCD）

部分患者可有血流速度异常。

（六）颈部血管超声检查

初步了解有无血管狭窄,颈内动脉或椎 – 基底动脉可发现动脉硬化斑块、溃疡及狭窄。

（七）X 线检查

颈椎摄片,大部分椎 – 基底动脉系统可示骨质增生和椎间隙变窄。

七、诊断

典型的不难确诊,可按全国第四届脑血管疾病学术会议的诊断标准确诊,即必须符合以下几点:①为短暂的、可逆的、局部的脑血液循环障碍,可反复发作,少者 1~2 次,多至数十次,多与动脉硬化有关,也可以是脑梗死的前驱发作。②可表现为颈内动脉系统和（或）椎 – 基底动脉系统的症状和体征。③每次发作持续时间通常在数分钟至 1 小时左右,症状和体征应该在 24 小时以内完全消失。④辅助检查提示动脉硬化,心电图异常,严重颈椎病或锁骨下动脉杂音,特别是多种结果阳性时,支持诊断。⑤必要时行颅脑 CT 或 MRI、MRA 及 DSA 检查协助诊断。

八、鉴别诊断

（一）晕厥

以短暂意识障碍为主,发作时出冷汗、心慌、恶心、面色苍白、意识丧失。当患者倒地后,意识又恢复。发生的原因多为迷走神经兴奋性增高,直立性低血压,心源性颈动脉过敏或有强烈的精神情绪因素等。

（二）局限性癫痫

其发作与之有相似之处,但局限性癫痫可出现意识障碍、尿失禁,脑电图检查可有局限性异常脑波或癫痫波,抗癫痫药物治疗有效等,可作鉴别。

（三）偏头痛

青年发病多,以反复发作的搏动性头痛为特征,发作时间可超过 24 小时,多伴有恶心、呕吐,发作前可有视觉先兆。

（四）梅尼埃病

眩晕发作时间长,可达数日方逐渐缓解,多伴有视物旋转、耳鸣、耳聋,有强迫体位、自发性和诱发性眼震,可资鉴别。

九、治疗

（一）病因治疗

查找原因和进行积极治疗,尤应加强对动脉粥样硬化等防治。

（二）药物治疗

1. 抗血小板聚集剂　可减少微栓子的发生。如无溃疡和出血性疾病者常用阿司匹林治疗,每日 50~100mg 不等,多数认为以较小剂量为宜。若长期服用剂量还可减少。如患者不宜用阿司匹林或服用阿司匹林疗效不理想者,可改用氯吡格雷 50mg 每日 1~2 次。

2. 抗凝治疗　对发作频繁、病情严重和逐次加重,且无明显影响抗凝治疗禁忌者,及早进行抗凝治疗对减少发作和预防脑梗死均有实际意义。

（1）肝素钠:影响血凝过程的各个环节,抑制各种凝血因子及凝血酶活性;具有对抗凝血酶促进纤维蛋白原转变纤维蛋白的作用。另外可作用于血管内膜,促进内皮细胞释放组织型纤溶酶原激活剂,进一步促进纤溶;还可降低血小板的黏附反应和聚集。静脉给药 6000~12 500U,溶于 5% 葡萄糖液或生理盐水 500~1000ml,20 滴 / 分,维持 24 小时,每日 1 次,5~7 次为1 疗程。用药过程中应定期检验患者凝血酶原时间,根据检验结果调整肝素用量。

（2）低分子肝素及华法林等抗凝药物:低分子肝素(又称速避凝),临床副作用小,疗效确切,应用方便,可皮下注射,每次 4000U,每日 1 次,1~2 周为1 疗程。

（3）改善血循环治疗:早期使用可明显减少和终止临床发作。临床多用的药物右旋糖酐、羟乙基淀粉、参麦注射液、灯盏花素、葛根素等。

（4）钙通道阻滞剂:能选择性地作用于脑血管平滑肌的钙通道,阻止钙离子由细胞外流入细胞内,且有防止脑动脉痉挛、扩张血管、增加脑血流和维持红细胞变形能力等作用。常用药物有尼莫地平、氟桂嗪等。

第二节 腔隙性脑梗死的防治

腔隙性脑梗死是指脑深穿支动脉及其分支闭塞引起的脑深部小软化灶,最大直径不超过20mm,1843年Durand Farde首先报告。1965年以来,Fisher对本病进行了系统研究,发现约90%的腔隙梗死与高血压有关。从尸检看出,腔隙性梗死多发于脑深部基底节、内囊、丘脑穿通动脉、基底动脉的旁中央支。

脑腔隙性梗死可呈急性或亚急性起病,1/5~1/3的患者在起病前有一过性脑缺血发作,通常逐渐发病,一般无头痛、呕吐及意识障碍。据其临床症状、体征可分为如下几种:

(1)纯运动性轻偏瘫:左腔隙性脑梗死中最常见,约占腔隙病灶的60%,病灶可位于冠状放射、内囊、基底节、脑桥、延髓、锥体等。临床表现是一侧面部和上下肢无力甚至完全瘫痪,上肢远端重,病初可有麻木感。

(2)纯感觉性卒中:表现为一侧面部,上肢或上、下肢的麻木感。除麻木外,亦可有烧灼、针刺或沉重感,但客观检查可阴性。

(3)共济失调性轻偏瘫:病变在桥脑基底部上1/3与下2/3交界处与内囊,临床表现为病变对侧纯运动性轻偏瘫及瘫痪肢体的小脑性辨距不良,偏瘫以下肢为重,尤以足趾和踝部明显,上肢轻,面部最轻。另有构音障碍,眼震颤和向一侧倾倒,或有面部和手的麻木,但无感觉障碍。

(4)口吃-手笨综合征:患者有中度至重度构音障碍及一侧手的精细运动受累,可有一侧中枢性面瘫、舌瘫、轻度咽下障碍。同侧手轻度无力,动作缓慢笨拙,精细动作差,书写时更易发现。指鼻不准,轻度行走不稳,同侧深反射亢进,巴宾斯基征阳性。

(5)感觉运动性卒中:一侧面部及上、下肢无力伴有感觉异常和感觉减退,病灶多位于丘脑后外侧核,病变可波及内囊后支,故称丘脑内囊综合征。

腔隙性脑栓塞的治疗:①抗栓抗凝治疗,肝素、降纤酶、蚓激酶等。②降低血黏度治疗。③抗血小板治疗。④脑代谢及神经细胞保护治疗。

第三节 脑动脉硬化的防治

脑动脉硬化症是在全身动脉硬化的基础上,使脑动脉弥漫性粥样硬化,管腔狭窄,小血管闭塞,脑实质的供血量减少,神经细胞功能障碍,引起一系列神经与精神症状。它是脑血管病的主要发病基础,其发病多与脂质代谢障碍、血管壁本身代谢异常、血小板聚集、血流动力学因素有关。常表现为:①神经衰弱综合征。②脑动脉硬化性痴呆。③皮质下动脉硬化性脑病。④帕金森综合征。⑤假性延髓麻痹。临床上可参照血液生化检查、脑电图检查、头颅CT、磁共振等做出诊断。

一、诊断

有关脑动脉硬化的诊断,我国"第三届神经精神科学术会议"修订的关于脑动脉硬化症的诊断标准为:

1. 轻度脑动脉硬化症 ①年龄在45岁以上。②初发高级神经活动不稳定的症状及(或)脑弥漫性损害的症状。③眼底动脉硬化Ⅱ级以上。④主动脉增宽。⑤颞动脉或桡动脉较硬等周围动脉硬化症或有冠心病。⑥神经系统阳性体征。⑦血清胆固醇增高。⑧排除其他脑疾病。具备上述8项中的5项或5项以上即可诊断。

2. 中度脑动脉硬化症 ①具备轻度脑动脉硬化症的诊断标准。②有本病引起的下列综合征之一,如痴呆、假性延髓麻痹、帕金森综合征、癫痫等。

3. 弥漫性脑动脉硬化症(慢性重症脑动脉硬化症) 应具备中等程度脑动脉硬化症条件(也可伴小卒中),病情反复加重,病变广泛,生活难以自理。

二、治疗

1. 一般治疗

(1)合理的饮食。饮食的总热量不应过高,以保持正常的体重。理想的体重应维持在身高(cm)-105=体重(kg)。40岁以下更应预防体重过高,应避免食用过多的动物脂肪及含胆固醇高的饮食,应以低胆固醇、低动物性脂肪食物如瘦肉、蛋白、豆制品等为主。提倡饮食清淡,多食富含维生素C(新鲜蔬菜、瓜果)和植物蛋白质(豆类及其制品)的食物。另外要忌烟酒,适当饮茶。流行病学调查表明,长期吸烟、饮酒加重动脉硬化,饮茶可预防动脉硬化,因茶叶中含有维生素(A、B$_2$、C等)、咖啡因、茶碱、鞣酸等成分,促进血液循环,具有增加血管弹性、柔韧性的作用。

(2)适当的体力劳动和体育锻炼,对预防肥胖、改善循环系统的功能和调整血脂的代谢有一定的帮助,是预防本病的一项积极措施。体力活动量应根据自己的身体情况及心脏功能量力而行。可以进行太极拳的锻炼,或每天进行有规律散步。

(3)生活要有规律,要保持乐观与愉快的情绪,避免情绪激动、精神紧张和过度劳累。要有充分的休息和睡眠,正确对待疾病。

2. 药物治疗

（1）降血脂，常用的降脂药物一类为他汀类，又称羟甲戊二酰酶 A 还原酶抑制剂，常用的有洛伐他汀、辛伐他汀、阿伐他汀等。二类为贝丁酸类，常用药物为氯贝特（安妥明）、非诺贝特（力平脂）、吉非贝齐（诺衡）等。其他类，如烟酸类、烟酸肌醇脂、多烯康、脉络康等鱼油制剂。

（2）抗血小板聚集：抗血小板聚集和黏附作用的药物，不但可防止脑动脉硬化症的发生和发展，而且可防止血栓形成。阿司匹林每日 30~50mg。苯磺唑酮每次 0.2g，每日 3 次口服。双嘧达莫（潘生丁）每次 50mg，每日 3 次口服。

第四节　同型半胱氨酸血症的防治

脑梗死的常见危险因素为高血压、糖尿病、心脏病、高血脂、吸烟等。然而，随着脑梗死患者人群不断增多，特别是患者年龄逐渐年轻化趋势，我们在对其患病危险因素分析中发现，很多患者没有上述传统危险因素存在，反而，经过测定，该人群患者中很多患者血清同型半胱氨酸水平较高，从而，人们提出了高同型半胱氨酸血症可能是导致动脉硬化性脑梗死的危险因素。与此同时，许多国内外临床课题和流行病学调查也证实血清同型半胱氨酸是导致动脉硬化性血管病的一个独立的危险因素。

一、流行病学现状

高同型半胱氨酸血症（hyperhomocysteinemia，HHcy）增高在我国多见，且在高血压患者中同型半胱氨酸（homocysteine，Hcy）增高较为普遍。2015 年发表的一项研究，纳入了深圳市南山区年龄在 20 岁以上的原发性高血压患者共 5935 人，研究发现 HHcy（Hcy ≥15μmol/L）检出率为 31.39%。

二、发病机制

经过大量的动物实验证实，同型半胱氨酸的毒性作用具体表现在以下几方面。

1. 高同型半胱氨酸血症，可导致氧自由基和过氧化氢生成，消除血管内皮—氧化碳的生物活性，从而损伤内皮，被破坏的血管内皮细胞易于斑片状脱落，血小板在内皮细胞损伤处集聚，引起血栓形成，随后脂质细胞填充受损区域，刺激血管中层平滑肌细胞增生，影响血管壁弹性，血管中层平滑肌细胞增生，是动脉硬化性血管疾病的显著病理学特征。

2. 高同型半胱氨酸血症会加强低密度脂蛋白的自身氧化,而氧化后的低密度脂蛋白影响一氧化碳的合成和凝血酶调节蛋白的活性,导致内皮细胞进一步受损。

3. 高同型半胱氨酸血症加强凝血因子Ⅻ和凝血因子Ⅺ的活性,抑制蛋白 C 的活性,阻止组织型纤维蛋白原激活物结合到内皮细胞,从而促进血栓形成。

4. 破坏机体凝血和纤溶之间的平衡,导致血流变学的异常,血黏同时破坏了血管内皮细胞,使黏稠的血液易于聚集,从而促进血栓形成。

三、同型半胱氨酸代谢

同型半胱氨酸是一种含硫氨基酸,来源于饮食摄取的蛋氨酸,正常人体含量很少,它主要是由蛋氨酸在肝脏、肌肉及其他组织中脱甲基生成,为体内蛋氨酸和半胱氨酸的一种重要的代谢产物。它在体内有三种代谢途径:一是甲基化途径,重新甲基化生成蛋氨酸,与甲基四氢叶酸合成蛋氨酸和四氢叶酸;二是转硫化途径,与丝氨酸形成胱硫醚,在胱硫醚 B 合成酶的作用下催化,以维生素 B_6 为辅酶;三是直接释放到细胞外液,这一部分与血浆浓度直接相关,释放到细胞外的同型半胱氨酸增加了其生成和代谢的紊乱,因为叶酸、维生素 B_6、维生素 B_{12} 参与蛋氨酸的正常代谢。所以,叶酸、维生素 B_6、维生素 B_{12} 绝对或者相对缺乏以及慢性肾功能衰竭的患者,会引起高血清同型半胱氨酸血症。

四、同型半胱氨酸的测定

目前以测定空腹血浆同型半胱氨酸的浓度为准,认为 5~15μmol/L 为正常, 15~30μmol/L 为轻度升高, 30~100μmol/L 为中度升高, >100μmol/L 为重度升高。对于可疑高同型半胱氨酸血症患者可考虑行口服蛋氨酸负荷试验(100mg/kg)后 4~8 小时,若同型半胱氨酸血浓度较基础值升高 2 倍,被认为是高同型半胱氨酸血症。

高半胱氨酸在体内主要以还原型、胱氨酸(氧化型)、高半胱氨酸 – 高半胱氨酸及高半胱氨酸 – 胱氨酸二硫化物混合氧化型等形式存在,在血浆中有游离和蛋白结合体两种,前者占 20%,后者与清蛋白结合,占 70%~80%,所有统称为总 Hcy。有人发现不同情况下游离形式和蛋白结合体可重新分布,较高的温度或储存时间较长,则高半胱氨酸迅速与蛋白结合,而游离体含量很少。血液离体后红细胞仍可不断地释放 Hcy 到细胞外液中,因此一般研究均以测定血浆标本为主,并且采血后应及时分离测定或冰冻。Hcy 测定过去曾用氨基酸分析仪测定,比较复杂且不稳定,20 世纪 80 年代开始应用高压液相色谱技术（HPLC）检测，质控稳定，应用广泛。Hcy 的正常参考值随测定方法和种族人群的不同而有所不同，一般正常空腹血浆总 Hcy 水平为 5~15μmol/L。

五、同型半胱氨酸血症的治疗

同型半胱氨酸血症造成动脉硬化性脑梗死后，一种是病因学治疗，叶酸、维生素 B_6 和维生素 B_{12} 能有效降低高同型半胱氨酸的血浓度，至于最小的有效剂量目前尚无定论。多数人服用叶酸 1~5mg/d，能快速下降同型半胱氨酸的血浓度，血浆同型半胱氨酸浓度通常在治疗 6 周后恢复正常。对于动脉硬化较严重导致大动脉管腔狭窄，要根据患者情况行血管内膜剥离术及支架治疗，预防脑血管病发生，要稳定破裂斑块，防止血栓进一步形成等治疗。

第五节 脑血管狭窄的防治

脑血管狭窄是指供应脑部的血管管腔变窄，其发生部位是在颈部（颈动脉）、颅内动脉、椎基底动脉等，发生的原因多为动脉粥样硬化，血管痉挛或血管炎症。由于管腔变窄，经过此处的血流受到限制，而出现脑供血不足的表现。又由于颅内血管在颅底有较丰富的吻合，因此，当狭窄不严重的时候，可由其他供血动脉代偿补充，而不出现脑缺血的表现。当狭窄严重或其他供血动脉代偿不足时，则可出现脑缺血的表现，因此，此类患者多有一过性脑供血不足的表现。反复发作可导致脑的器质性改变，而使脑功能障碍愈来愈重。在脑血管病事件中，缺血性卒中占多数，约为 75%~85%。其中约有 70% 的缺血性脑卒中患者有颅内外动脉的狭窄。

脑血管狭窄有明显的种族差异，早在 1986 年 Caplan 就发现种族对脑卒中患者颅内、外动脉病变分布有影响，黑人与日本人颅内动脉易患动脉硬化，而白人的动脉粥样硬化易发生在颅外血管，特别是颈动脉。我们对急性脑梗死患者研究发现，国人颅内血管狭窄的发生率明显高于颅外血管。因此，我们更应该重视颅内血管狭窄的诊断与治疗。

一、病因病理改变

（一）动脉粥样硬化

动脉粥样硬化是导致脑血管狭窄的主要机制，观点如下。

1. 脂源性学说　实验研究证明，给动物喂高胆固醇和脂肪的饮食可引起与人类动脉粥样硬化相似的病变。高脂血症可引起内皮细胞的损伤和灶性脱落，导致血管的通透性升高，血浆脂蛋白进入内膜，引起巨噬细胞的清除反应和血管平滑肌细胞增生,并形成斑块,导致血管狭窄。

2. 致突变学说 动脉粥样斑块内的平滑肌细胞为单克隆细胞,迁入内膜,分裂增生而形成斑块。致突变物可能是病毒,芳香基碳氢化合物和胆固醇衍生物。

3. 损伤应答学说 各种原因引起内皮损伤,分泌生长因子,吸收单核细胞黏附。单核细胞迁入内皮下间隙形成脂纹,脂纹可直接演变为纤维斑块。内皮、血小板、巨噬细胞可产生各种生长因子,刺激中膜平滑肌迁入内膜,斑块形成,导致血管狭窄。

4. 受体缺失学说 机体细胞含有特殊的 LDL 受体。细胞的 LDL 受体数目依细胞对胆固醇的需要而增减。如果 LDL 受体数目过少,可导致细胞从循环血液中清除 LDL 减少,从而使血浆 LDL 升高。

（二）肌纤维发育不良

肌纤维发育不良是一种常见的特发性全身血管病,以中小动脉非动脉硬化性平滑肌和弹性组织异常为特征,肌纤维发育不良是多部位的,主要影响肾动脉、脑动脉和内脏动脉等。在普通人群中,脑血管肌纤维发育不良的确切发病率还不清楚。936 例脑血管造影表明,颈内动脉肌纤维发育不良的患病率为 3.7%,女性多见,发病年龄为 2~83 岁,通常在 40~60 岁时确诊,病理学表现以平滑肌增生或变薄,弹性纤维破环,纤维组织增生和动脉壁紊乱为特征,组织学异常可能引起动脉壁的 3 种病理改变,其中多发性狭窄和交替性血管扩张（串珠样表现）,是最常见的类型,当肌纤维发育不良以非环绕的方式累及动脉壁时可形成动脉瘤。在肌纤维发育不良的部位可见非闭塞性血栓形成,这可导致脑梗死,有时可因颈动脉短暂性闭塞引起全脑性低灌注,从而产生晕厥、发作性头晕和眩晕等症状。脑血管造影表现为中心狭窄的间断不规则区域,伴交替性扩张,外观串珠征,可见于 80%~90% 的病例。对此病尚无特效治疗,对伴有神经系统症状,如脑卒中患者,应用抗血小板治疗或抗凝治疗有效;对伴有自发性动脉瘤者,常采取病变部位切除,动脉搭桥等外科治疗。

（三）Takayasu 大动脉炎

Takayasu 大动脉炎是影响主动脉及主要分支的一种慢性多发性非特异性大血管动脉炎,年轻人多见,尤其是女性。发病原因目前尚未完全明了,多数学者认为是一种大动脉自身免疫性疾病。好发部位主要为主动脉和腹主动脉,其次是颈总动脉及其分支,常累及多条动脉。病理学表现为动脉全层炎症反应,动脉壁广泛不规则纤维化,动脉管腔不规则狭窄,内膜纤维性增厚,表面粗糙,易导致继发性血栓形成,临床早期常有低热、乏力、肌肉关节疼痛和血沉增快等非特异性全身症状,约半数患者出现神经系统症状,如头痛、视物模糊、痫性发作、脑梗死及脑出血。DSA 检查,至少可见一条血管狭窄,局部侧支循环形成和动脉壁增厚。超声检查可见病变处管壁正常结构消失,常不规则增厚。

（四）动脉夹层分离

颈内动脉颈段是最常发生头颈部动脉夹层的部位。动脉夹层分离是已确定的卒中原因之一,20%的青年卒中是动脉夹层分离所致。一项基于医院的研究表明,动脉夹层分离约占首次脑梗死病因的2.5%,动脉夹层分离主要见于35~50岁的中年人,平均年龄为44岁。

（五）高同型半胱氨酸血症

患者尸检病理可见动脉内膜纤维性斑块,弹力层破坏,疏松结缔组织增生,间质细胞部分溶解,线粒体破坏。同型半胱氨酸水平升高引起动脉粥样硬化的作用机制可能有以下几种。

1. 内皮毒性作用　同型半胱氨酸可引起内皮细胞损伤,尤其合并高血压时更易受损,并且破坏血管壁弹力层和胶原纤维。机制可能是:①自身氧化作用,产生羟自由基、过氧化氢等氧自由基,引起蛋白质损伤,酶、受体功能障碍,以及诱导产生应激蛋白,清除氧自由基的酶活性降低。②一氧化氮合成酶受到抑制,内皮依赖性血管舒张因子（EDRF）产生减少,生物活性下降,使内皮依赖性血管扩张作用严重受损。③内皮细胞表型发生改变,干扰纤溶酶原激活物的结合位点。④改变内皮细胞基因表达,诱导细胞凋亡。

2. 刺激血管平滑肌细胞增生　同型半胱氨酸可直接诱导血管平滑肌细胞增殖。与 fos 基因、ras 基因、促有丝分裂原、促丝裂素激酶等均有关。并通过信号传导方式,干扰血管平滑肌细胞的正常功能。

3. 致血栓作用　Hcy 促进血栓调节因子的表达,激活蛋白 C 和凝血因子 Ⅻ、Ⅴ,血小板内前列腺素合成增加,从而促进血小板黏附和聚集。

4. 脂肪、糖、蛋白代谢紊乱　动脉内皮损伤,Hcy 可促进脂质沉积于动脉壁,泡沫细胞增加,还可改变动脉壁糖蛋白分子纤维化结构,促进斑块钙化,Hcy 可促进低密度脂蛋白氧化。

二、脑血管狭窄对脑血液循环的影响

颈内动脉病变是缺血性脑血管病的重要危险因素之一。多由于颈内动脉狭窄或闭塞而引起脑缺血。引起颈内动脉狭窄或闭塞的病因很多,如颈内动脉自发狭窄,颈内动脉肌纤维发育不良,囊性颈动脉中央坏死,颈动脉夹层动脉瘤,动脉炎以及颈动脉挫伤等,但临床上以动脉粥样硬化多见,尤其合并高血压者。动脉粥样硬化性斑块,可使颈内动脉狭窄,其狭窄程度是脑血管病和影响预后的重要指标,因为颈内动脉狭窄越显著,发生脑血管病的危险性越高。颈内动脉粥样硬化性斑块,表面粗糙和溃疡形成处是脑栓子的重要来源地。另外斑块内出血使颈内动脉狭窄严重,可使80%的患者发生缺血症状。

动脉狭窄可使血流异常,血流在狭窄段形成湍流,可使血小板、红细胞和内皮细胞进一步发生损伤,使血小板发生释放反应,故动脉狭窄段的湍流有利于形成血栓。目前,颈内动脉狭窄或闭塞引起脑缺血或缺血性卒中的发病原理有以下学说:①微血栓栓塞:颈内动脉分叉处是粥样硬化的好发部位,而引起颈内动脉狭窄,当颈内动脉严重狭窄时,粥样斑块可以脱落成为微栓子阻塞远端脑动脉。临床上便可出现或脑梗死。栓子的另一来源是颈内动脉的血栓起始部向远端扩散,可扩散到一条高流量的动脉,这时来自对侧或后交通动脉的侧支血流可把血栓的一部分冲离下来,引起远端的脑梗死。②血流动力学性末梢低灌注:当颈内动脉狭窄到一定程度,可引起血流动力学的改变,造成末梢灌注压的逐渐下降,最后由于失代偿而引起末梢低灌流,在侧支循环不良或动脉压突然下降时,原已存在的远端低灌流情况下可突然引起脑缺血或缺血性卒中。

三、颅内脑动脉狭窄的分型

颅内脑动脉狭窄的合理分型是治疗决策的基础。从治疗上,所谓的颅内动脉主要是指颈内动脉颅内段、椎动脉颅内段、基底动脉、大脑中动脉、大脑前动脉。目前的分型方法有 Mori 分型、LMA 分型和临床分型,当然临床分型适合临床医生使用,而 Mori 分型和 LMA 分型更适合介入医生使用。从临床角度,把颅内血管狭窄分为症状性和无症状性两类,症状性狭窄一般狭窄率在50%以上,直接和通过盗血引起病变,将颅内血管狭窄分为:Ⅰ型,指狭窄血管供血区域缺血,出现相应区域缺血的临床表现;Ⅱ型,指狭窄引起了侧支血管供血区域缺血(盗血),狭窄血管供应区得到代偿而未出现相应的症状,临床表现的是侧支血管供血区域缺血症状(盗血综合症);Ⅲ型,指混合型或复杂性。各型按照有无梗死灶又细分 A、B、C 三个亚型:A 型指相应区域无梗死,或有腔隙性梗死但无神经缺损后遗症,乙酰唑胺激发试验异常,预计血管重建术后患者能获益。B 型指相应区域小面积梗死,病人发生过小卒中或合并远端血管串联型狭窄,或远端主干闭塞,但该动脉尚参与其他狭窄血管的侧支血供,预计血管重建术后患者能部分获益。C 型指相应区域大面积梗死,有大卒中后遗症或远端主干慢性闭塞,而且该支动脉未参与其他狭窄血管的侧支血供,预计血管重建术后患者不能获益。

四、治疗机制

颈内动脉狭窄或闭塞可引起脑缺血或缺血性卒中。引起颈内动脉狭窄的病因很多,但临床上动脉粥样硬化多见,因此,动脉粥样硬化是发生脑血管病的病理基础。目前尚无特效疗法,主要是早期预防,改善脑的缺血供应,促进脑的侧支循环建立,纠正脂质代谢紊乱,减轻症状,防治病情继续发展,以及预防并发症的发生。

颈内动脉粥样硬化性斑块、斑块内出血可导致颈内动脉的严重狭窄,可致脑缺血症状。斑块内新生血管的形成造成了斑块内出血的病理基础,这些新生的血管在某些因素(如高血压)作用下可引起出血,而斑块内出血可引起颈内动脉病变的突然加重或闭塞,进而引起脑梗死。因此积极预防高血压,阻断发病的诱发因素,可防止脑梗死的发生。当颈内动脉狭窄的不断发展以及末梢灌注压的逐渐下降,最后由于失代偿而引起末梢低灌流时,即发生继发性脑缺血现象。颈内动脉狭窄使末梢血流量降低的程度还与狭窄的长度、形态、血流速度、动脉血压以及血粘度等有关。在临床上可采取降血脂治疗,可降低血浆中胆固醇和甘油三酯,抑制颈动脉粥样硬化的发生,防止颈内动脉狭窄的不断发展,由此可以改善血流动力学性末梢低灌注,预防继发性脑缺血。

五、治疗方法

脑血管狭窄的治疗方法,主要是药物和非药物治疗。

(一)药物治疗

主要有两个方面:一是寻找和去除危险因素,高血压、心脏病房颤、糖尿病、吸烟、过量饮酒、高同型半胱氨酸血症等,对这些危险因素,要加以治疗和控制;二是使用 PAS 鸡尾酒药物:P(pro 丙丁酚)通过抑制低密度脂蛋白的氧化修饰来治疗动脉硬化,A(aspirin 阿司匹林)和 S(statin 他汀类药物)用来稳定动脉粥样硬化的斑块,防止斑块破裂。

如以药物消除动脉粥样硬化斑块,是理想的降脂药物,但目前尚无肯定药物,我们在临床上应用他汀类药物佐以中成药通心络,观察了几十例患者,服药半年后,行血管双功超声检查,部分脂肪斑块缩小和消失,我们正在临床应用,以大样本多中心观察证实。

(二)非药物治疗

即血管支架成形术、血管内膜剥离术及脑血管搭桥术治疗(详见本书有关章节)。

第六节　颅内动脉瘤的防治

颅内动脉瘤多因脑动脉管壁局部的先天性缺陷和腔内压力增高的基础上引起。高血压、脑动脉硬化、血管炎与动脉瘤的发生与发展有关。脑动脉瘤多见于脑底动脉分叉之处。按其发病部位,4/5 位于脑底动脉环前半,以颈内动脉、后交通动脉、前交通动脉者多见;脑底动脉环后半者约占 1/5,发生于椎基底动脉、大脑后动脉及其分支。症状:动脉瘤破裂时,常有前驱症状如头痛,继之发生出血症状,表现为剧烈头痛、烦躁、恶心呕吐等脑膜刺激征,随之出现颅内压增高。可伴有意识障碍和相应部位的神经定位症状。动脉瘤出血形成较大血肿者,病情多急剧恶化,出现脑疝危象。据统计动脉瘤第一次破裂后,死亡率高达 30%~40%,其中半数在发病后 48 小时内死亡,存活的病例,1/3 可发生再次出血。检查:脑血管造影是最确切的辅助诊断方法,应行全脑血管造影。CT 扫描有时可以显示出动脉瘤病灶。MRI 检查不仅可显示出动脉瘤,有时尚可见到附壁血栓。一旦诊断为脑动脉瘤,应采取手术治疗,以求根治,避免大出血危险。采用开颅直接处理动脉瘤的手术方法。并可采用动脉内介入栓塞治疗。

一、发病率

颅内动脉瘤所致蛛网膜下腔出血,在脑血管意外中,仅次于脑血栓和高血压脑出血,位居第三。1980 年上海协作组统计颅内动脉瘤占蛛网膜下腔出血者 51%,Locksley1966 综合统计 6000 多例蛛网膜下腔出血患者,颅内动脉瘤占 51%。按各家统计临床未破裂的动脉瘤占一般尸检中发现者为 0.7%~4.9%,占脑部尸检中发现者为 1.1%~9%。

二、患病率

有关动脉瘤的患病率,在基于不同人种的研究中存在较大差异。随着神经血管影像技术的发展,颅内动脉瘤的检出率有逐渐增加的趋势。国家"十一五"支撑计划课题就"颅内动脉瘤影像学流行病学调查及危险因素前瞻性研究"专门立项。其中基于社区人群的 MRA 调查研究显示,35~70 岁之间的国人动脉瘤检出率高达 7%(336/4813);而基于医院健康体检人群的增强 MRA 检查显示未破裂动脉瘤检出率为 8.8%。另一项应用 CT 血管成像(CTA)筛查中国北方有脑卒中家族史的人群,发现未破裂动脉瘤的检出率为 10.3%(29/281),其中 63.3% 位于颈内动脉,73.3% 为囊性动脉瘤。

三、性别

按国内各家统计,女多于男。

四、年龄

本病好发于 40~60 岁中老年人,儿童及青少年少见,按国内各家统计 31~

60 岁者占 85.2%，41~50 岁者占 42.6%。

五、病因

动脉瘤发病原因尚不十分清楚。动脉壁先天缺陷学说认为，颅内 Willis 环的动脉分叉处的动脉壁先天性平滑肌层缺乏。动脉壁后天性退变学说则认为，颅内动脉粥样硬化和高血压使动脉内弹力板发生破坏，渐渐膨出形成囊性动脉瘤。此外，身体的感染病灶如细菌性心内膜炎、肺部感染等，感染性栓子脱落，侵蚀脑动脉壁而可形成感染性动脉瘤；头部外伤也可导致动脉瘤形成，但临床均少见。

六、病理生理

组织学检查发现动脉瘤壁仅存一层内膜，缺乏中层平滑肌组织，弹力纤维断裂或消失。瘤壁内有炎性细胞浸润。电镜下可见瘤壁弹力板消失。巨大动脉瘤内常有血栓形成，甚至钙化，血栓分层呈"洋葱"状。动脉瘤为囊性，呈球形或浆果状，外观紫红色，瘤壁极薄，术中可见瘤内的血流旋涡。瘤顶部更为薄弱，98% 的动脉瘤出血位于瘤顶。破裂的动脉瘤周围被血肿包裹，瘤顶破口处与周围组织粘连。

依动脉瘤位置将其分为：

1. 颈内动脉系统动脉瘤，约占颅内动脉瘤的 90%，包括颈内动脉 – 后交通动脉瘤，前动脉 – 前交通动脉瘤，中动脉动脉瘤。

2. 椎基底动脉系统动脉瘤，约占颅内动脉瘤的 10%，包括椎动脉瘤、基底动脉瘤和大脑后动脉瘤。动脉瘤直径小于 0.5cm 属于小型，直径在 0.6~1.5cm 为一般型，直径在 1.6~2.5cm 属大型，直径大于 2.5cm 的为巨大型。直径小的动脉瘤出血机会较多。颅内多发性动脉瘤约占 20%，以两个者多见，亦有三个以上的动脉瘤。

七、症状体征

1. 动脉瘤破裂出血症状　中、小型动脉瘤未破裂出血，临床可无任何症状。动脉瘤一旦破裂出血，临床表现为严重的蛛网膜下腔出血，发病急剧，患者剧烈头痛，形容如"头要炸开"。频繁呕吐，大汗淋漓，体温可升高；颈强直，克氏征阳性。也可能出现意识障碍，甚至昏迷。部分患者出血前有劳累，情绪激动等诱因，也有的无明显诱因或在睡眠中发病。约 1/3 的患者，动脉瘤破裂后因未及时诊治而死亡。多数动脉瘤破口会被凝血封闭而出血停止，病情逐渐稳定。随着动脉瘤破口周围血块溶解，动脉瘤可能再次破溃出血。二次出血多发生在第一次出血后 2 周内。部分患者出血可经视神经鞘侵入玻璃体引起视力障碍。蛛网膜下腔出血后,红细胞破坏产生 5-羟色胺、儿茶酚胺等多种血管活性物质作用于脑血管,发生血管痉挛,发生率为 21%~62%,多发生在出血后的 3~15 天。局部血管痉挛只发生在动脉瘤附近,患者症状不明显,只在脑血管造影上显示。广泛脑血管痉挛,会导致脑梗死发生,病人意识障碍、偏瘫,甚至死亡。

2. 局灶症状 取决于动脉瘤的部位、毗邻解剖结构及动脉瘤大小。动眼神经麻痹常见于颈内动脉 – 后交通动脉瘤和大脑后动脉的动脉瘤,表现为单侧眼睑下垂、瞳孔散大、内收、上、下视不能,直、间接光反应消失。有时局灶症状出现在蛛网膜下腔出血之前,被视为动脉瘤出血的前兆症状,如轻微偏头痛、眼眶痛,继之出现动眼神经麻痹,此时应警惕随之而来的蛛网膜下腔出血。大脑中动脉的动脉瘤出血如形成血肿;或其他部位动脉瘤出血后,脑血管痉挛脑梗死,患者可出现偏瘫,运动性或感觉性失语。巨大动脉瘤影响到视路,患者可有视力视野障碍。 动脉瘤出血后,病情轻重不一。为便于判断病情,选择造影和手术时机,评价疗效。

国际常采用 Hunt 五级分类法:

一级 无症状,或有轻微头痛和颈强直。

二级 头痛较重,颈强直,除动眼神经等脑神经麻痹外,无其他神经症状。

三级 轻度意识障碍,躁动不安和轻度脑症状。

四级 半昏述、偏瘫,早期去脑强直和自主神经障碍。

五级 深昏迷、去大脑强直,濒危状态。

八、诊断检查

1. 确定有无蛛网膜下腔出血。出血急性期,CT 确诊蛛网膜下腔出血阳性率极高,安全迅速可靠。出血 1 周后,CT 亦不易诊断。腰椎穿刺可能诱发动脉瘤破裂出血,故一般不再作为确诊蛛网膜下腔出血的首选。

2. 因颅内动脉瘤多位于颅底部 WiLLis 动脉环,直径小于 1.0cm 的动脉瘤,CT 不易查出。直径大于 1.0cm,注射对比剂后,CT 扫描可检出。MRI 优于 CT,动脉瘤内可见流空。MRA 可提示不同部位动脉瘤,常用于颅内动脉瘤筛选。三维 CT(3D-CT)从不同角度了解动脉瘤与载瘤动脉的关系,为手术夹闭动脉瘤决策提供更多的资料。

3. 脑血管造影是确诊颅内动脉瘤必需的检查方法,对判明动脉瘤的准确位置、形态、内径、数目、血管痉挛和确定手术方案都十分重要。DSA 更为清晰,经股动脉插管全脑血管造影,可避免遗漏多发动脉瘤。病情在三级以下,脑血管造影应及早进行,三级和三级以上患者可待病情稳定后,再行造影检查。早期造影明确诊断,尽快手术夹闭动脉瘤,可以防止动脉瘤再次破裂出血。首次造影阴性,可能因脑血管痉挛而动脉瘤未显影,高度怀疑动脉瘤者,应在3个月后重复造影。

九、治疗

颅内动脉瘤应手术治疗。采取保守治疗约70%患者会死于动脉瘤再出血。显微手术使动脉瘤的手术死亡率已降至2%以下。

1. 手术时机选择 病情一、二级的患者,应尽早造影,争取在一周内手术。病情属三级及三级以上,提示出血严重,可能有脑血管痉挛和脑积水,此时手术危险性较大,待数日病情好转后再进行手术。

2. 手术方法 开颅夹闭动脉瘤蒂是最理想的方法,应属首选。因它既不阻断载瘤动脉,又完全彻底消除动脉瘤。孤立术是在动脉瘤的两端夹闭载瘤动脉,在未能证明脑的侧支供应良好情况时应慎用。动脉瘤壁加固术疗效不肯定,应尽量少用。临床不适宜手术,导管技术可达部位的动脉瘤,可选气囊,弹簧圈栓塞的介入治疗。术后应复查脑血管造影,证实动脉瘤是否消失。

3. 待手术期治疗 动脉瘤破裂后,患者应绝对卧床休息,尽量减少不良的声、光刺激,最好将患者置ICU监护。经颅多普勒超声检查可监测脑血流变化,有利于观察病情进展。便秘者应给缓泻剂,维持正常血压,适当镇静治疗。合并脑血管痉挛时,早期可试用钙离子拮抗剂治疗。为预防动脉瘤破口处凝血块溶解再次出血,采用较大剂量的抗纤维蛋白的溶解剂,如氨基己酸,以抑制纤维蛋白溶解酶原的形成,但肾功能障碍者慎用,副作用有血栓形成可能。

第七节　脑动静脉畸形的防治

一、概念

脑动静脉畸形(arteriovenousmalformation,AVM)是指脑实质内异常动、静脉之间直接相连而成的畸形血管团,治疗较为困难,且治疗方法的选择缺乏共识。症状性AVM的发病率为0.5~2.1/10万。基于人群的研究显示,AVM的患病率为16~23/10万。2015年,中国学者在AVM的基础研究、辅助检查、破裂出血的危险因素、治疗手段等方面进行了相关研究。

二、分型

Spetzler-Martin(1986)分级是目前最常用的动静脉畸形分级方法,以动

静脉畸形所在区是否有明显的神经学功能、引流静脉的模式和动静脉畸形血管团的最大直径为主要指标,制定了6级方案:

1. 位于功能区(感觉、运动、语言功能、视觉、丘脑和下丘脑、内囊区、脑干、小脑脚和小脑深部各核团)者记1分,否则列为"静区"记0分。

2. 引流静脉中有部分或全部导入深静脉者记1分,否则记0分。

3. 小型动静脉畸形(最大直径6mm)记3分。

将上述三项得分相加,总分最低者为1分,最高者为5分;每分1级,共五级;位于脑干、下丘脑不能手术切除者为6级。

三、临床表现

1. 出血　多发生于年龄较小者,可表现为蛛网膜下腔出血、脑内出血或硬膜下出血,常于体力活动或情绪波动后突然出现剧烈头痛、呕吐、意识丧失、颈项强直和Kernig征阳性。

2. 癫痫　可见于40%~50%的患者,约半数为首发症状,多见于较大的、有大量"脑盗血"的动静脉畸形者,以部分性发作为主,可呈继发性全身扩散型,具有Jackson癫痫的典型特征。

3. 头痛　60%的患者有长期头痛史,多局限于一侧,出血时头痛的性质发生改变。

4. 进行性神经功能障碍　主要表现为运动或感觉性瘫痪(见于40%的患者,10%为首发症状),主要原因为"脑盗血"引起的短暂性脑缺血发作、较大的动静脉畸形引起的脑水肿或脑萎缩以及出血引起的脑损害或压迫。

5. 智力减退　多为巨大型动静脉畸形因严重的"脑盗血"引起的弥漫性缺血和脑发育障碍,也可因反复癫痫发作和长期服用抗癫痫药引起。

6. 颅内杂音　见于较大、较表浅的动静脉畸形。

7. 眼球突出　见于某些病侧,特别是颞叶前端动静脉畸形有较大引流静脉导入海绵窦时。

幕下动静脉畸形的临床表现较幕上者隐袭,除自发性蛛网膜下腔出血外较少有其他症状。

四、检查

1. 头部CT检查　见局部不规则低密度区,病变内钙化、新鲜的出血、血肿,血肿吸收或脑梗死后所遗留的空洞;增强后呈不规则高密度(相当于动静脉畸形的部位)、供血动脉和引流静脉。

2. 数字减影血管造影(DSA)　最具有特征性:动脉期摄片可见一团不规则扭曲的血管团,有一根或数根粗大、显影较深的供血动脉,引流静脉早期出现于动脉期摄片上、扭曲扩张、导入静脉窦,病变远侧的脑动脉充盈不良或不充盈。

3. 磁共振成像 血管团、供血动脉和引流静脉均因"流空效应"而显示为黑色。

五、诊断

有自发性蛛网膜下腔出血或脑内出血的青年患者,特别是曾有局限性或全身性癫痫发作者应怀疑此病。

六、鉴别诊断

1. 海绵状血管瘤 是年轻人反复蛛网膜下腔出血的常见原因之一,DSA常为阴性;CT见蜂窝状的不同密度区伴钙化灶,可略增强,周围脑组织轻度水肿,很少有占位效应,无粗大的供血动脉或扩张、早现的引流静脉;需术中和病理与隐匿性动静脉畸形鉴别。

2. 癫痫 栓塞的脑动静脉畸形常有顽固性癫痫,可有偏瘫和小脑共济失调,因DSA阴性常误诊为癫痫;但常在蛛网膜下腔出血后发病,CT除脑局灶性萎缩形成的大片低密度区外,还可见小片钙化影混杂于低密度区周围。

3. 胶质瘤 血供丰富的胶质瘤可引起蛛网膜下腔出血,DSA也可见动静脉交通和早期出现的静脉,但尚可见明显的占位效应,无增粗、扩大的供应动脉,引流静脉不扩张、迂曲;且发展快、病程短、常有颅高压和神经功能缺失症状,CT和MRI可明确。

4. 转移瘤 绒毛膜上皮癌和黑色素瘤等脑转移者可有蛛网膜下腔出血,且DSA可见丰富的血管团和早期出现的静脉;但年龄大、病程短、进展快、血管团多呈不规则的血窦样、病灶周围水肿明显伴血管移位、可发现原发灶。

5. 脑膜瘤 血管母细胞型脑膜瘤可有类似的临床和DSA表现,但占位迹象明显,无增粗的供血动脉和扩张的引流静脉,供血血管呈"抱球状"包绕于瘤的周围,CT见明显增强的肿瘤、边界清楚、紧贴于颅骨内面、与硬膜黏着、可有颅骨受侵。

6. 血管网状细胞瘤(血管母细胞瘤) 多呈囊性,小的瘤结节位于囊壁上;血供多围绕于瘤的四周;CT见低密度的囊性病变,增强的瘤结节位于囊壁一侧;可伴红细胞增多症和血红蛋白异常增高。

7. 颅内动脉瘤 蛛网膜下腔出血的第一位病因,根据典型临床表现和DSA可明确。

8. 静脉性脑血管畸形 少见,位于四叠体部位或第四脑室附近者可阻塞导水管或第四脑室而引起梗阻性脑积水,脑血管造影可见一根粗的静脉带若干侧支,CT 为能增强的低密度病变。

9. Moyamoya 病(烟雾病） DSA 见颈内动脉和大脑中动脉有闭塞,大脑前、后动脉有逆流现象,脑底部有异常血管网,未见回流静脉。

七、治疗

（一）原则

脑动静脉畸形的主要危害为出血和"盗血",二者均可引起严重的后果,最合理的治疗手术全切除;对低级别的动静脉畸形只要患者有决心便可考虑全切术;但级别较高者因病变范围过于广泛或部位险要而必须权衡手术利弊、慎重对待,抽搐或轻度的局灶性神经功能障碍均不是手术指征,病变反复出血才为手术指征。

（二）非手术治疗

1. 适用于 3 级以上的动静脉畸形、未出血的其他病例和因故暂不适合手术的病例。

2. 内容包括调节日常生活（避免情绪激动、禁烟酒、疏通大便、改善睡眠、降低血压、卧床 4~6 周）、控制癫痫、对症治疗和防止再发出血。

（三）手术治疗

1. 动静脉畸形全切除 为最合理的首选治疗方案,术前应明确主要的供血动脉和引流静脉的数目、部位、来源、大小和对侧参与供血的情况;术前腰穿置管以便术中控制颅压;足够大的手术切口以便显露主要的供血动脉;必要时术中临时阻断供血动脉并静滴脑保护剂;充分利用动静脉畸形周围的脑软化灶和胶质增生带;遵循先切断动脉、再处理小静脉、最后是大的主要引流静脉的程序。

2. 供血动脉结扎术 适用于 3~4 级和 4 级以上、不能手术切除又常有出血的动静脉畸形的姑息性手术,或作为巨大动静脉畸形切除术中的前驱性手术;结扎后可明显缩小,但仍有其他脑动脉再供血而导致出血的可能。

（四）介入治疗

人工栓塞术和血管内手术（脱离球囊导管、电解可脱弹簧圈）适用于不能手术切除者,以及巨大动静脉畸形切除前的准备。

（五）放射及放射外科治疗

1. 适应证 手术切除困难或风险较大者,患者年龄较大或伴有其他系统疾病而难以耐受手术者,手术未成功或术后有较大残留者,以及患者拒绝手术者。

2. 放疗方法 立体定向回旋加速器氢离子放射外科、立体定向回旋加速器 Bragg 峰质子束（光子）放射外科、立体定向回旋加速器中子束放射外科和

立体定向聚焦伽马射线放射外科(伽马刀治疗)

3. 治疗效果 可减少出血的风险并维持正常生活,可作为脑深部和不能手术者的选择。

4. 并发症 出血、短暂的脑放射反应(脑水肿、放射性脑部、脑功能障碍)、永久性脑功能障碍和放射性脑坏死等。

(六)临床治疗进展

脑 AVM 的治疗手段包括:外科手术切除、伽马刀治疗和介入治疗。手术切除 AVM 是最彻底的治疗方法,但对于高级别 AVM 手术,切除并非首选,其存在较大的难度和风险,并发症和后遗症发生率较高。伽马刀治疗仅对小型 AVM 疗效较好。既往认为介入治疗不容易达到完全栓塞,但近年来,随着新技术、新材料的进步,治愈性栓塞率逐渐提高。但在更多情况下,多种治疗方式联合的综合治疗已成为 AVM 治疗的主要方向。而对于未破裂的 AVM,ARUBA 研究显示随访观察的死亡及并发症的发生率比介入治疗更低。

1. FLOW 800 彩色荧光术中造影的应用 ICG(一种眼底荧光造影)荧光造影已经在脑血管病手术中广泛应用,但是传统的 ICG 荧光造影无法对血流动态进行精确定量的评估。而术中脑血流的实时分析对精确判断血管结构、动态血流变化、保证手术安全和提高手术效率十分重要。FLOW 800 彩色荧光造影是基于 ICG 荧光造影的新型分析性成像技术,通过"彩色地图"和"强度 – 时间曲线"来对局部血流进行客观及定量的评估。一项研究纳入了 2013 年 9 月至 2014 年 8 月收治于中国人民解放军总医院神经外科的 9 例 AVM 患者。在 AVM 切除术中,分别于 AVM 切除前、AVM 切除后两个时期行 ICG 荧光造影及 FLOW 800 分析。记录 FLOW 800 特异性血流参数,包括"最大强度"、"延迟时间"、"通过时间"和"脑血流指数"来评价 AVM(供血动脉、畸形血管团及引流静脉)及其邻近和远隔脑组织血流动力学改变。发现 FLOW 800 技术能对神经血管手术的术中血流动态进行快速、有效的评估,并能有效提高手术安全性。

2. 脑 AVM 介入栓塞进展

(1)不同介入栓塞材料应用效果比较:我国学者在脑 AVM 介入栓塞治疗方面也进行了许多探索。对 2006 年 1 月至 2012 年 1 月在珠江医院行介入治疗的 138 例脑 AVM 进行回顾分析,包括 α– 氰基丙烯酸丁酯(Glubran)栓塞治疗组 78 例,共 146 次栓塞;次乙烯醇分了聚合物、二甲基亚砜及钽粉的混合物(ONYX)栓塞治疗组 60 例,共 112 次栓塞。总结患者住院记录、手术记录、脑血管造影等资料,分析比较 ONYX 和 Glubran 两种栓塞材料的治疗效果及并发症。结果发现 ONYX 和 Glubran 在脑 AVM 的栓塞治疗中总体治愈率和并发症发生率相似。两者均可以作为脑 AVM 血管内栓塞的栓塞剂的选择。

（2）脑 AVM 介入栓塞预后的影响因素：有学者对 80 例接受了介入栓塞的 AVM 患者随访 60 个月，通过对年龄、性别、畸形团直径、静脉引流类型、栓塞面积等因素进行多变量分析来确定影响因素与介入栓塞手术预后的关系。通过 logistic 回归分析发现：年龄、畸形团直径、AVM 伴发动脉瘤、栓塞面积和引流静脉类型等因素可能与颅内出血有关。栓塞面积、畸形团直径、AVM 伴发动脉瘤是影响患者预后的危险因素，而年龄和引流静脉的类型对预后影响不大。经过 Kaplan-Meier 分析，栓塞面积和畸形团直径的生存曲线提示：与栓塞面积≥50%、畸形团直径 <3cm 相比，栓塞面积 <50%、畸形团直径≥3cm 的患者预后更好（ $P<0.05$ ），但尚需进一步研究。

（3）AVM 的综合治疗，大大降低手术风险和提高治愈率：对于大型和 Speztler-Martin 分级高级别的 AVM，无论手术、栓塞和伽马刀单一治疗均难以治愈并伴随较大风险。近年来，越来越多的研究证实，发挥三种治疗方式各自的优势，采用联合治疗模式，可大大提高治愈率，并降低治疗风险。如术前部分栓塞 + 手术切除、部分栓塞 + 伽马刀、多次伽马刀 + 手术切除，以及栓塞 + 伽马刀 + 手术切除等综合治疗模式，取得很好效果，甚至使得一些以往无法治疗的病例得以治愈。

（4）复合手术在 AVM 治疗中的应用：对于复杂颅内动脉瘤、颈部和脑动脉狭窄和 AVM，传统的外科干预往往风险极高，复合手术应运而生，在复合手术室内实施血管内和显微外科联合手术，给复杂难治性脑血管疾病提供了一个新的治疗途径。随着复合手术室技术和设备不断进步和完善，使得复合手术的应用也越来越广泛，取得了良好的治疗效果。有学者报道了在复合手术室显微外科联合血管介入手术治疗复杂脑 AVM 的临床经验。这种手术治疗模式看似复杂，然而在实施过程中，各手术环节转换顺畅、简便，介入和外科手术相互补充。借助于术中 DSA 和介入栓塞提供的有利条件，有效降低了手术切除 AVM 的难度，可最大限度地切除 AVM，减少手术出血和脑组织损伤，从而降低手术风险、降低手术致残率和死亡率。

第八节　心源性脑血管病的防治

一、概述

在脑血管病的发病病因中有一类是由心脏病所造成的，被称为心源性脑卒中。心源性脑卒中占急性脑卒中的 20%，心源性脑卒中常造成较大血管的闭塞,因此较非栓塞机制的脑卒中类型其造成的神经功能缺损症状要更严重。心源性栓塞也是脑梗死急性期院内死亡率最高的一种卒中类型。

二、病因及发病机制

由心脏到脑的栓子由以下几种机制来源:左心室扩大或者其他原因造成的结构变化使血液淤滞进而形成血栓,异常的瓣膜如钙化其表面所释放的物质;由静脉至动脉的反常栓塞。其中房颤是心源性脑卒中最常见的原因,且其发病率随着年龄的增长增加。除了房颤,其他常见的可造成心源性栓塞的原因包括:急性心肌梗死、左心室血栓、心肌病变、心脏瓣膜病及卵圆孔未闭等。

三、临床表现

临床中任何年龄均可发病,患者多有风湿性心脏病或心房颤动。一般无发病诱因,也少有前驱症状。脑栓塞是起病速度最快的一类脑卒中,症状常在数秒或数分钟达到高峰,多为完全性卒中。偶尔病情在数小时内进展,症状加重。心源性卒中是心源性栓子导致的心源性脑栓塞,可致流域性梗死和分水岭梗死,心源性栓子不仅致心源性卒中(含小卒中),也可致短暂性脑缺血发作(TIA)。起病后多数患者有意识障碍,但持续时间较短。当颅内大动脉或椎-基底动脉栓塞时,脑水肿导致颅内压升高,短时间内患者出现昏迷。脑栓塞造成急性脑血液循环障碍,引起癫痫发作,其发生率高于脑血栓形成。发生于颈内动脉系统的脑栓塞约占80%,而发生于椎-基底动脉系统的约占20%。临床症状取决于栓塞的血管及栓塞位置。约30%的脑栓塞为出血性梗死,可出现意识障碍突然加重或肢体瘫痪加重。

四、辅助检查

可用头部CT及MRI,显示栓塞部位和范围。

还应常规进行心电图、胸部X线片和超声心动图检查。特殊检查还包括24小时动态心电图监护、经食管超声心动图等。颈动脉超声、颈部血管MRA和DSA检查对评价颅内外动脉的狭窄程度和动脉斑块有意义。

五、心源性脑血管病诊断要点

大面积或急性多发梗死灶,高危心源性栓塞证据。增加新发房颤检出办法包括连续多次的心电图检查、Holter和延长心电监测时间,超声心电图附壁血栓不是必要条件,排除动脉粥样硬化性狭窄或其他能引起多发梗死的病变,进行脑动脉影像学检查。

六、治疗

早期的治疗及药物控制尤为重要。通常心源性栓塞临床表现较重,且具有早期复发的倾向,长远来看其复发率及病死率都高于其他类型的栓塞。现有的证据并不支持常规的抗凝治疗,抗凝治疗所相关的出血风险以及监测方式都促使人们研究替代的治疗方法。新型抗凝药物包括低分子肝素、普通肝素、Xa因子抑制剂以及直接凝血酶抑制剂如达比加群、利伐沙班,同时也没有食物药物相互作用。就预防而言抗凝治疗要优于抗血小板治疗,最近的研究证实,华法林与新型的凝血酶抑制剂达比加群在预防心源性栓塞中,后者可达到同等的治疗效果且具有更小的颅内出血的风险,未来研究的方向在于找到新的可以替代华法林的直接凝血酶抑制剂。

七、预防

预防心源性栓塞的关键在于早期发现其危险因素,伴有呼吸困难的患者需考虑有无心肌梗死、心绞痛及心力衰竭,而在咳嗽、打喷嚏、大便后出现的短暂性脑缺血症状则提示心内分流及其他可能的栓塞来源,这种情况下行心脏彩超及发泡实验以及其他研究心内分流的检查方法有助于发现这种潜在的心源性栓塞。早期发现及治疗房颤仍是预防心源性栓塞最好的方法,心脏磁共振是一种新兴的技术,它揭示了一些超声心动图所没有发现的可以造成心源性栓塞的原因,因此可以作为一种新的帮助诊断心源性栓塞的工具。

第九节 颈动脉脂肪斑块的防治

一、概述

颈动脉斑块是沉积于颈部血管内膜下的脂性团块样物,其形成与高脂饮食高血压有直接关系,好发于颈总动脉分叉处,目前认为与老年人缺血性脑卒中的发生密切相关。其引起缺血性脑卒中的机制可能为:斑块增大致颈动脉管径狭窄引起颅内低灌注及斑块脱落形成栓子,导致颅内动脉栓塞。临床上通过对颈动脉的狭窄程度及斑块的形态学测定,来对颈动脉斑块进行评价,判断其危害性。常见的表现是头晕,头痛,晕厥,短暂性脑缺血发作,缺血性脑卒中等。

二、病因

1. 血脂超标和失调　①血脂和低密度胆固醇（LDL–C）超标,脂质沉积于动脉内膜,内膜纤维结缔组织增生,局限性增厚,形成粥样斑块。②动脉粥样硬化 – 大动脉斑片状内膜增厚为特征的病变。内膜下脂质沉积,平滑肌细胞和纤维基质成分增殖,最终逐步发展形成 AS 斑块。③氧化型低密度脂蛋白胆固醇（OXLDL–C）沉积于皮下的间隙,发生一系列炎症反应,炎症细胞会吞噬OXLDL–C,血管周围细胞发生增殖和纤维化增加,在皮下生成泡沫细胞,从构成斑块的髓核,最后形成斑块。

2. 血小板聚集　血小板可刺激血液中的纤维蛋白,互相交织成纤维蛋白网起到止血凝血作用,所以血小板本身就有致斑块的作用。

3. 高血压　高血压是促进动脉粥样硬化发生、发展的重要因子。高血压致使血液冲击血管内膜,导致管壁增厚、管腔变细。管壁内膜受损后容易使胆固醇、脂质沉积,加重动脉粥样斑块的形成。因此,高血压是动脉粥样硬化的危险因子。颈部的血管壁上有斑块形成,在颈动脉分叉处侧壁及弯曲处的内侧壁和颈动脉窦部,这些部位的血液受血管角度的影响形成湍流等非层流状态,从而易使内膜受损,有利于脂质沉积和血小板聚集,形成粥样病变。

4. 其他　其次容易诱发颈动脉粥样硬化斑块形成的因子包括:年龄增长、吸烟、血脂异常,尤其是低密度脂蛋白胆固醇（LDL–C）升高、血糖异常升高、缺乏锻炼、身体内经常有炎症、同型半胱氨酸升高、饮食不健康等。这些因素会使动脉硬化斑块加速发展或提前出现,也会更多地使动脉粥样硬化的斑块发生"火山喷发",诱发脑血管疾病,因此,良好控制这些因素反过来就可以治疗和延缓颈动脉粥样硬化的发生和发展

三、临床表现

根据是否产生相关的脑缺血症状,分为有症状性和无症状性两大类（同颈动脉狭窄）。

（一）症状型

1. 短暂性脑缺血发作（TIA）可表现为一过性单侧肢体感觉、运动障碍、单眼失明或失语等,一般仅持续数分钟,发病后 24 小时内完全恢复。发作过后查体无明确阳性体征,影像学检查无局灶性病变。

2. 缺血性脑卒中　常见临床症状有一侧肢体感觉和（或）运动障碍、失语,严重者可出现昏迷。查体可有相应神经系统定位体征,影像学检查可见局灶性病变。

（二）无症状型

许多颈动脉硬化性疾病患者临床上没有任何神经系统症状或仅有一些非特异性表现，如头晕、头痛、晕厥等。

四、检查

（一）多普勒超声

目前首选的无创性颈动脉检查手段，广泛应用于颈动脉硬化病变的筛查及随访。不仅可以显示斑块的部位和大小、管腔狭窄部位和严重程度，还能进行血流动力学测定，并可对斑块进行形态学评价。彩色多普勒超声通过检测颈动脉内膜中层厚度（IMT）来确定是否有动脉粥样硬化斑块形成。正常 IMT 应小于 1.0mm，IMT 在 1.0~1.2mm 间为内膜增厚，大于 1.2mm 为斑块形成。超声下根据形态和回声特点，斑块可分为：①低回声脂质性软斑；②中等回声富含胶原组织的纤维性扁平斑块；③强回声伴声影的钙化性硬斑块；④回声强弱不等的溃疡性混合型斑块。其中，软斑、扁平斑和混合斑属于不稳定斑块，是引起缺血性脑卒中的重要原因之一。

（二）经颅多普勒超声（TCD）

另一项无创检查手段，可显示颅内外动脉的狭窄部位、程度、血流速度、血流方向及是否有侧支循环开放等，经常与多普勒超声联合应用于颈动脉狭窄的诊断及术后评估。

（三）CT 血管造影（CTA）

CTA 对颈动脉狭窄的判断准确性高于多普勒超声，但对斑块的形态学显示欠佳，目前广泛应用于狭窄的诊断，可作为术前诊断和制定治疗方案的重要依据。

（四）磁共振血管造影（MRA）

可清晰显示颈动脉及其分支的三维形态和结构，并重建颅内动脉影像，对狭窄程度较重的病变判断敏感性高，但价格相对较高，体内有金属植入物（如金属义齿、起搏器或金属假体等）者禁行此检查。

（五）数字减影血管造影（DSA）

DSA 是诊断颈动脉狭窄的金标准，可详细评价病变的部位、范围、程度以及侧支形成情况，但因属有创操作、价格昂贵、风险较高，临床上很少单纯用于检查。

五、治疗

颈动脉硬化性疾病的治疗包括生活方式的改变、药物治疗和手术治疗。

（一）生活方式的改变

包括戒烟、加强锻炼、控制体重、低盐低脂饮食等。

（二）药物治疗

1. 控制血压、血糖、血脂

2. 抗血小板治疗 预防性应用抗血小板药物可显著降低缺血性脑血管疾病的发生率，可每日口服阿司匹林或氯吡格雷。

3. 强化降脂治疗 多项临床研究均证实他汀类药物可稳定斑块、显著降低心脑血管事件的发生率和病死率，可根据患者 LDL-C 水平及是否合并其他缺血性脑卒中危险因素，酌情使用他汀类药物控制血脂。服用过程中需定期监测肝酶、肌酶的变化。我们以通心络、阿托伐他汀与脑超声波治疗颈动脉脂肪斑块。其方法是研究组：口服通心络每次 4 粒，每日三次；阿托伐他汀 10mg 每日 1 次，同时常规给予脑超声波 SUT-800 型，超声输出频率 800kHz，声强 0.75~1.25w/cm² 治疗每日一次，每次 30 分钟，10 天一个疗程，间隔一周再进行第二个疗程，6 个月观察疗效。他汀组：口服阿托伐他汀 20mg 每日一次，另加脑超声波治疗同研究组，6 个月后观察疗效。通心络组：口服通心络每次 4 粒，每日三次，连续服用 6 个月，并同时给予脑超声波治疗同研究组。研究结果表明通心络、阿托伐他汀与脑超声波治疗不仅能消融稳定脂肪斑块，还能减少他汀类药物用量及他汀类药物的关节肌肉痛肝功能损害等不良反应。

（三）手术治疗

手术治疗的目的是预防缺血性脑卒中的发生。临床上，医生会根据颈动脉斑块导致血管狭窄的程度、斑块的稳定性，结合患者的症状、基本情况决定是否手术及采用何种手术方式。

1. 颈动脉内膜剥脱术（CEA） 手术剥离增厚的颈动脉内膜及硬化斑块，多在全麻下进行，要求患者无较严重的心、肺或其他系统性疾病。

2. 颈动脉支架置入术（CAS） 为微创手术，于病变位置放置支架，撑开狭窄的血管壁，使病变的血流恢复通畅，局部麻醉下即可完成，适合合并严重基础疾病无法耐受全麻手术的患者。术前 3~5 天需口服阿司匹林和氯吡格雷双重抗血小板治疗。目前认为 CAS 的远期通畅率与 CEA 相同。

六、预防

颈动脉硬化性疾病的预防，主要是养成良好的生活方式，积极控制危险因素。如合理饮食，限制盐、脂肪摄入量；加强锻炼，控制体重；控制血压、血糖、血脂等。

第十节 青年人脑血管病的防治

一、概念

青年人脑血管病是指 18~45 岁之间青年人发生的脑血管疾病。随着生活方式、饮食结构和疾病谱的变化,我国青年脑卒中发病率有逐年上升,发病年龄越来越年轻化的趋势,给家庭和社会带来沉重负担。国内外研究发现,青年脑血管病的发生是多种因素共同的结果,且多数可通过健康的生活方式,定期体检,常规筛查等手段避免或延缓脑卒中的发生,从而提高生活质量。

二、流行病学

欧美发达国家的青年脑血管病约占全部脑血管患者的 5%~8%。青年脑血管病在我国及发展中国家约占全部脑血管病患者的 10% 左右。高血压、高血脂、糖尿病、吸烟、嗜酒等是导致青年人过早出现动脉粥样硬化及致青年人脑血管病的主要流行病学因素,偏头痛、口服避孕药、缺少运动、高盐饮食等,是引起青年人脑血管病的相对常见的流行病学危险因素。

三、病因

青年脑血管病病因较多可分为:

(一)按人群发病表现形式分类

1. 主要导致老年人发病的传统的危险因素在青年人群中普遍提前。如动脉粥样硬化、高血压、糖尿病、心脏病、烟酒、肥胖、活动减少等,约占青年人脑卒中病因的 20%,列第一位。

2. 少见的,主要发病于年轻人群的表现形式,可再分为以下几类:脑血管畸形/先天发育异常;感染;自身变态反应;少见的心源性栓子;凝血功能亢进/出现异常成分;遗传基因突变;血管损伤等。

(二)以发病性质分类

1. 缺血性脑血管病 主要为脑动脉粥样硬化症和脑栓塞。引起以上原因高血压最多见,其次为高脂血症、吸烟和糖尿病,心源性栓塞;另有脑动脉炎,包括大动脉炎、变态反应性疾病、特异性感染、非特异性感染、非炎症性动脉病变,伴有全身性疾病(狼疮、Wegener 肉芽肿、结节性多动脉炎、风湿性关节炎等);脑血管痉挛;凝血障碍;高同型半胱氨酸血症;抗磷脂抗体综合征;

偏头痛;吸烟;口服避孕药是青年女性脑梗死的主要危险因素。

2. 出血性脑血管病　脑血管畸形;颅内动脉瘤;MoyaMoya 病;血液病;颅内新生物;脑淀粉样血管病等。

（三）其他类型

1. 脑血管畸形/先天发育异常　MoyaMoya 病、脑血管动静脉畸形/瘘、夹层动脉瘤;先天发育异常:血管壁纤维肌肉发育异常、颈动脉扭结、盘绕、发育不良和蜿蜒扩张等;新生物性血管内皮病等。

2. 感染　钩端螺旋体性血管闭塞性脑梗死;肉芽肿性动脉炎:结核,梅毒;感染性动脉炎:单纯疱疹病毒,支原体肺炎,疟疾,立克次体病,布鲁杆菌病,真菌病,AIDS 等;寄生虫感染:脑囊虫,肺吸虫等。

3. 自身变态反应多发性大动脉炎　系统性动脉炎:Wegener 综合征,风湿性动脉炎,结节性动脉炎;溃疡性结肠炎;胶原病等。

4. 心源性栓子少见的瓣膜病变　二尖瓣脱垂,瓣环钙化;感染性心内膜炎,恶病质,无菌性心内膜炎;风湿性心脏病,心房纤颤;病窦综合征;心房黏液瘤,心脏横纹肌瘤,心脏毛细血管纤维弹性组织瘤;扩张型心肌病;心脏手术或导管术后;房间隔、室间隔缺损伴反流,附壁血栓形成。

5. 凝血功能亢进/出现异常成分蛋白 C、S 缺乏　高纤维蛋白原血症,抗凝血酶Ⅲ缺乏,血小板增多症,血小板高聚集,DIC,镰状细胞贫血,β- 地中海贫血,阵发性睡眠性血红蛋白尿症(红细胞破裂后释放出促凝物质和补体),前激肽释放酶缺乏,酒精中毒;血液中出现异常成分:抗磷脂抗体,浆细胞病或骨髓增殖综合征时分泌的免疫球蛋白等;蛇咬伤。

6. 遗传基因突变 CADASIL　伴有皮质下梗死和白质脑病的常染色体显性遗传性脑动脉病;MELAS:线粒体脑肌病伴乳酸中毒和卒中发作;Fabry 病:弥漫性体血管角质瘤,家族性磷脂贮积病而影响血管;Marfan 综合征:蜘蛛指,眼病,心血管病如房室动脉瘤。

7. 血管损伤　颅脑外伤,手术,插入导管,穿刺等。

8. 代谢相关性危险因素　脂蛋白 a[Lp(a)]是与高血压、糖尿病、高血脂无关的脑卒中一个独立危险因素。许多青年脑梗死患者仅有 Lp(a)水平升高而无其他危险因素,而且 Lp(a)水平比老年患者明显增高。

9. 同型半胱氨酸血症　高同型半胱氨酸血症与心、脑血管疾病、大动脉栓塞、静脉血栓形成关系密切。血中同型半胱氨酸水平每上升 5μmol/L,脑卒中的相对危险度增加 1.5 倍。

10. 其他　颈部血管杂音意味着局部动脉粥样硬化形成,发生脑卒中的危险性明显增加。在西方人群中更明显;抗氧化维生素缺乏维生素 C、维生素 E 和胡萝卜素缺乏与血压升高和动脉粥样硬化有关,也可导致青年人脑卒中。

另有偏头痛,口服避孕药,Sneddon综合征,环枢椎半脱位,骨硬化病静脉血栓脱落,脂肪栓子,纤维软骨栓子,气栓,异物栓子,瘤栓,囊状动脉瘤远端栓子,羊水栓子。

四、临床表现

缺血性病变比出血性病变多见,但不如老年人比例悬殊。缺血性改变以大血管分布区多见,以蛛网膜下腔出血多见。脑出血时,部位广泛,主要局限于基底节区,丘脑部位。

常见疾病的临床表现如下。

(一)动脉粥样硬化

约占青年人脑梗死的20%,故仍是青年人脑梗死最主要的病因。多表现为头痛头晕肢体活动障碍;严重者出现意识障碍。

(二)代谢综合征(X综合征或胰岛素抵抗综合征)

代谢综合征是指糖尿病、糖耐量减低(IGT)或胰岛素抵抗伴随以下两项异常:动脉血压升高、血浆甘油三酯升高、腹型肥胖和微量白蛋白尿。多见于中老年人群,35岁以上随年龄增加而明显增多,是近年来青年人脑卒中增多、发病年轻化的主要原因,居青年脑卒中病因首位。病理改变及临床特点基本同老年人群。

(三)心源性脑栓塞

过去,风心病脑栓塞是心源性脑栓塞最常见的原因。但近年来二尖瓣脱垂和卵圆孔未闭、心律失常则为主要原因,其次为心肌病变和心房黏液瘤。患者女性多于男性,起病急,多为大脑中动脉供血区受损,预后较好。

(四)Moyamoya病/烟雾病/颅底异常血管网病

是指动脉造影示脑基底部的异常血管网酷似吸烟者吐出的烟团而得名。临床表现变异大:20岁以下患者以发作性肢体无力或偏瘫等缺血症状多见;20岁以上则多表现为蛛网膜下腔出血。确诊依靠脑血管造影。DSA和MR联合应用可更好显示血管病变和脑内小梗死灶。

(五)抗磷脂抗体综合征(APS)

在人体循环血清中存在一组能与负性或中性磷脂结合的免疫球蛋白。其中,与临床关系最密切的主要有抗心磷脂抗体(anticardiolipid antibody, aCL)、狼疮抗凝物(lupus anticoagulant, LA),其次还有抗磷脂酰肌醇抗体、抗磷脂酰丝氨酸抗体、抗磷脂酰胆碱抗体、抗磷脂酰甘油抗体、抗磷脂酰脂酸抗体。近年来研究发现这组自身抗体与血栓形成、血小板减少、反复流产有关。1983年由Harris和Hughes将此种情况定为抗磷脂抗体综合征(APS),此后确认这是一种独立的疾病。aCL与脑梗死关系密切。在临床上无任何自身免疫性疾病的脑梗死患者 aCL 阳性率明显高于正常人；且 aCL 阳性的脑梗死患者易复发，易导致血管性痴呆。因此，对青年人脑梗死患者应常规检查 aCL。

（六）蛋白 C 和蛋白 S 缺乏症

蛋白 C 系统是人体内重要的天然抗凝系统，由蛋白 C（PC）、蛋白 S（PS）、活化蛋白 C 抑制物（APC–I）、调节蛋白（TM）组成。其中，蛋白 C（PC）是中心环节。蛋白 C 缺乏症有先天性和获得性两种，获得性有三种原因：肝脏合成减少：见于严重肝脏疾病；消耗过多：DIC、大手术后、血栓形成；APC（活化蛋白 C 抑制物）形成障碍：重度感染、血管内皮损伤、ARDS、TM（调节蛋白）合成减少导致 PC 活化障碍。

（七）多发性大动脉炎

多发性大动脉炎是自身免疫反应所致的主动脉及其主干分支的慢性进行性炎症，主要侵犯主动脉弓、头臂动脉、颈总动脉、锁骨下动脉、肾动脉、肠系膜动脉等。东方人和女性常见，国人发病率高。受累动脉呈节段性内膜增厚，胶原纤维增生，动脉壁有慢性炎症伴淋巴细胞浸润，最终导致管腔狭窄、闭塞、血栓形成。临床上缺血性脑血管病可表现为：脑梗死、腔隙梗死、分水岭梗死。颈动脉及基底动脉皆可受累，甚至累及脊髓，造成截瘫。病程早期和急性期应用大剂量肾上腺皮质激素可抑制炎症过程，缓解病情。

（八）常染色体显性遗传病合并皮质下梗死和白质脑病（CADASIL）

该病于 1977 年由 Sourander 等首先描述：家族遗传性，中年起病，反复缺血性脑卒中发作并进行性加重，伴智力障碍为临床特征的非动脉硬化性、非淀粉样变性脑血管病。1993 年 Lasserve T 等将此病基因定位于第 19 号染色体短臂，并命名为伴有皮质下梗死和白质脑病的常染色体显性遗传性脑动脉病（CADASIL）。1996 年确定本病为 NOTCH3 基因错义突变。

1. CADASIL 诊断

（1）脑卒中发作（85%）：脑缺血发作（如短暂性脑缺血发作和缺血性卒中）是最常见的表现，见于 85% 的有症状 CADASIL 患者。发病年龄 30~70 岁，平均 46 岁。缺血发作表现为典型的腔隙性梗死（纯运动性卒中、共济失调性轻偏瘫、构音障碍 – 手笨拙综合征、纯感觉性卒中或感觉运动性卒中）。反复发生脑缺血发作常导致步态障碍、尿失禁和假性延髓麻痹。一些无症状的致病基因携带者脑 MRI 可发现梗死灶。多数学者认为这些病变最终将导致肢体残障和认知功能下降。

（2）认知功能障碍（或痴呆）：是第二常见的表现，约见于 60%（30%~90%，差异与年龄组有关）的患者。表现为发作性记忆力、注意力、执行和视空间功能障碍，常伴有精神运动迟缓和兴趣范围的缩窄。认知功能下降多呈缓慢、阶梯式进展，逐步恶化，2/3 的患者约 65 岁前发生痴呆。

（3）情感障碍：也是最常见的精神症状，约见于 20%~30% 的 CADASIL 患者。部分患者可发展为重度抑郁。其他表现包括躁狂抑郁、躁狂、幻觉和妄想等，推测这与尾状核和豆状核的缺血损伤有关。CADASIL 患者可出现精神分裂症为罕见情况。

（4）先兆型偏头痛：偏头痛发作是本病最早的临床表现之一，约见于 30% 的患者，平均发生年龄为 25 岁，但偶有偏头痛发生在 20 岁以前的。先兆症状常涉及视觉和感觉系统。也有部分患者表现为偏瘫型偏头痛、基底动脉型偏头痛或只有先兆症状，有时很难与缺血发作相鉴别。偏头痛发作可能是反复缺血或者潜在的血管病引起并导致白质病变，也可能与脑的小动脉功能异常和软脑膜及皮质血管受累有关。总之，CADASIL 发生有先兆型偏头痛的机制尚未明了。

（5）其他表现：约 10% 的患者出现癫痫发作，偶有发生脊髓梗死和颅内出血的报道。

2. 辅助检查

（1）CSF 检查通常正常；无脑血管的危险因素；检查必须排除所有已知散发的、脑缺血的遗传性因素：凝血病、MELAS 综合征（线粒体肌病、脑病、乳酸酸中毒和卒中样发作）、Fabry 病、异常脂蛋白血症、脑淀粉样血管病和高胱氨酸尿症。在首先报道的家系中有 2 例存在免疫球蛋白病，但其他的家系中却未发现。

（2）神经影像学：有症状的患者 MRI 总有异常发现。T2 加权像显示均匀分布的点状和结节状高信号，尤其是侧脑室周围和半卵圆中心、基底节和脑桥等。病灶的空间分布有助于 CADASIL 的诊断，颞叶前部和外囊受累对于区分 CADASIL 和高血压引起的小血管病变有较高的敏感性和特异性。Markus 等发现本病 89% 的患者有中到重度颞叶前部受累，93% 有外囊受累。而长期高血压引起的白质缺血改变主要位于侧脑室周围。CT 扫描可能发现白质和基底节的病灶。因此，MRI 检查对诊断 CADASIL 病是重要的。脑血管造影一般无异常，偶有严重的小动脉狭窄。

（3）基因检查示：19 号染色体 NOTCH3 基因第 4 外显子错义突变。

3. 治疗　目前本病尚无特殊治疗

4. 病程与预后　CADASIL 的总病程即使在同一家系内差异也很大，部分患者直到 70 岁才出现症状，另一部分患者在 50 岁之前已有严重残障。平均发病年龄 45 岁，无性别差异，发病早的患者不一定进展快，从发病到死亡 3~43 年，一般病程为 10~30 年（平均 23 年）。

（九）其他

纤维肌肉发育异常；口服避孕药；夹层动脉瘤；偏头痛；MELAS。

五、青年人脑血管病的诊断

（一）首先找常见病因

（二）有无代谢综合征的危险因素

（三）血液成分异常

空腹血糖、糖耐量实验及同步胰岛素释放；血脂全项；血液流变学指标（纤维蛋白原，黏稠度）；凝血机制；血、尿 β2 微球蛋白；尿白蛋白排泄率；肥胖、BMI、腰臀围比；阳性家族史等；不良饮食习惯。

1. 血液黏稠度增高　真性红细胞增多症，白血病，血小板增多症，血浆纤维蛋白原增多症，镰状红细胞贫血，β- 地中海贫血（因血红蛋白异常，细胞僵硬，变形能力差，可阻塞微循环引起梗死）。

2. 凝血因子、血小板活性、抗栓障碍　蛋白 C、S 缺乏症？凝血机制异常？血小板高凝状态（β- 血小板球蛋白释放增多）。

3. 自身抗体、结缔组织全套　自身免疫性大动脉炎。

4. 抗磷脂抗体 aCLs（+）　ACLS。

5. 脂类代谢障碍　Lp（a），apoE 基因。

6. 脑血管畸形

7. MRA、DSA 检查　Moyamoya 病、AVM、动脉瘤。

8. 来自疫区，凝溶试验查钩端螺旋体抗体　钩端螺旋体性血管闭塞性脑梗死。

9. 既往史　口服避孕药；偏头痛。

10. 家族史及基因检查　MELAS、CADASIL。

六、治疗效果及预后较好

1. 急性期死亡率约 1%~7%，低于老年患者。

2. 治疗原则与老年患者基本相同。

3. 重点是全面检查、寻找病因、针对病因进行特异性治疗。

4. 恢复期要积极控制危险因素，防止复发。

参 考 文 献

1. 吴红霞. TIA 与脑梗塞关系的临床分析. 国际医药卫生导报，2009，15（4）：51-52.

2. 杨丽平，王璐琰. 短暂性脑缺血发作脑缺血耐受. 国外医学脑血管疾病分册，2004，1（2）：282-283.

3. 孟广军, 张泓. 急性脑梗死与 TIA 的关系探讨. 中国实用医药杂志, 2007, 2 (15): 27–28.

4. 陈胜云, 赵性泉. TIA 的新概念及其急诊处理. 中国临床医生, 2009, 37 (6): 20–22.

5. 孙四平. 小剂量尿激酶治疗 TIA 的疗效及其机制探讨. 山东医药, 2011, 51 (11): 109–110.

6. 韩仲岩, 赵仁亮. 对短暂性脑缺血发作及其和脑梗死关系的重新认识. 临床神经病学杂志, 2004, 31 (17): 401.

7. 吴雪梅. 腔隙性脑梗死 120 例临床分析. 蚌埠医学院学报, 2015, 40 (8): 1075–1076.

8. 高山. 论腔隙性脑梗死. 中国卒中杂志, 2011, 6 (5): 343 –346.

9. 唐纪清, 李井苟. 腔隙性脑梗塞 102 例临床分析. 南华大学学报: 医学版, 2001, 29 (5): 37 –38.

10. 马克春, 赵正和. 腔隙性脑梗塞 80 例临床分析. 中国医疗前沿, 2010, 5 (3): 59.

11. 苏玉玲. 120 例腔隙性脑梗死临床分析. 中外医学研究, 2010, 8 (11): 8 –9.

12. 赵超蓉. 同型半胱氨酸血症与脑梗死的研究进展. 实用中西医结合临床, 2012, 2 (58): 9–91.

13. 王杨. 同型半胱氨酸的致病机理及临床应用. 国际检验医学杂志. 2006, 27 (2). 137–138.

14. 张伟丽, 祝立薪, 孙凯, 等. 高同型半胱氨酸水平与脑卒中患者心脑血管事件再发风险的关系. 临床内科杂志, 2009, 10: 666–668.

15. 常桂娟, 李涛, 李南方. 原发性高血压与高同型半胱氨酸血症的临床分析. 中华心血管杂志, 2004, 16 (s1): 332–333.

16. 黄山. 高同型半胱氨酸血症与饮食结构的关系. 标记免疫分析与临床, 2012, 19 (5): 304–305.

17. 高娟, 高莉梅, 王景艳, 等. 高同型半胱氨酸血症与青年脑梗死的关系. 脑与神经病杂志, 2007, 15 (1): 49.

18. 程丝, 冯娟, 王宪. 高同型半胱氨酸血症治疗研究进展. 生理学进展, 2011, 42 (5): 329–331.

19. 沈建康. 脑血管痉挛的机制和防治. 国际脑血管病杂志, 2006, 14 (7): 481–493.

20. 唐圣桃, 邢英琦, 宋晓南, 等. 大脑中动脉狭窄或闭塞患者的预后随访观察. 中风与神经疾病杂志, 2008, 25 (4): 450–451.

21. 黄焕, 牛国忠. 脑梗死患者脑血管狭窄的分布及影响因素. 心脑血管病防治, 2009, 9 (5): 348–347.

22. 史怀璋, 李斗, 李慎茂, 等. 经 DSA 分析 1000 例缺血性脑血管病华人患者的病因特点. 中国脑血管病杂志, 2005, 2 (10): 437–440.

23. 丁建平, 华扬, 王拥军, 等. 急性缺血性脑血管病患者脑动脉粥样硬化的分布. 中国医学影像技术, 2001, 17 (1): 29–31.

24. 梁爱军. 颅内动脉瘤的研究进展. 实用临床医学 2012, 13 (3): 135–136.

25. 许百男, 孙正辉, 周定标, 等. 颅内多发动脉瘤的手术治疗. 中华神经外科杂志, 2005, 21 (8): 647–649.

26. 赵继宗, 袁葛. 颅内动脉瘤的手术入路. 中国临床神经外科杂志, 2001, 6 (2): 166–168.

27. 马欣,贾建平. 心源性脑卒中的抗栓治疗. 中国脑血管杂志,2006,3(9):385–387.

28. 姚菲,王一平. 心源性猝死相关危险因素分析及护理对策研究. 中外健康文摘,2011,8(27):309–310.

29. 李小鹰. 心源性卒中的识别与对策. 国际心血管病志,2006,33(4):214–216.

30. 张玉生,徐安定. 重视心房颤动筛查优化心源性卒中预防. 中华脑血管病杂志(电子版),2012,6(1):5–8.

31. 丁士芳,张梅,陈文强,等. 炎性指标和颈动脉粥样斑块稳定性与畸形脑梗死的关系. 中华神经科杂志,2006,9(39):580–582.

32. 张运. 通心络稳定易损斑块分子机制的研究进展 // 吴以岭. 络病学基础与临床研究 4. 北京:军事医学科学出版社,2008:6–7.

33. 焦岩,徐江涛. 阿托伐他汀治疗急性缺血性卒中患者颈动脉粥样硬化斑块的临床研究. 重庆医学,2012,41(6):550–551.

34. 王英,安振东. 颈动脉粥样硬化与缺血性脑血管病的关系探讨. 中国全科医学,2005,8(12):1005.

35. 王焕君,于文武,李严,等. 阿托伐他汀与脑超声波治疗对颈动脉脂肪斑块干预研究. 军事医学杂志,2011,35(12):946.

36. 刘葛霞. 青年人脑卒中的病因分析. 中国实用神经疾病杂志,2008,11(4):77–78.

37. 张红霞,鲍素霞,杨晓艳,等. 青年缺血性脑卒中与抗心磷脂抗体的关系. 中国实用医刊,2015,42(11):71–72.

38. 高顺元. 40 例青年人脑卒中病因流行病学分析. 中国实用医药,2007,2(29):84–85.

39. 岳新胜. 186 例青年脑卒中临床分析. Henan Univ Sei Teeh(Med sci),2010,28(1):37–38.

40. 罗国君,迟路湘,王云甫,等. 青年缺血性脑卒中患者脑血管病变的特点. 卒中与神经疾病,2006,13(3):163–165.

41. 袁云. CADASIL 的诊断与鉴别诊断. 中国神经精神疾病杂志,2007,33(11):641–646.

42. 王宁. CADASIL 的临床研究进展. 医学综述,2012,8(11):1704–1705.

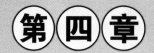

脑卒中筛查篇

第一节 概 述

脑卒中（俗称中风，包括脑梗死和脑出血）是一种急性脑血管病，具有发病、致残、死亡和复发率高的特点。据世界卫生组织统计，全世界每6个人中就有1个人可能患卒中，每6秒钟就有1人死于卒中，每6秒就有1人因卒中而永久致残。2008年公布的我国居民第三次死因抽样调查结果显示，脑血管病已成为我国国民第一位的死亡原因。更为严重的是，我国有糖尿病人约1亿，高血压患者2.2亿人，血脂异常者2亿人，超重和肥胖者2.4亿人，吸烟者3.5亿，卒中高危人群数量惊人。脑卒中的死亡率是心肌梗死的4~6倍，造成的经济负担却是心肌梗死的10倍！

为此国家卫计委（原卫生部）于2009年6月启动"脑卒中筛查与防治工程"。该工程工作目标意义：旨在深入宣传脑卒中预防知识，大力推广健康的生活行为方式，制定相关标准和干预准则，培养专业人才，指导临床规范筛查、循证施治、合理用药、组织科学研究等，通过全国各级医疗机构和广大医务工作者的共同努力，降低脑卒中的发病率和死亡率，节约并控制医疗费用等资源，探索我国慢病防治新途径，维护人民群众的健康权益。

目的：脑卒中筛查是早期发现脑卒中高危人群的有效方法，对高危人群实施规范化管理，能够有效地控制和减少危险因素，从而达到使脑血管病不发生（或推迟发病年龄）的目的，在脑卒中防控工作中起到非常重要的作用。

第二节　中国脑卒中防治现状

一、中国脑卒中发病形势严峻

（一）脑卒中患病率

原卫生部每 5 年在全国范围内组织一次国家卫生服务调查。根据调查结果显示,中国脑血管病患病率呈上升趋势,城市脑血管病患病率高于农村（图 4-2-1）。

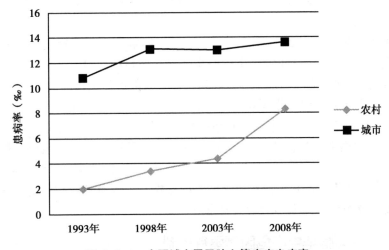

图 4-2-1　中国城乡居民脑血管疾病患病率

对 2011—2014 年度的筛查数据进行汇总,共纳入分析 40 岁及以上筛查人群 2 647 552 人,其中脑卒中患者 60 161 人。2011—2014 年度我国 40 岁及以上人群的脑卒中标化患病率逐年增加,从 2011 年度的 1.89% 增加到 2014 年度的 2.11%。汇总 4 年数据,男性脑卒中标化患病率为 2.14%,女性为 1.71%,男性高于女性。城市脑卒中标化患病率为 1.74%,农村为 2.10%,农村略高于城市。

（二）脑血管病死亡率

2017 年 1 月,中国脑卒中流行病学调查结果在美国著名杂志 *Circulation* 主刊发表。此项调查由中国国家科技部和卫生计生委疾病预防控制局支持,调查结果显示,脑卒中死亡（粗）率为 127.2/10 万,加权率为 85.9/10 万。年龄调整死亡率（用 WHO 世界人口）农村地区为 116.8/10 万,显著高于城市居民的 74.9/10 万。

（三）全球疾病负担研究

2010年全球疾病负担研究（Global Burden of Disease, GBD）在世界范围内按区域、年龄、性别和国家收入等对截至2010年的全球死亡人数、疾病和伤害等数据进行了比较，对人口健康问题进行了全球范围内详尽的阐述。中国数据显示，2010年脑卒中是中国第一位死亡原因。2013年发布的全球疾病负担报告的分析资料表明，在世界范围内，脑卒中已成为第二大致死疾病，严重威胁人类健康。在过去的20年里，高收入国家的缺血性卒中发病率降低13%，死亡率降低37%；而中低收入国家的出血性卒中发病率上升22%，缺血性卒中发病率上升6%。

（四）不同地区脑卒中患病率比较

我国脑卒中患病率存在比较明显的地域差异。总的来说，我国北部地区较南部地区脑卒中发病率高。卒中发病率在中国的显著区域性差异可能是由于各地区之间的高血压和肥胖患病率不同所导致，此外饮食习惯和气候差异也起到了一定作用。2013年31省市60万人群脑卒中患病情况调查资料统计结果分析结果显示，我国脑卒中患病率存在明显的区域性差异。自上世纪末到本世纪初期，我国脑卒中等慢性病占到了全部疾病负担的80%，而且未来还可能出现上升趋势。根据国家卫生计生委发布的《中国卫生和计划生育统计年鉴2014》显示，近年来我国脑卒中发病率呈现升高趋势，中国农村居民脑血管疾病发病率明显高于城市居民。2013年中国农村居民比城市居民脑血管疾病死亡率高19.6%。由于我国人口老龄化加速以及脑血管疾病危险因素控制欠佳，我国脑卒中发病率和死亡率迅速攀升。脑血管疾病目前已是中国疾病负担及医疗开销上升的最主要原因。

二、中国脑卒中高危因素亟待控制

20世纪90年代世界卫生组织（WHO）的全球调查表明，在影响人的健康和寿命的主要因素中生活方式和行为占60%，环境因素占17%，遗传因素占15%，医疗服务条件仅占8%（图4-2-2）。研究表明，通过生活方式的调整，可预防80%的心脑血管病和2型糖尿病、55%的高血压、40%的肿瘤。可以说，不良生活方式是引致慢性病发生的重要因素。

脑卒中是由多种因素导致的一种疾病。随着中国经济的快速增长，在过去的20~30年间，中国人的生活方式发生了很大变化，摄入热能过多、过量饮酒、膳食高盐、缺乏体力活动等不良生活方式普遍流行，吸烟率居高不下。调查研究证实，目前影响脑卒中的危险因素包括：高血压、糖尿病、血脂异常、心脏病、超重与肥胖、颈动脉重度狭窄、体力活动不足、酗酒等。2014年中国200余家医院脑卒中住院患者危险因素检出率统计分析显示，高血压、缺乏运动、低密度脂蛋白高处于前三位（图4-2-3）。

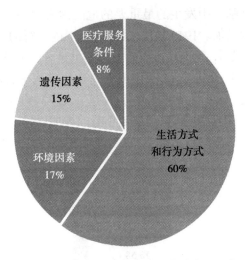

图 4-2-2　影响人的健康和寿命的主要因素

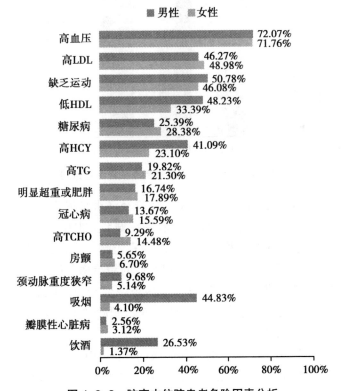

图 4-2-3　脑卒中住院患者危险因素分析

注：LDL：低密度脂蛋白；HDL：高密度脂蛋白；HCY：同型半胱氨酸；

TG：甘油三酯；TCHO：胆固醇

高血压是人群脑卒中发生的最重要的危险因素之一。随着血压增高,脑卒中发生相对危险增加。1949 年以来,全国范围内进行的 5 次大规模的高血压患病率抽样调查提示,我国高血压的患病率呈显著的上升趋势(图 4-2-4)。2012 年中国心血管病报告显示,我国成人高血压患病率为 24%,估计全国现患病人数为 2.66 亿,每 5 个成年人中至少有 1 人患高血压,比 1991 年增加 1 亿多,且男性患病率高于女性,患病率随年龄的增加而呈上升趋势。控制高血压是降低脑卒中发病率的重要环节,也是降低脑卒中致残率和死亡率有效的措施。

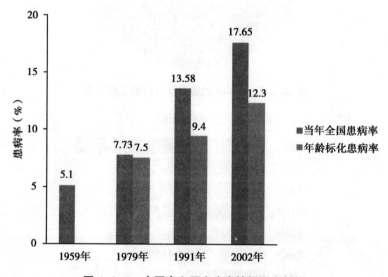

图 4-2-4　全国高血压患病率抽样调查数据

　　肥胖与脑卒中也有着密切的联系。随着经济水平提高,膳食方式的改变和体力活动强度的下降,我国居民的肥胖率在城乡人群中快速上升。2010 年全国疾病监测地区(DSPs)慢性病及危险因素监测显示,我国 18 岁及以上居民超重率 30.6%,肥胖率 12.0%。男性和女性的超重率和肥胖率差别均不大。城市居民超重率和肥胖率均高于农村。18~59 岁劳动力人口超重率 30.3%,肥胖率 11.8%;60 岁及以上老年人超重率 32.3%,肥胖率 12.5%。城市中年女性的肥胖率最高,为 17.8%。

　　糖尿病在中国是一个重大的公共健康问题。2010 年,中国国家疾病控制中心和中华医学会内分泌学分会对 18 岁以上人群糖尿病的患病情况进行调查,应用 ADA 2010 年的诊断标准[以糖化血红蛋白(HbA1c)≥6.5% 作为糖尿病诊断标准],则其患病率为 11.6%;应用 WHO 1999 年的诊断标准,显示糖尿病患病率为 9.7%。

2016年4月7日21世纪经济报报道：4月7日是一年一度的世界卫生日。世界卫生组织（WHO）发出警告，中国约有1.1亿名糖尿病患者，约占中国成年人总数的1/10。若不尽快采取行动，减少不健康饮食和缺乏运动等生活方式中的危险因素，预计该数字将在2040年增至1.5亿人，给民众健康和社会经济带来严重影响。

2012年，中国18岁及以上居民糖尿病的患病及管理情况调查结果显示：糖尿病患病率为9.7%，其中男性患病率为10.2%，女性为9.0%，男性高于女性，且随着年龄增加，糖尿病患病率呈上升趋势。

2002—2012年，我国3次糖尿病患病率调查结果汇总见图4-2-5。

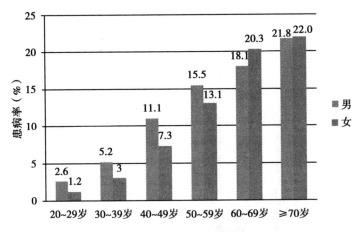

图4-2-5　2012年中国成人糖尿病患病率

血脂异常，特别是低密度脂蛋白和胆固醇升高是卒中的独立危险因素之一。2002年中国居民营养与健康状况调查显示，我国18岁以上人群血脂异常的患病率为18.6%。中年、老年人群血脂异常知晓率和检测率明显高于青年，城市明显高于农村（图4-2-6，图4-2-7）。

各种类型的心脏病都与脑卒中密切相关。心房纤颤（简称房颤）是脑卒中的一个非常重要的危险因素。发表于2004年中华内科杂志上的由胡大一教授领衔《中国首次房颤现状流行病学研究调查》显示我国心房纤颤患病率为0.61%。

瓣膜型房颤是最主要类型，男性总患病率高于女性。我国脑卒中一级二级预防中抗凝药物使用率显著低于国外。

颈动脉狭窄是缺血性脑卒中的常见发病原因。已有多项随机试验证实，颈动脉内膜剥脱术（carotid endarterectomy，CEA）能够有效降低颈动脉重度狭窄患者的卒中风险。

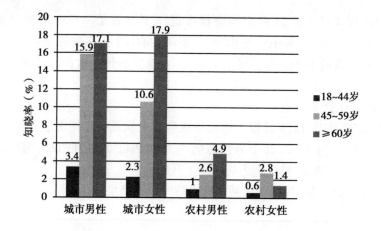

图 4-2-6 中国成人血脂知晓率

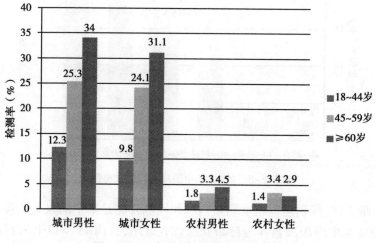

图 4-2-7 中国成人血脂异常检测率

吸烟与被动吸烟是中国人群脑卒中发病与死亡的独立危险因素。吸烟可加速动脉硬化,升高纤维蛋白原水平,促进血小板聚集,降低高密度脂蛋白(HDL-C)水平等。2009 年发表于《新英格兰杂志》上的关于吸烟对中国人群死亡率影响显示:大约有 11% 的急性缺血性脑卒中患者归因于吸烟,多因素分析显示,吸烟者缺血性脑卒中事件和出血性脑卒中事件的发病风险分别是不吸烟者的 1.37 倍和 1.21 倍。2010 年发布的全球成人烟草调查——中国报告中显示,2010 年中国 15 岁以上人群总吸烟率达到 28.1%,男性为 52.9%,女性为 2.4%(图 4-2-8)。被动吸烟同样有害,1996 年、2002 年、2010 年三次调查结果显示(图 4-2-8,图 4-2-9),中国近二十年被动吸烟暴露水平在增加。

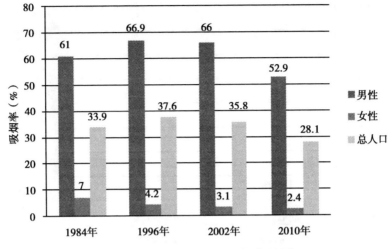

图 4-2-8　全国 15 岁以上人群吸烟率

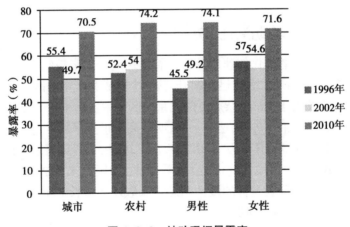

图 4-2-9　被动吸烟暴露率

　　酒精摄入量与出血性卒中有直接的剂量相关性。但对于缺血性卒中的相关性目前仍然有争议。

　　缺乏锻炼也是目前脑卒中高危因素之一。卫生部 2010 年全国疾病监测地区慢性病及危险因素调查结果显示,我国不锻炼人群占总人群的 85% 左右,经常锻炼人群仅占 12% 左右(图 4-2-10)。

　　综上可以看出,我国脑卒中危险因素控制仍不理想,我们应从改变不良生活方式,积极控制危险因素着手,有针对性地加强患者教育及基层医生培训,积极发展社区卫生医疗网络,进一步推动脑卒中规范诊治和早期干预,以防止和减少脑卒中的发生。

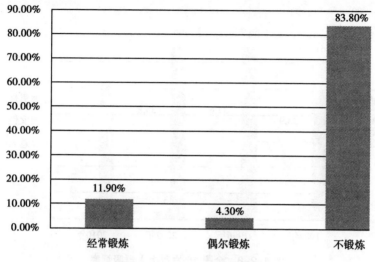

图 4-2-10　缺乏体育锻炼

三、中国脑卒中防治任务艰巨

由于我国人口老龄化加速以及脑血管疾病危险因素控制欠佳,我国脑卒中发病率、复发率和死亡率均迅速攀升,脑卒中已成为严重的医学和公共卫生问题。2008 年发表于 *Stroke* 杂志上的北京地区卒中发病率研究显示我国脑卒中的发病率正以每年 8.7% 的速度上升,明显高于世界平均水平,预计到 2020 年我国脑卒中患者多达 370 万。2011 年 7 月 26 日,世界银行发布的《创建健康和谐生活：遏制中国慢性病流行》报告指出：中国在未来 20 年里,40 岁以上人群中以心脑血管病为首的慢性病患者人数还会增长 2 至 3 倍,慢性病的快速增长主要集中在未来 10 年。

我国临床资料表明,医院门诊脑卒中患者中约 40% 是二次以上复发人群。北京地区的脑卒中复发率高达 27%。无论城市还是农村,各年龄组之间都有一个非常明显的上升。脑卒中患病人数正在非常显著的上升,即给国家带来的经济负担也更大。全国残疾人抽样调查表明脑卒中引起的肢体残疾是全部肢体残疾的第一位。2008 年统计我国每年县级以上医院用于治疗脑血管病的直接住院医疗费用约在 100 亿元人民币以上,加门诊等间接经济负担,每年花费超过 400 亿元人民币。可见中国脑卒中防控形势非常严峻。

目前国外卒中医疗体系较完善,卒中中心建设成熟完备,多学科协作诊疗高效,遵循指南进行规范化治疗。先进的远程医疗系统,使缺血性卒中患者时间窗内溶栓药物使用率提高（2011 年英国大伦敦地区溶栓率为 16%,加州太平洋医学中心 2014 年的溶栓率达 25%,其中静脉溶栓率 18%,动脉溶栓率

7%），显著改善患者预后。

我国脑卒中防治工作近年来取得了一定成效，但与国际相比仍存在巨大的差距。一是需完善远程诊疗系统，提高时间窗内溶栓药物使用率。二是要完善卒中中心建设，推进多学科协作的诊疗措施。三是加强对专科医生的规范化培训，尤其是提升关键技术的应用，切实推动指导规范和指南在全国范围内的执行。四是做好脑卒中健康宣教，增强民众的健康意识，加大脑卒中预防及筛查知识的普及，强化脑卒中及脑卒中警示症状的宣传，使早期有症状患者及时到医疗机构诊治干预。

第三节　国家卫计委脑卒中筛查与防治工程概况

脑卒中是一组以脑组织缺血及出血性损伤症状为主要临床表现的急性脑血管病，具有发病率高、致残率高、死亡率高和复发率高等"四高"特点。2008年公布的我国居民第三次死因抽样调查结果显示，脑血管病已成为我国国民第一位的死亡原因。世界卫生组织的 MONICA 研究表明，我国脑卒中发生率正以每年 8.7% 的速率上升，发病者约 30% 死亡，70% 的生存者多有偏瘫失语等残障。脑卒中严重危害着患者的生命健康，影响其生活质量，给患者及其家庭和社会带来沉重的负担，防控形势十分严峻。

脑卒中筛查与防治工作是我国一项重大的国民健康干预工程。2009年6月，"卫生部脑卒中筛查与防治工程"正式启动。原卫生部 7 个司局的相关领导，来自 29 个省、市、自治区卫生厅、局的领导和全国部分省市三甲医院的领导及专家共 270 余人参加。陈竺部长作了重要讲话，强调了脑卒中筛查与防治工程的重要意义，建议考虑将其列入健康中国 2020 战略的重大专项。他呼吁全国医务人员和广大新闻工作者要树立预防理念，学习有关知识，多做宣传，共同为降低我国脑血管病的发病率与死亡率而努力。

随后，原卫生部印发了《缺血性脑卒中筛查及防控指导规范（试行）》。医政司要求各省、市、自治区卫生厅局推荐，在全国范围初选了 60 家三级甲等医院，作为省级脑卒中筛查与防治基地，积极构建全国脑卒中筛查与防治体系，大力推进脑卒中筛查与防治工作。

中国医药卫生事业发展基金会捐助 200 万元，用于救助脑卒中筛查与防治工程开展过程中因经费困难而不能进一步筛查或治疗的患者。该会王彦峰理事长表示，支持这项利国利民的德政工程，呼吁更多的人奉献爱心，通过积极募集"脑卒中筛查与防治爱心基金",让更多的贫困人群得到及时的救助,为遏制脑卒中的发病做出贡献。

2010年5月,原卫生部召开了"脑卒中筛查与防治工程"相关技术及基地建设研讨会。全国人大常委、卫生部原副部长、中国工程院王陇德院士强调:近20年来,我国慢性病的发病率持续增高,特别是心脑血管疾病,已经成为威胁人民群众健康的重要危险因素。他做了《高危筛查+目标干预,尽快降低我国脑卒中发病、死亡和伤残之策》的报告,提出了构建我国脑卒中防控体系的设想和脑卒中筛查与防治策略。

医政司副司长赵明钢在讲话中指出,要从医学学科发展的长远规划上,建设脑卒中筛查及防治专业化、高水平的医务人员队伍。各级医疗机构和广大医务人员要积极推进脑卒中的防治工作,提高医疗质量,保障医疗安全。同时,以点带面,带动各级基层医院,尤其是社区医疗机构的脑卒中筛查及防治工作。

2010年8月,原卫生部成立了以陈竺部长为主任,马晓伟、尹力副部长、王陇德院士为副主任的"卫生部脑卒中筛查与防治工程委员会"。体现了卫生部对这项工程的高度重视和开展脑卒中筛查与防治的决心。

为进一步做好脑卒中筛查与防治工作,降低脑卒中发生率和死亡率,原卫生部决定将"脑卒中筛查及干预工程"更名为"卫生部脑卒中筛查与防治工程",并成立卫生部(现卫计委)脑卒中筛查与防治工程委员会,委员会下设专家组。

卫计委脑卒中筛查与防治工程委员会主要职责是:决定卫计委脑卒中筛查与防治工程的重大策略、事项和工作;审定相关工作计划、报告、方案等;组织卫生行政部门、医疗机构开展筛查与防治工作;组织开展学术交流、会议研讨等。

卫计委脑卒中筛查与防治工程专家组主要职责是:为卫计委脑卒中筛查与防治工程提供政策建议和技术支持;配合卫计委研究制订相关诊疗规范和技术标准;参与有关活动的组织、考核、验收、督导等工作;承担卫计委脑卒中筛查与防治工程委员会委托的其他工作。

目前,北京、天津、黑龙江、辽宁、吉林、上海、陕西、内蒙古、甘肃、云南、山东、江苏、湖北、福建、山西、四川、重庆、河南、宁夏、广东等省区市50余家医院,先后成立了由院长或主管副院长为组长的"医院脑卒中筛查与防治领导小组",各地市也有30余家医院成立了由院领导牵头的组织机构。这些医院积极制定工作计划,建立规章制度,组织多种形式的健康教育和专业培训,开展对高危人群筛查,规范临床干预,取得了一定实效。

脑卒中筛查与防治工程委员会检查考评了23家候选基地医院。已为首都医科大学附属北京宣武医院、首都医科大学附属北京安贞医院,复旦大学附属华山医院,天津市环湖医院授予"卫生部(现卫计委)脑卒中筛查与防治基地"。另对 19 家医院考评合格,准备予以授牌。

　　为各级基地医院授牌,是构建卫计委脑卒中筛查与防治网络体系的重要环节,不向医院收取任何名目的费用。基地医院挂牌,有利于促进医院相关学科的发展,推动医院事业的进步。

　　脑卒中筛查与防治是一项包括了规范筛查、健康教育与生活行为指导、内科科学用药、外科手术与介入治疗、康复医学、专科护理、疾病管理等多方面内容的系统性工程,为提高基本技能、规范医疗行为、更好执行相关医疗指南,由王陇德院士牵头负责,中华医学会、中华预防医学会、中国医师协会、中国康复医学会、中华护理学会等相关专业委员会的一批知名专家共同参与,编写了《脑卒中的健康管理》《脑卒中高危人群的筛查》《脑卒中的内科干预》《脑卒中外科干预及介入治疗》《脑卒中的康复指导》《脑卒中的专科护理》6 本教材。同时,还组织专家编写了《脑卒中百问》医学科普知识手册。

　　"中国脑卒中网(www.cnstroke.com)"作为卫生部脑卒中筛查与防治工程委员会的官方网站,及时反映工程的进展情况,宣传基地医院及脑卒中筛查与防治专家,普及脑卒中筛查与防治医学知识。

　　卫生部脑卒中筛查与防治工程,旨在深入宣传脑卒中预防知识,大力推广健康的生活行为方式,制定相关标准和干预准则,培养专业人才,指导临床规范筛查、循证施治、合理用药、组织科学研究等,通过全国各级医疗机构和广大医务工作者的共同努力,降低脑卒中的发病率和死亡率,节约并控制医疗费用等资源,探索我国慢病防治新途径,维护人民群众的健康权益。

第四节　国家卫计委脑卒中筛查及防治工程主要任务

国家卫计委脑卒中筛查及防治工程主要任务是:

　　1. 进一步完善我国"脑卒中筛查与防治指导规范",制定相关的准入标准、健康干预准则等。

　　2. 建立全国脑卒中筛查与防治网络体系。开展基地医院检查考评,以查促建。争取三至五年内,在全国各省及部分地级城市医院建立起 200~300 所脑卒中筛查与防治基地。

　　3. 开展科普宣教,普及脑卒中防治知识。面向社会开展脑卒中防治知识宣传,提高人民群众防范意识。尤其要提高医护人员对脑卒中危险因素的知晓率。基地医院要利用当地的广播、电视、报纸以及医院宣传栏、闭路电视、宣传册、壁报等做好宣教,要组织医院医护人员到城乡开展健康宣教活动。

4. 开展专业技术培训。根据基地医院实际,组织专家,以省级基地医院为依托,在全国范围内,分东部、中部、西部等区域开展专业培训,2011 年计划培训医务人员 3000 名。基地医院组织好本院医师培训,同时,负责区县医院和城市社区卫生中心、农村乡镇卫生院的培训活动。

5. 从人群保健、社区体检、医院门诊及住院患者开始,开展对高危人群的筛查,广泛推开 ABCDE 防治策略,及时干预、预防或缓解疾病的发展,争取 3 年内在全国筛查 100 万高危人群。

6. 募集"脑卒中筛查与防治爱心基金",用于对城乡贫困患者实施脑卒中诊治与手术救助。

7. 组织举办中国工程院"心脑血管病预防控制管理(院士)论坛"。请卫计委、中国工程院领导及王陇德院士、杨胜利院士、高润霖院士、张运院士、张伯礼院士、汪忠镐院士、周良辅院士、陈灏珠院士和 8 位我国心脑血管疾病相关领域的知名专家开展专题高层学术研讨。

8. 举办"每年一次的中国脑卒中大会"。大会设主论坛和"神经内科论坛"、"外科论坛"、"高血压与脑卒中论坛"、"糖尿病与脑卒中论坛"、"血管超声与 TCD 论坛"、"介入治疗论坛"、"颈动脉干预实践论坛"、"影像论坛"、"康复论坛"、"护理论坛"、"脑卒中基地医院管理论坛" 11 个专题论坛。探讨我国脑卒中筛查与防治战略,探索我国慢性病防治新途径和新方法,为降低我国心脑血管病发病率和死亡率共商良策。

9. 开展科学研究。使用统一的 CRF 表格,收集高危人群和患者信息数据,建设全国统一数据库,对脑卒中疾病进行危险评估研究。

第五节 脑卒中筛查的意义

脑卒中是一组以脑组织缺血或出血性损伤症状和体征为主要临床表现的急性脑血管病。该病呈"四高"(发病率高、致残率高、患病率高和死亡率高)的特点,不仅危及患者的生命,还严重危害患者的健康,并影响其生活质量。同时该病也给患者及其家庭和社会带来沉重的医疗、经济和社会负担。美国 2008 年由于脑卒中所导致的相关损失就达 65.5 亿美元。目前,我国每年用于治疗脑血管病的费用估计约 120 多亿元,再加上各种间接经济损失,每年因本病的总支出近 200 亿元。

2010 年完成的我国居民第三次死因调查结果显示,脑血管病已成为国民第一位的死因,死亡率高于欧美国家的 4~5 倍,是日本的 3.5 倍,甚至高于泰国、印度等发展中国家。根据北京安贞医院 20 年脑卒中病历资料分析,致死性卒中仅占 27%,大部分卒中患者存活且遗留偏瘫、失语等严重影响生活质量的残疾。脑卒中已对国民的生命健康造成严重威胁,并将大幅度增加疾病负担。当然,要预防脑卒中的发病,最根本的一点是要树立健康的生活方式,避免吸烟、过量饮酒、摄入过多的热能和身体活动不足而造成的肥胖和长期的牙周炎等危险因素。但是,对血管已有基础性病变的人群来讲,及早筛查出病因及病变程度,并给以适当的干预,即脑卒中的二、三级预防,仍应是一项重要的防控措施。例如对缺血行卒中的治疗,虽然超早期溶栓治疗(卒中后 3 小时之内实施)能够显著降低患者的病死率和致残率,但由于诸多原因,即使是在欧美等发达国家,及时溶栓率仍然相当低。在社区医院,只有 1.6%~2.7% 的缺血性卒中患者接受溶栓治疗;在市级医院或专科卒中中心,这一比例也仅为 4.1%~6.3%。因此,缺血性卒中发生后,再采用溶栓等治疗的效益是非常有限的。北京安贞医院的资料分析还表明,我国缺血性卒中的比例快速上升,缺血性和出血性脑卒中的比例从 1984 年的 1.25∶1 上升到 2004 年的 6.06∶1。在我国以往的心脑血管病防控工作中,对高血压的筛查和控制比较重视,但对引致缺血性脑卒中重要原因之一的颈动脉斑块造成的狭窄注意不够。因此,大量卒中前期的患者没有被及时发现并给以有效的干预。据北京宣武医院去年检查脑卒中、一过性脑供血不足和具有高血压、高血脂、糖尿病等高危因素的 4 万多例患者的结果分析,颈动脉斑块造成狭窄的阳性率高达 80%,重度狭窄符合外科手术指征的达 30%。美国缺血性与出血性脑卒中的比例约为 4∶1。多年来他们开展了广泛筛查和干预(美国已建成移动筛查网络,居民可就近在社区中得到筛查服务),目前颈动脉内膜剥脱术(CEA)已成为与阑尾、疝气手术并行的三大常见手术之一,年开展手术约 20 万例,卒中的死亡率大幅度下降,而我国目前仅有极少数医院能开展此类手术,年手术仅百余例。另外,世界卫生组织 2003 年的调查结果显示,北京复发性脑卒中的比例为 27%,居世界各国城市之首。我国学者对临床资料的分析表明,门诊的脑卒中患者中约 40% 为复发病例,说明如造成卒中的基础病变不被去除或予以控制的话,会再次或多次反复出现卒中。

近几年,国家卫计委组织了脑卒中筛查及干预试点工作。在试点中发现,许多患者由于颈动脉狭窄引致的卒中的体征,如肢体活动障碍 失语、听力减退甚至丧失、视网膜或黄斑病变以及视力明显下降等,在颈动脉狭窄解除后,均得到了明显改善和恢复。甚至在磁共振影像上已显示脑功能区部分坏死的患者,在解除颈动脉狭窄后,其已丧失的功能又出现恢复的奇迹。这些案例说明,我们以往对脑卒中的形成机制认识得还不够清楚,部分卒中患者的症状体征,包括视觉、听觉的部分问题,可能是由于颈部大动脉的狭窄而造成的脑部低灌注状态所引起。因此,通过对颈动脉状况的筛查,既可对狭窄不甚严重的患者及早给以行为指导或药物干预延缓其狭窄进展,又可对狭窄严重的患者采取介入或手术治疗,去除其发生卒中的病源,减少卒中的发生及其后的伤残。

第六节　脑卒中筛查防控目标和措施

要预防脑中风的发病,最根本的一点是要树立健康的生活方式,避免吸烟、过量饮酒、摄入过多的热能和身体活动不足而造成的肥胖等危险因素。但是,对血管已有基础性病变的人群来说,及早筛查出病因及病变程度,并给以适当的干预,即脑卒中的二、三级预防,仍应是一项重要的防控措施。

脑卒中是可预防、可干预的一类疾病。脑卒中筛查与防治是我国一项重大的国民健康干预工程。积极开展防控,群防群治,已成为当前我国一项刻不容缓的重大任务。脑卒中筛查与防治工作的目标和任务是:

1. 深入宣传脑卒中预防知识。

2. 大力推广健康的生活行为方式,建立并完善全国脑卒中筛查与防控网络体系。

3. 制定相关标准和干预准则,培养专业人才,指导临床规范筛查、循证施治、合理用药,开展科学研究。

4. 从保健人群、社区体检、医院门诊及住院患者开始,广泛推开 ABCDE 防控策略。A:降低血黏度;B:控制血压和体重;C:降低胆固醇、戒烟、开展支架及颈动脉内膜剥脱术;D:控制糖尿病、饮食调整;E:健康教育、体育锻炼。

第七节　脑卒中筛查与干预流程

脑卒中筛查与干预的流程是根据卒中的危险因素,按照规范的标准将卒中高危人群筛查出来,并针对可干预危险因素给予适宜性技术的治疗和严格的健康教育,预防卒中的发生或复发;对于非卒中高危人群,通过进行合理的健康指导和危险因素干预,防止卒中危险因素的发生和发展,降低卒中发生率。(图 4-7-1)

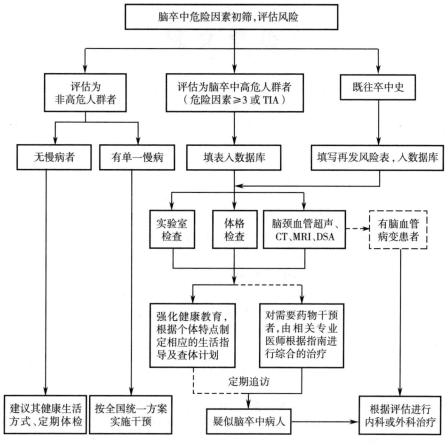

图 4-7-1　脑卒中筛查与干预流程图

第八节　脑卒中筛查今后任务及展望

随着我国各级政府及卫计委的高度重视,我们的脑防工作一定会取得显著成效。但在今后工作中我们的任务仍然非常艰巨,我们的工作任务是:①积极开展"卒中预防/筛查门诊"和"卒中随访门诊"建设;②推进脑卒中急诊绿色通道的建立;③推行多学科联合卒中诊治,积极开展卒中中心、卒中单元的制度化建设;④努力推动多种脑卒中诊疗技术的临床应用;⑤大力推进符合指征的缺血性卒中急性期溶栓工作;⑥在建立和完善上下联动、规范高效的三级脑卒中防治网络中发挥重要作用;⑦深入推广脑卒中诊疗流程和规范;⑧加强脑卒中高危人群的干预随访工作。

参 考 文 献

1. 王陇德. 脑卒中筛查与防治工程:关注动脉硬化的高危因素——探求尽快降低我国脑卒中发病、死亡和伤残之策. 中国医学前沿杂志(电子版), 2011, 3(3): 1-3.

2. 陈竺. 全国第三次死因回顾抽样调查报告. 北京:中国协和医科大学出版社, 2008: 1-214.

3. 张振汉, 程淑艳, 汪燕铭. 1729 例卒中高危人群颈动脉超声筛查结果分析. 中国卒中杂志, 2014, 9(8): 663.

4. 中华医学会神经病学分会脑血管病学组急性缺血性脑卒中诊治指南撰写组. 中国急性缺血性脑卒中诊治指南 2010. 中华神经科杂志, 2010, 43: 146-153.

5. 中华医学会神经病学分会脑血管病学 "缺血性脑卒中二级预防指南" 撰写组. 中国缺血性脑卒中和短暂性脑缺血发作二级预防指南 2010. 中华神经科杂志, 2010, 43(2): 154-160.

6. 赵冬. 我国人群脑卒中发病率、死亡率的流行病学研究. 中华流行病学杂志, 2003, 23(3): 236-239.

7. Zhao D, Liu J, Wang W, et al. Epidemiological transition of stroke in China: twenty-one-year observational study from the Sino-MONICA-Beijing Project. Stroke, 2008, 39(6): 1668-1674.

8. 刘晓婷, 李镒, 姜勇, 等. 2010 年我国居民脑卒中疾病负担. 中华预防医学杂志, 2012, 12(46): 1121-1123.

9. 国家心血管病中心. 中国心血管病报告 2015. 北京:中国大百科全书出版社, 2015: 76.

10. 国家卫生计生委统计信息中心. 第五次中国卫生服务调查分析报告. 北京:中国协和医科大学出版社, 2015: 42.

11. Longde W, Ling Y, Yang H, et al. Fixed-dose combination treatment after stroke for secondary prevention in China: a national community-based study. Stroke, 2015, 46(5): 1295-1300.

12. 中华医学会神经病学分会. 中国缺血性脑卒中和短暂性脑缺血发作二级预防指南 2014. 中华神经科杂志, 2015, 48(4): 68-74.

13. Wang Y, Xu J, Zhao X, et al. Association of hypertension with stroke recurrence depends on ischemic stroke subtype. Stroke, 2013, 44(5): 1232-1237.

14. 全军脑血管病流行病学协作组. 中国脑血管病流行病学研究. 北京:人民军医出版社, 1993: 1-240.

15. 陈竺. 全国第三次死因回顾抽样调查报告. 北京:中国协和医科大学出版社, 2008: 14-15.

16. 国家卫生和计划生育委员会. 中国卫生和计划生育统计年鉴 2015. 北京:中国协和医科大学出版社, 2015: 281-314.

17. 刘晓婷. 我国城乡居民脑卒中疾病负担研究. 北京:中国疾病预防控制中心, 2011: 15-39.

18. Zhou M, Wang H, Zhu J, et al.Cause-specific mortality for 240 causes in China during 1990-2013: a systematic subnational analysis for the Global Burden of Disease Study 2013. Lancet, 2016, 387 (10015): 251-272.

19. 路静, 徐玲, 翟屹, 等. 中国 1993—2008 年脑血管病直接经济负担研究. 中华流行病学杂志, 2014, 35 (11): 1263-1266.

20. 胡建平, 饶克勤, 钱军程, 等. 中国慢性非传染性疾病经济负担研究. 中国慢性病预防与控制, 2007, 15 (3): 189-193.

21. 张嫒, 刘新峰, 徐格林. 南京卒中注册项目的初步研究结果. 中国卒中杂志, 2006, 1 (1): 12-14.

22. 郝子龙, 刘鸣, 李伟, 等. 成都卒中登记方法及 3123 例患者基本特征和功能结局. 中华神经科杂志, 2011, 44 (12): 826-831.

23. Wang Y, Cui L, Ji X, et al. The China National Stroke Registry for patients with acute cerebrovascular events: design, rationale, and baseline patient characteristics. Int J Stroke, 2011, 6 (4): 355-361.

24. 唐美莲, 孙佳艺, 王薇, 等. 中国住院卒中患者院前危险因素水平及院前治疗控制现状. 中华内科杂志, 2015, 54 (12): 995-1000.

25. 中华医学会神经病学分会脑血管病学组 "卒中一级预防指南" 撰写组. 中国卒中一级预防指南 2010. 中华神经科杂志, 2011, 44 (4): 282-288.

26. 中国高血压防治指南修订委员会. 中国高血压防治指南 2010. 中华心血管病杂志, 2011, 39 (7): 579-616.

27. 中国成人血脂异常防治指南制订联合委员会. 中国成人血脂异常防治指南. 中华心血管病杂志, 2007, 35: 390-427

28. 中华医学会糖尿病学分会, 中国 2 型糖尿病防治指南制订委员会. 中国 2 型糖尿病防治指南 (2010 年版). 北京: 北京大学医学出版社, 2011.

29. 国家卫生计生委脑卒中筛查与防治工程委员会. 脑卒中筛查与防治技术规范. 中国医学前沿杂志 (电子版), 2013, 5 (9): 44-49.

30. 陈润勤. 脑卒中高危人群的筛查及健康教育干预. 卫生政策与管理, 2013, 51 (18): 121-123.

第五章

治 疗 篇

第一节　短暂性脑缺血发作与颅内动脉
支架成形及动脉内膜剥脱术

一、概述

短暂性脑缺血发作（TIA）是指颈内动脉系统或椎 - 基底动脉系统的短暂性血液供应不足，临床表现为突然发病的、几分钟至几小时的局灶性神经功能缺损，多在 24 小时以内完全恢复，而不留任何症状和体征，常可反复发作。根据我国六城市调查资料，TIA 的患病率为 180/10 万。TIA 的病因和发病机制，目前在认识上存在着分歧和争论。多数学者认为：TIA 是一种在动脉粥样硬化的基础上，由于某种原因致颅内小动脉管腔缩小，血流量降低，局部脑组织缺血，出现临床症状和体征；后因脑血管的自动调节和侧支循环的建立等原因，短期内脑缺血得以纠正，24 小时内完全恢复。另有与微栓子学说、脑血管痉挛、血流动力学改变学说、颈部动脉受压学说、血高凝状态学说、脑内、外盗血有关。

临床诊断并不难：可按全国第四届脑血管疾病学术会议的诊断标准确诊，即必须符合以下几点：①为短暂的、可逆的、局部的脑血液循环障碍，可反复发作，少者 1~2 次，多至数十次，多与动脉硬化有关，也可以是脑梗死的前驱发作。②可表现为颈内动脉系统和（或）椎 - 基底动脉系统的症状和体征。③每次发作持续时间通常在数分钟至 1 小时左右，症状和体征应该在 24 小时以内完全消失。④辅助检查提示动脉硬化，心电图异常，严重颈椎病或锁骨下动脉杂音，特别是多种结果阳性时，支持诊断。⑤必要时行颅脑 CT 或 MRI、MRA 及 DSA 检查协助诊断。

二、治疗

（一）病因治疗

查找原因和进行积极治疗,尤应加强对动脉粥样硬化等防治。

（二）药物治疗

1. 抗血小板聚集剂　可减少微栓子的发生。如无溃疡和出血性疾病者常用阿司匹林治疗,每日 50~100mg 不等,多数认为以较小剂量为宜。若长期服用剂量还可减少。如患者不宜用阿司匹林或服用阿司匹林疗效不理想者,可改用氯吡格雷(泰嘉)50mg 每日 1~2 次。

2. 抗凝治疗　对发作频繁、病情严重和逐次加重,且无明显影响抗凝治疗禁忌者,及早进行抗凝治疗对减少发作和预防脑梗死均有实际意义。

（1）肝素钠:影响血凝过程的各个环节,抑制各种凝血因子及凝血酶活性;具有对抗凝血酶促进纤维蛋白原转变为纤维蛋白的作用。另外可作用于血管内膜,促进内皮细胞释放组织型纤溶酶原激活剂,进一步促进纤溶;还可降低血小板的黏附反应和聚集。静脉给药 6000~12 500U,溶于 5% 葡萄糖液或生理盐水 500~1000ml,20 滴 / 分,维持 24 小时,每日 1 次,5~7 次为 1 疗程。用药过程中应定期检验患者凝血酶原时间,根据检验结果调整肝素用量。

（2）低分子肝素及华法林等抗凝药物:低分子肝素(又称速避凝),临床副作用小,疗效确切,应用方便,可皮下注射,每次 4000U,每日 1 次,1~2 周为 1 疗程。

（3）改善血循环治疗:早期使用可明显减少和终止临床发作。临床多用的药物右旋糖酐、羟乙基淀粉、参麦注射液、灯盏花素、葛根素等。

（4）钙通道阻滞剂:能选择性地作用于脑血管平滑肌的钙通道,阻止钙离子由细胞外流入细胞内,且有防止脑动脉痉挛、扩张血管、增加脑血流和维持红细胞变形能力等作用。常用药物有尼莫地平、氟桂嗪等。

（三）颅内血管支架成形术

见本章第七节"脑血管病的介入治疗"。

（四）颈动脉内膜剥脱术

颈动脉硬化内膜剥脱术现已证实,大多数的脑卒中发作是由于颈动脉分叉的动脉硬化斑块产生的栓子脱落,引起脑栓塞或颈动脉硬化性狭窄部位继发血栓引起脑梗死所致。因而颈动脉硬化内膜剥脱术已经成为预防脑卒中和脑神经功能不全的主要且有效的经典术式。颈动脉硬化病变多发生在颈动脉分叉周围数厘米内,手术处理并不困难。近年来技术上的改进和颈动脉转流管的使用,使得这一手术变得更安全。此术的并发症的发生率已降至 1%~2% 以下。我国最早开展此项手术的是天津医科大学附属第一中心医院王恢远教授,开展手术达 400 多例。另有北大人民医院张小明教授等。北京天坛医院、宣武医院及上海等十几家医院也早已开展起来。

(五)取栓加内膜剥脱术

少部分患者可在颈动脉硬化狭窄的基础上并发急性血栓形成,导致一侧颈动脉的完全闭塞。一经诊断应立即行患侧动脉取栓,如术后发现颈动脉硬化狭窄则需同时行硬化内膜剥脱术。同时从术中就应行甘露醇脱水治疗和应用一些抗氧化自由基药物,避免颈动脉再通后的脑水肿和再灌注损伤。

三、手术适应证

1. **症状** ①一侧眼部症状,发作或曾有脑卒中发作,动脉造影发现颈动脉狭窄、阻塞或粥样硬化溃疡性斑块者。②尽管无症状,但如血管造影或 MRI 检查发现血管腔狭窄超过 70% 者。

2. **麻醉** 颈丛阻滞或全麻,各有利弊。颈丛阻滞可在术中观察患者的神志和肢体活动。全麻则可排除患者紧张情绪,手术复杂或发生困难时更为有利。术中可行经颅多普勒监测血流动力学。

3. **体位** 仰卧、肩部垫枕,头后仰并转向对侧,这样能更好地暴露颈部,上身抬高 10° 可降低颈部静脉压,减少创口出血。

4. **手术步骤**

(1)切口:沿胸锁乳突肌前缘切口,向耳下至颈中部即可,如病变偏下者则切口下延。

(2)分离:显露颈总、颈内和颈外动脉,分别套橡胶带便于牵引。分离动脉时,可用 1% 利多卡因浸润封闭颈动脉窦以防颈动脉窦反射。手术操作必须轻柔,以防术中血栓或粥样硬化斑块碎块脱落引起脑梗死。

(3)待以上血管充分游离后行全身肝素化。

(4)阻断钳在动脉壁柔软处分别阻断颈总、颈内和颈外动脉,切开颈总动脉至颈内动脉达颈内动脉管壁正常处。分别放开阻断钳,迅速置入颈动脉转流管,恢复颈内动脉供血。置入颈动脉转流管的时间多仅需 1~2 分钟即可,如远侧动脉压超过 6.67kPa(50mmHg)时,则可不行转流。

(5)剥除硬化斑块,用肝素盐水冲洗干净血管内腔,固定远端内膜,以免远侧内膜在血流冲击后漂向远侧。

(6)缝合颈动脉切口,在关闭颈动脉切口最后数针时,拔除转流管,无创侧壁钳部分钳夹动脉壁以保证颈内动脉血供继续关闭颈动脉切口。如颈动脉口较小时,可行颈动脉补充修补。

(7)充分止血后留置引流条,关闭切口。

5. **术后护理** 密切观察神经学系统体征,术后第一天拔除引流条。1 个月后复查彩色多普勒超声。建议长期服用肠溶阿司匹林。

6. 手术后并发症　出血、再灌注脑损伤、周围神经损伤、脑瘤等。

第二节　脑出血与颅内血肿碎吸治疗

脑出血又称出血性脑卒中或脑溢血。可分为外伤性和非外伤性两类。外伤性脑出血属于颅脑外伤,包括硬膜下、硬膜外、蛛网膜下腔和脑实质内出血。非外伤性可发生于大脑半球、基底节区、脑干、脑室与小脑,是由于动脉、毛细血管或静脉的破裂引起。根据2015年卫生和计划生育统计年鉴,2014年我国城镇居民脑出血死亡率为52.25/10万,农村居民脑出血死亡率为74.51/10万。

一、病因和发病机制

除外伤性脑出血之外,自发性脑出血最常见的病因是高血压。高血压患者约有1/3的机会可发生脑内出血。而脑内出血患者有93.91%有高血压病史。收缩压和舒张压的升高会迅速增加脑出血的危险。

自发性脑出血的原因很多,常见病因如下。

（一）高血压性脑出血

1. 微型动脉瘤　由于长期高血压,血管受到较大的冲击,血流切变应力长期作用于脑动脉内膜表面,可造成血管内皮细胞损伤、脱落或通透性增加。血压的波动造成湍流,并在动脉分叉部和狭窄后的扩张部出现涡流,导致内膜损伤和动脉粥样硬化,在脑内的穿通动脉如豆纹动脉和丘脑穿动脉,基底动脉的旁中央动脉如桥脑的旁中央穿支等形成微动脉瘤,常呈多数性,以50岁以上的患者为多见。主要分布于基底神经节豆纹状动脉供应区,如壳核、苍白球、外囊、丘脑及桥脑这些临床上常见的出血部位,少数也分布于大脑白质和小脑。

2. 脂肪玻璃样变或纤维素样坏死　长期高血压对脑实质内小的直径为60~200μm的穿通支动脉管壁中发育良好的内膜起到损蚀作用,血浆内的脂质通过损蚀的内膜进入到内膜下,导致玻璃样物质的沉积和管壁的坏死、破裂,这种与高血压性脑出血有密切联系的小动脉病变称脂肪玻璃样变或纤维素样坏死,也有人称为玻璃样小动脉坏死、玻璃样脂肪变、纤维素样动脉炎等。

（二）非高血压性脑出血

1. 脑动脉淀粉样血管病　其特点是淀粉样物质在脑内中、小动脉壁的中、外层沉积,以软脑膜动脉、皮质和皮质下动脉容易受累,最终可使血管壁增生变厚,管腔狭窄,管壁动脉扩张,甚至自发破裂出血。脑动脉淀粉样血管病也可先形成粟粒状动脉瘤,再引起破裂出血。

2. 脑血管畸形　包括动、静脉畸形,海绵状血管瘤,毛细血管扩张症等,以胚胎时期颅内动、静脉畸形多见。由于动脉的血液直接进入静脉,使动脉压大幅度下降,血管自身调节功能丧失,静脉内压力升高超过周围静脉压,邻近静脉回流受阻引起怒张,当发展到一定程度时,可引起破裂出血。

3. 颅内动脉瘤　先天性脑动脉瘤多见于颅底动脉环分叉处。继发性动脉瘤如夹层动脉瘤,多由脑动脉粥样硬化引起。当颅内动脉瘤壁的血管坏死,脂质代谢障碍的瘤壁变性或炎症细胞浸润瘤壁脆弱时,动脉瘤可发生破裂,血液进入脑实质内或脑室内。

4. 脉络丛血管瘤　破裂可引起脑室出血。

5. 烟雾病　成人型脑底部异常血管网,可因扩张的"烟雾血管"破裂形成血肿。

6. 凝血异常的血液病　如白血病、特发性血小板减少性紫癜、脑内转移癌及应用抗凝剂时,均可继发脑出血。

7. 脑瘤　约占血管性脑出血的10%。以胶质瘤、转移瘤、黑色素瘤多见。

8. 感染　细菌或真菌性感染引起的脑膜炎、脑膜脑炎以及钩端螺旋体、寄生虫等感染所引起的生物性脑血管炎、动脉瘤形成等。当发展到一定程度时,则可破裂出血。

二、病理解剖

高血压、动脉硬化性脑出血最好发于大脑半球之基底节、内囊部位,约占69%,此乃由于大脑中动脉的深穿支之一的豆纹动脉最易破裂之故。其次出血亦可见于大脑半球额、顶、枕、颞诸叶的白质和半圆卵中心。脑干的原发性出血多发生于桥脑,桥脑出血约占10%,小脑出血占8%。近年脑室出血亦不少见。

脑出血的好发部位与下列因素有关:①易于发生动脉硬化并形成粟粒性动脉瘤。②其与主干血管相连、血流量较大、承受压力较高。③血管分支管径骤细或与其主干血管呈直角分出,均受血压波动之影响。④脑的血管并无外膜,其中层在结构上也常有缺陷。

脑出血后的脑组织神经病理改变随患者存活时间而各异。一般发病后迅速在脑内形成血肿,其内无脑实质周围水肿坏死,并有红细胞溢出小血管周围,小动脉壁呈纤维素变或坏死、增生或动脉硬化。发病后24~48小时即可在血肿周围有大量多核白细胞浸润,但属非炎症性反应。继而小胶质细胞增多并转变为巨噬细胞逐步吞噬血肿周围坏死的脑组织及红细胞破坏后产生的含铁血黄素。这在发病后 10~15 天时最易查见。此时,中性多核巨细胞基本消失,胶原纤维已经开始增生,新生的血管也已增多,血肿也由咖啡色逐步转成橘黄棕色的胶样物质,血肿内的红细胞坏死、溶解并被吸收。如果血肿小,可遗留一裂隙状腔隙,内含血红蛋白样物质并渐被吸收;若系陈旧的大血肿则一般在 1 个月后,可见血肿外围形成一个囊壁,囊壁主要由胶质纤维和少量结缔组织组成,内含有纤维白细胞、巨噬细胞、新生的血管,并含有含铁血黄素。脑内出血的主要临床病理过程与出血量和出血部位有关,出血若在大脑半球基底节区,血液常沿纤维走行方向经脑室前角破入大脑侧室,也可直接穿破脑岛叶而流入蛛网膜下腔。出血量多或形成较大血肿时,可在数小时内形成脑水肿,产生颅内压力增高,使脑邻近组织受压、移位以至脑疝。同时还可引起脑组织缺氧,加重脑水肿。脑水肿严重时,波及丘脑、下丘脑,引起严重的自主神经功能失调的症状。

三、临床表现

(一)症状

1. 一般表现

(1)发病年龄:多在 50~70 岁,男性稍多于女性。

(2)发病时间:寒冷季节发病较多,白昼发病者多于晚间。

(3)发病诱因:一切能使血压突然增高的因素都可成为脑出血的诱因,如剧烈的情绪变动、用力排便、性交、饱餐与剧烈运动等。

2. 前驱症状 部分患者在病发前数日或数小时可有头痛、头昏、眩晕或肢体麻木无力,或有视乳头水肿的视网膜出血。

3. 颅内压增高症状

(1)意识障碍:突然神志不清,是脑出血的最主要症状,昏迷常起始即非常严重,少数病例可逐步发展,渐次加深,甚至数日后始昏迷。昏迷的发生及其轻重,并非完全决定于出血量的多少,与颅内压增高的程度、出血的部位有关系。如病变接近第三脑室中央灰白质或丘脑核者,昏迷最易发生;如大脑半球灰白质受累,则昏迷不易发生;如出血流至脑室,即呈昏迷。

(2)呕吐:较为常见,系因颅内压增高或出血本身刺激了延脑呕吐中枢所致,重症脑出血常伴有上消化道出血,呕吐物呈咖啡样,系由于丘脑下部受损所致的消化道应激性溃疡所引起。

(3)头痛:脑出血非昏迷者特点明显,一旦进入昏迷状态,能述说症状不多。

(4)惊厥:少数病例可有惊厥发作,大多为全身性强直—阵挛发作,少数为杰克逊发作,惊厥大多在起病后 1~2 小时内出现,可能与出血部位接近皮质有关。

（二）体征

1. 血压增高　脑出血急性期血压通常增高，收缩期血压大多超过26.6kPa（200mmHg），典型的脑出血患者舒张压亦增高。

2. 颅内压增高体征

（1）呼吸：脑出血早期呼吸常深而慢，如病情恶化可表现为快而不规则或呈潮式呼吸、叹息样呼吸、双吸气等。均说明呼吸中枢受到严重损害。

（2）体温：起病后迅速出现高热者，多系早期损害了丘脑下部的体温调节中枢；若早期体温不高，以后又迅速出现高热者，多由于脑水肿加重，使丘脑下部受累加重所致。

（3）瞳孔：大脑半球出血，患者早期瞳孔常缩小，乃血液刺激了动眼神经之故；如病情加重时，往往病灶侧瞳孔先行散大，对光反应迟钝或消失，系由于该侧动眼神经受压之故，是小脑幕切迹疝形成的征象；如脑疝继续加重，造成脑干移位和双侧动眼神经受压，则双侧瞳孔散大。桥脑出血由于破坏了脑干内的交感神经纤维，因而双侧瞳孔常显著缩小。

（4）眼底改变：视网膜动脉硬化最为常见，其次是视网膜出血，乳头水肿较少见。如急性期症状较轻，以后出现视乳头水肿并逐渐加重时，则要考虑颅内有局限性血肿形成的可能。

3. 脑膜刺激征　颈强直与克尼格征均见于半数以上的病例。

4. 局灶性神经系体征，依出血部位而异。

（1）底节内囊型：根据出血部位之不同，又可分为内侧型、外侧型与混合型3种。外侧型是指内囊外侧的壳核、外囊及屏状核一带的出血；内侧型是指内囊内侧的丘脑部位的出血；混合型系指内、外侧型的混合，往往是外侧型向内扩展的结果。

内侧型与外侧型在临床上皆可产生偏瘫、偏身感觉障碍和偏盲（三偏症状）等局灶症状。如系优势半球出血，可伴有失语，如出血破入脑室，损伤丘脑下部及脑干上部，故昏迷深。局限于外侧型者意识障碍及一般症状均较轻。

（2）丘脑出血：丘脑出血常出现病灶对侧偏身浅感觉与深感觉缺失，若邻近内囊受累，则有病灶对侧的轻偏瘫或偏瘫。若病变累及内侧膝状体，则可出现病灶对侧的同位性偏盲，主侧半球脑出血可出现失语症。丘脑出血的另一特点是出血常波及中脑，发生一系列眼球症状，两眼垂直同向运动不能或两眼向上运动受限而常处于向下视，瞳孔常较小，不等大，对光反应迟钝或消失等。

（3）桥脑出血：原发性桥脑出血常是基底动脉的分支旁正中动脉破裂所致。多发生在被盖部位，因桥脑腹侧有很多交叉纤维，阻力较大，故出血易从背侧破入第四脑室。发病早期，可见到交叉性麻痹（如病灶侧核面瘫及对侧肢体瘫痪),随着出血的扩延很快发展为双侧肢体的瘫痪。有的为突然起病的深昏迷而无任何预感或头痛,可在数小时内死亡。双侧锥体束征和去脑强直常见。脑桥出血常阻断丘脑下部对体温的正常调节而使体温上升,呈持续高热状态。

(4)小脑出血:小脑出血多起于小脑上动脉的分支齿状核动脉的破裂。出血部位以半球者为多,蚓部者较少。常易破入第四脑室,损及脑干及并发小脑扁桃体疝。小脑出血可有 3 种不同的临床过程。①重型:突然昏迷,迅速死亡。上述的体征来不及充分表现出来,往往得不到及时的诊断和治疗。②进展型:突然起病,有头痛、眩晕、恶心、呕吐等症状,有肯定的共济失调及颅神经症状,进行性加重,逐渐出现昏迷及脑干受压的体征,如不能进行正确治疗,多在 48 小时内死亡。③轻型:病情发展缓慢,突然起病或渐起,很像小脑半球的肿瘤,小脑病损的体征明显,经过一段时间的加重后,停止发展,且常可自然恢复而只留下轻度后遗症。

(5)中脑出血:中脑出血不常见,如出血侵犯一侧大脑脚,则同侧动眼神经瘫痪伴对侧肢体偏瘫。如出血扩大,则有双侧肢体的瘫痪、意识丧失;中脑导水管梗阻,则出现急性颅内压增高。

(6)脑室出血:由脑室直接发生的出血称为原发性脑室出血,临床较少见。脑室内血管出血主要是脉络丛血管破裂所致,其脑出血后血肿破入脑室中,即为继发性脑室出血。脑内任何部位的出血都可破入脑室。大脑基底节出血时可破入侧脑室,以致充满整个脑室和蛛网膜下腔。小脑和桥脑出血也可破入第四脑室。脑室出血一旦发生后往往在一两个小时内即发生昏迷,出现发作性抽搐或四肢强直性痉挛,或呈去脑强直状态,四肢弛缓性瘫痪,腱反射减弱或消失,双侧病理征阳性。

四、辅助检查

1. 脑脊液检查　脑脊液压力一般均较高,多为血性,伴有蛋白质增高,糖及氧化物正常。存活的患者,在发病后数日或 1 周后,脑脊液转黄色,并有白细胞轻度增多。

2. 血常规检查　常有血细胞及中性多核白细胞增高,大多总数在 $10 \times 10^9/L$ 以上。

3. 急性脑出血患者常可出现轻度糖尿和蛋白尿。其血糖升高,可能系应激性血糖增高所致。

4. 血生化　高血压动脉硬化性脑出血者尤易出现尿素氮增高,常有应激性血糖增高及糖耐量试验呈延缓现象。昏迷患者发病稍久可有血中电解质及酸碱平衡紊乱。

5. 颅脑 CT 扫描 早期即可发现高密度出血影,可显示血肿的部位、大小、邻近的脑水肿带、脑移位及是否穿破入脑室等。

五、鉴别诊断

1. 脑血栓形成 本病多在血压降低状态如休息过程中发病。症状出现较迅速但有进展性,常在数小时至 1~2 天而达到高峰。意识多保持清晰。如过去有过短暂性脑缺血发作,本次发作又在同一病变部位,尤应考虑本病。如若临床血管定位诊断局限在一个血管供应范围之内,或既往有过心肌梗死、高脂血症者也有助于血栓形成的诊断。

2. 蛛网膜下腔出血 蛛网膜下腔出血起病急骤,伴有剧烈头痛、呕吐。一过性意识障碍,有明显的脑膜刺激征。很少出现局限性神经系统体征,脑脊液呈血性,一般鉴别不难。但当脑出血破入蛛网膜下腔和动脉瘤、动静脉畸形在脑实质破裂后产生脑局限性定位症状(如偏瘫等)时,临床上容易混淆。而二者鉴别在于脑膜刺激征出现的早晚。动脉瘤、动静脉畸形一旦出现血管破裂,出血即进入蛛网膜下腔,则脑膜刺激征最先出现。而脑出血先出现偏瘫,待血液破入脑室和蛛网膜下腔时才出现脑膜刺激征。

3. 急性硬脑膜外血肿 本病应有头部外伤史,多在伤后 24~48 小时内进行性出现偏瘫,常有典型的昏迷 - 清醒 - 再昏迷的所谓中间清醒期。第二次昏迷后往往有头痛、呕吐及烦躁不安等症状,随偏瘫之发展可有颅压迅速升高现象,甚至出现脑疝。

4. 颅内肿瘤 颅内肿瘤的临床症状是非常复杂的,有时可出现昏迷,特别是某些颅内肿瘤发生出血或肿瘤压迫移位时,可以突然发生昏迷。但是根据患者早期的头痛、恶心、呕吐、眼底视乳头水肿等颅内压增高症状,脑瘤引起其他神经系局灶体征,脑脊液压力增高而无出血、血压亦无显著增高等现象,可与脑出血进行鉴别。

六、诊断

脑出血的诊断并不困难,一般发病在 50 岁以上,有高血压脑动脉硬化史,在活动状态时急骤发病,病情迅速进展,有短时间的头痛及肢体麻木前驱症状,短时内即出现严重的神经系统症状如偏瘫及昏迷等,应考虑为脑出血。如果腰穿脑脊液呈血性或经脑 CT 检查则可确诊。当小量出血时,特别是出血位置未累及运动与感觉传导束时,由于症状轻微,则以脑 CT 方能明确诊断。

七、治疗

脑出血急性期主要是防止、控制进一步出血,减轻和控制脑水肿,改善脑缺氧,并积极维持生命功能和预防并发症。如有适应证,应积极行颅内血肿碎吸。

（一）常规治疗

1. 一般处理

（1）保持安静,绝对卧床,避免搬动患者,应在当地进行抢救,不宜长途运送及过多搬动,以免加重出血。

（2）保持呼吸道通畅,随时吸除口腔分泌物或呕吐物。有意识障碍时,应采取侧卧位,头部抬高。

（3）为减轻脑缺氧、脑水肿,应及时吸氧,有条件者行气管插管或气管切开,呼吸困难者行呼吸机辅助呼吸。

（4）保持营养和水电解质平衡,起病初 1~2 日内昏迷患者可予适量静脉补液。24~48 小时后如意识有好转,吞咽无障碍者可试行进流质,少量多餐,否则应予鼻饲保持营养。脑出血、脑水肿时,每日入量一般不宜超过 2500ml。

2. 控制脑水肿、降低颅内压 这是抢救脑出血的关键措施之一。如不迅速降低颅内压,脑组织因受压缺氧而迅速发生水肿、变性、坏死,严重者脑水肿加重引起脑疝发生。常用的降低颅内压的药物有甘油果糖、20% 甘露醇、呋塞米及皮质激素。多数学者观察临床效果不错的为甘露醇,一般用量为 20% 甘露醇 250ml 静脉滴注,30 分钟内滴完,每 6~8 小时 1 次。为预防心、肾功能不全引起的并发症,现主张 250ml 4~6 小时 1 次。呋塞米一般剂量为 40~60mg,每 4~8 小时 1 次,静脉注射。甘油可用 10% 静脉剂 500ml（按 1.2g/kg 体重计算）,3~4 小时内滴完,每日 2 次。激素的应用每日 10~20mg,静脉滴入,或静脉注射。另外人血白蛋白、人体血浆可作为扩溶剂及平衡机体渗透压时应用。对脑水肿加重者,可联合应用脱水药物。

3. 控制高血压 脑出血患者控制血压治疗亦不能忽视。降血压治疗要参考原来血压水平,选用适当药物把血压控制在出血前水平或稍低水平,有的人主张在 20.2~21.3/12.0~13.3kPa（150~160/90~100mmHg）为宜。收缩压超过 26.6kPa（200mmHg）时,应积极控制血压。血压过高有再发出血危险;太低了,脑灌注量不足,脑缺氧加重。常用降压药物有利血平,每次 0.5~1mg 肌注,或 25% 硫酸镁 10~20ml 肌注,或含服硝苯地平及卡托普利,其降压效果亦比较肯定。

静脉降压药物的应用,高血压脑病、危象的治疗:

（1）硝普钠:本药能同时直接扩张动脉和静脉,降低前、后负荷。开始时以 50mg/500ml 浓度每分钟 10~25μg 速率静滴。有条件时最好使用静脉泵入的方式,泵入速度同静滴,最大 10μg/（kg·min）。如果用了最大剂量 10 分钟内血压没有充分控制,应该停止使用硝普钠。使用硝普钠必须密切观察血压,根据血压水平仔细调节滴注速率,稍有改变就可引起血压较大波动。停止滴注后,作用仅维持 3~5 分钟。硝普钠适用于高血压脑病、主动脉夹层动脉瘤和恶性高血压,高血压危象合并左心衰竭尤为适宜。在通常剂量下不良反应轻微,有恶心、呕吐、肌肉颤动。滴注部位如药物外渗可引起局部皮肤和组织反应。硝普钠在体内红细胞中代谢产生氰化物,长期或大剂量使用应注意可能发生硫氰酸中毒,尤其在肾功能损害者。在无条件监测硝普钠的代谢产物硫酸氰盐的血浓度时,应用硝普钠不宜超过 1 周。一般在血压稳定后应改口服降压药。

（2）硝酸甘油:扩张静脉和选择性扩张冠状动脉与大动脉。开始时以每分钟 5~10μg 速率静滴,然后每 5~10 分钟增加滴注速率至每分钟 20~50μg。降压起效迅速,停药后数分钟作用消失。硝酸甘油主要用于急性心力衰竭或急性冠脉综合征时的高血压急症。不良反应有心动过速、面部潮红、头痛和呕吐等。青光眼禁用,连续使用 24 小时以上可产生耐受性。

（3）尼卡地平:二氢吡啶类钙通道阻滞剂,作用迅速,持续时间较短,降压作用同时改善脑血流量,严重不良反应相对较少。开始时从每分钟 0.5μg 滴注,逐步增加剂量到每分钟 6μg/kg。尼卡地平主要用于围术期高血压及缺血性脑病的急症。不良反应有心动过速、面部潮红等。颅内出血尚未完全止血者禁用。因为可引起反射性心率增快,慎用于有心肌缺血的患者。

（4）乌拉地尔:为 α_1 受体阻滞剂,静脉注射后 15 分钟起效,停药后作用持续 2~8 小时。用法:25~50mg。静脉注射后以 0.4~2mg/min 静滴或原液静脉泵入维持。适用心力衰竭和急性脑血管病的血压控制。不良反应较少。

（5）拉贝洛尔:是兼有 α 受体阻滞作用的 β 受体阻滞剂,起效较迅速（5~10 分钟）,但持续时间较长（3~6 小时）。开始时缓慢静脉注射 50mg,以后可以每隔 15 分钟重复注射,总剂量不超过 300mg,也可以每分钟 0.5~2mg 速率静脉滴注。拉贝洛尔主要用于妊娠或肾功能衰竭时高血压急症。不良反应有头晕、直立性低血压、心脏传导阻滞等。

4. 止血剂的应用　脑出血后是否能应用止血剂起到止血作用,目前尚有争论,一般认为无效,但如合并消化道出血或有凝血障碍者,仍可使用。

脑出血发生后往往有一继续出血的过程。Fujii 等观察 419 例脑出血患者发现 60 例血肿扩大（14.3％）。Kazui 等研究发现 83％患者再发出血发生于发病后 6 小时以内,17％发生于出血后 6~24 小时。国外统计再发出血率为 14%~24％,国内统计有 30％之多,如若早期或超早期应用药物控制其再发出血,可大大减少其复发率、致残率、死亡率。一项国际多中心、随机、双盲临床试验表明重组活化凝血因子Ⅶ（r F Ⅶ a）对脑出血再发出血有明显止血作用,可明显控制血肿扩大。但是,由于药价昂贵,难于在临床应用开展。我们以血凝酶、维生素 K₁ 及钙离子治疗脑出血干预血肿扩大,收到了明显效果。注射用血凝酶(立芷雪,深圳健安医药有限公司生产)是从巴西腹蛇的毒液中分离而成的高纯度蛇酶制剂,该药在钙离子作用下,能激活凝血因子,并刺激血小板聚集。在血小板因子存在下,可促使凝血酶原变成凝血酶,也可活化凝血因子并影响凝血因子,因而具有凝血和立芷雪双重作用。维生素 K 由肝脏合成,是具有凝血活性的凝血因子Ⅱ、Ⅶ、Ⅺ、Ⅹ的重要辅酶。故三者联合应用,能有效的活化凝血因子,刺激血小板聚集,发挥凝血和止血作用。由于应用立芷雪,血液的凝血酶原数量并不增高,其止血作用只限于出血部位,在血管内没有凝血作用,故不会形成血管内凝血及血栓形成。

5. 其他治疗　①头部降温。头部放置冰帽及两侧颈动脉处放置冰袋,使头部降温,减少耗氧量,减轻脑水肿。②床头抬高 30°,可减少脑水肿,改善脑代谢。③保持大小便通畅。凡神志清醒者,可口服果导片、通便灵及蓖麻油等。昏迷者可用开塞露,每次 1 个,从肛门内挤入,或用软皂水洗肠。

(二)手术治疗

1. 手术适应证

(1)壳核出血:

1)据其血肿量选择手术:①血肿量 <15ml:内科保守治疗,生命及功能预后均良好,不必手术。②血肿量 >15ml,<30ml:内科治疗生命预后多数良好,但功能预后不一定好,参考其他条件决定。③血肿量 >30ml:适宜手术。

2)据其意识状态(表 5-2-1)选择手术:

表 5-2-1　意识状态分级

分级	意识程度
1	意识清楚或轻度模糊
2	嗜睡
3	昏睡
4	浅昏迷
5	浅昏迷、有脑疝征
6	深昏迷

意识状态 1、2 级:内科治疗预后良好,应内科保守治疗。

意识状态 5、6 级:无论手术或内科治疗,一般均仅能短期延长生命,预后不良。

意识状态 3、4 级:为手术适应证,锥颅碎吸或开颅血肿清除术可有效阻止进展为脑疝及减轻致残程度。

3）据其 CT 分类（表 5-2-2）选择手术治疗：

表 5-2-2 脑出血 CT 表现分级

级别	CT 表现
Ⅰ	局限壳核（不累及内囊）
Ⅱ	发展到内囊前肢（无伴发脑室出血）
Ⅲ	发展到内囊前肢（有伴发脑室出血）
Ⅳ	发展到内囊后肢（有伴发脑室出血）
Ⅴ	发展到内囊前后肢（无脑室出血）
Ⅵ	发展到内囊前后肢（有脑室出血）
Ⅶ	发展到丘脑及丘脑下部

Ⅰ、Ⅱ级：内科治疗，预后良好，不需手术。

Ⅲ、Ⅳ级：内科治疗病死率低，手术治疗则功能预后较好。

Ⅴ级：内、外科治疗病死率均高，参考其他条件决定是否手术。

Ⅵ、Ⅶ级：无论内、外科治疗，均仅能短暂延长生命。

（2）丘脑出血（表 5-2-3）：

表 5-2-3 丘脑出血分级

分级	血肿累及范围
Ⅰ	局限丘脑
Ⅱ	局限丘脑穿破脑室
Ⅲ	累及内囊
Ⅳ	累及内囊穿破脑室
Ⅴ	累及丘脑下部或中脑
Ⅵ	累及丘脑下部或中脑穿破脑室

血肿量 5~10ml，Ⅰ、Ⅱ级：一般内科治疗预后良好。

血肿量 10~14ml，Ⅲ、Ⅳ级：内科治疗病死率高，一般以手术治疗为好，但手术治疗病死率与致残率也都高。Ⅴ、Ⅵ级再发出血率高，对侵犯中脑及破入脑室者可考虑脑外科手术治疗。

（3）小脑出血：

1）轻型：小脑半球血肿量 <10ml，血肿直径 <20mm，无意识障碍及脑干压迫征，内科治疗预后良好，但如积极内科治疗症状加重，应立即手术治疗。

2）中等型：小脑半球血肿量 10~15ml，蚓部 >6ml，直径 21~30mm，意识清晰或昏睡，出现脑干征或轻度脑室扩大，适宜手术治疗。

3）重型：具有下列任何一项者应立即手术：①浅昏迷至深昏迷，或起病后进行性意识障碍。②半球血肿量 >20ml，直径 >30mm；或蚓部血肿 >10ml。

（4）脑叶出血：

1）轻症：血肿量 <20ml：如无再出血及并发症，内科治疗预后良好。通常2~3 周血肿自然吸收。

2）中症：血肿量 30~40ml：意识障碍较轻，血肿部位较浅者，钻颅碎吸术可降低致残率；对于意识障碍严重者，早期手术可减少病死率，使语言、运动功能恢复较好。

3）重症：血肿量 50~80ml：手术治疗可挽救生命危险，但临床留有一定后遗症。

4）危症：血肿量 80ml，只有手术治疗。但病死率、致残率极高。

（5）脑室出血（表 5-2-4）：

表 5-2-4　脑室出血分级

分级	血肿累及范围
Ⅰ	一侧脑室不全有血
Ⅱ	双侧脑室不全有血
Ⅲ	一侧脑室充血
Ⅳ	双侧脑室充血
Ⅴ	双侧脑室及三、四脑室均有血

Ⅰ、Ⅱ级出血者：应行内科保守治疗。

Ⅲ、Ⅳ级出血者：应行脑室外引流术。

Ⅴ级者：脑室外引流术配合腰穿脑脊液置换术。

2. 手术时机的选择　经临床多年证实，对条件适合的病例，应早期或超早期手术，及早减轻血肿对脑组织的压迫，打破出血后所致的恶性循环，以提高治愈率及生存质量。国内多数学者一致认为，发病在 6~72 小时以内的急性期血肿，定时 CT 扫描确认血肿不再进展时，适于在发病 6~72 小时内行手术治疗。

3. 手术的禁忌证

（1）有继续活动性出血征象者。

（2）发病后血压过高≥26.6kPa/16kPa（200mmHg/120mmHg）。

（3）病前有心、肺、肾等严重疾患者。

（4）脑动脉瘤或脑血管畸形破裂所致脑内血肿。

4. 手术方法的选择　脑出血的手术治疗常有下列方法：①开颅清除血肿。②钻孔扩大骨窗清除血肿。③立体定向或 CT 引导下钻颅穿刺血肿吸除或血肿碎吸术。④脑室外引流术。

开颅清除血肿多需全身麻醉，手术创伤大，手术死亡率高，目前已较少应用。扩大骨窗清除血肿，具有开颅法的一些特点，手术多局麻下进行，创伤较少，故仍受一些人喜爱。

在 CT 定位后颅内血肿穿刺碎吸术，由于利用 CT 准确定位，手术创伤甚小，操作简单，见效快，后遗症少，死亡率低，并发症少，并适用于各部位出血，特别是深部出血，目前已被广泛采用。对脑室出血者亦可采用脑室外引流术。

5. 颅内血肿穿刺碎吸术

（1）术前准备：

1）患者准备：①头部穿刺局部备皮。②普鲁卡因过敏试验。③检查血常规、心电图、血凝三项、血糖等。

2）器械准备：①骨钻 1 把。②穿刺吸出器 1 件，管径 2.55~3.0mm。③手术刀 1 把。④缝合针、线及持针器、无菌洞巾等。⑤硅胶管引流器。⑥穿刺定位尺 1 把，或用直尺、皮尺代替。

（2）操作过程

1）选择穿刺点：从原来 CT 扫描图像上，选择一个最佳穿刺点，可用定位尺定位（本定位尺获国家专利，专利号：94204573.4）。笔者所使用定位尺具有三维定点功能，据其 CT 片病灶结果，经本定位尺测量后，可迅速在患者头颅上找出合适的穿刺点。或用一三角尺及皮尺选择，其穿刺应避开大脑的功能区及脑膜中动脉（图 5-2-1）另附。为了判定脑膜中动脉和大脑半球背外侧面主要沟回的体表投影，可先确定以下 6 条标志线：a 下水平线，通过眶下缘与外耳门上缘。b 上水平线，经过眶上缘，与下水平线平行。c 矢状线，是从鼻根越颅顶正中线到枕外隆凸的弧线。d 前垂直线，通过颧弓中点。e 中垂直线，经髁突中点。f 后垂直线，经过颅突基部后缘。这些垂直线向上延伸，与矢状线相交。

脑膜中动脉的投影：本血管主干经过前垂直线与下水平线交点；前支通过前垂直线与上水平线的交点；后支则经过后垂直线与上水平线的交点。脑膜中动脉的分支情况，时有变异。探查前支，钻孔部位在距额骨颧突后缘约 4.5cm 的两线相交处；探查后支，则在外耳门上方 2.5cm 处作环锯术。

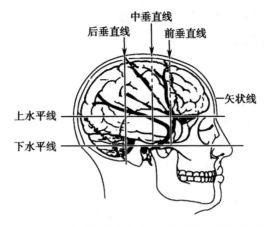

图 5-2-1　脑膜中动脉和大脑主要沟回的体表投影

中央沟的投影：在前垂直线和上水平线交点与后垂直线和矢状线交点的连线上，介于中垂直线与后垂直线间的一段。中央沟位于冠状缝的后方约两横指，且与冠状缝平行，其上端在鼻根于枕外隆凸连线中点后方 1.0cm。

中央前后回的投影：分别位于中央沟投影前、后各 1.5cm 宽的范围内。

运动性语言中枢的投影：通常位于左侧大脑半球额下回后部的运动性语言中枢，其投影区在前垂直线与上水平线相交点的上方。

外侧沟的投影：其后支位于等分上水平线与中央沟投影线夹角的斜线上。外侧后支的前端起止翼点，沿颞骨鳞部上缘的前部向后，再经顶骨深面转向后上，终于顶结节下方不远处。

大脑下缘的投影：由鼻根中点上方 1.25cm 处开始向外，沿眶上缘向后，经颧弓上缘，外耳门上缘，至枕外隆凸的连线。

2）穿刺抽吸：①消毒穿刺局部皮肤，铺无菌孔巾，局部麻醉。②用手术刀尖在穿刺点刺一小口，用骨钻在穿刺点钻孔，突破颅骨质，再用一探针刺破硬脑膜。笔者所用直流电动颅骨钻，钻孔迅速，省时省力，为我们研制的国家专利产品。③将穿刺器由原钻孔处轻轻插入，当进入预定位置后，可拔出针心。如有暗红色血液溢出，即可外接 20~50ml 注射器抽吸，如遇抽吸阻力增大，可能有血凝块阻塞了吸引器针孔，可用一绞丝重新插入穿刺器内，将血凝块绞碎吸出（本穿刺器获国家级专利，专利号：94215343.7，并由天津市华鑫医疗器械厂生产）。④最后在血肿腔内留置一个直径 3mm 的硅胶管，使血肿持续引流数日，或由血肿腔引流管内注入尿激酶 1000U（溶于 3ml 生理盐水），封闭引流管 2~3 小时后开放。或定时开放，抽吸液化的出血。

3）术后处理：①穿刺部位敷以无菌纱布加压包扎。②严密连续观察 48 小时，加强神经功能监护。③术后可预防性应用抗生素。一般采用青霉素

400 万 U, 静脉点滴, 每日 2 次。④调整血压, 降低颅内压, 保持水与电解质的平衡, 防止各种并发症。

6. 脑室外引流术

（1）术前准备：

1）病人准备：①头部穿刺局部备皮。②普鲁卡因过敏试验。③检查血常规、心电图、血凝三项、血糖、肝、肾功能。

2）器械准备：①骨钻 1 把。②穿刺吸出器 1 件。③手术刀 1 把。④缝合针线及持针器、无菌洞巾等。⑤硅胶引流管。

（2）操作过程：

1）选择穿刺部位：①侧脑室穿刺有 3 个部位：前角（额角）、后角（枕角）、下角（颞角）。前角穿刺方便, 故应选择前角穿刺。常用方法：患者取仰卧位, 钻孔部位在冠状缝前和中线旁各 2.5cm。或选择眉弓上 9cm, 旁开 2.5cm 处。②龙胆紫标出穿刺点。

2）穿刺步骤：①消毒穿刺局部皮肤, 铺无菌孔巾, 局部麻醉。②用手术刀尖在穿刺点刺一小口, 用骨钻在穿刺点钻孔, 突破颅骨后, 再用一探针, 刺破硬脑膜。③持穿刺器沿钻孔位置尖端向下及向后, 指向双外再通道的假想连线。④一般穿刺进入 4~5cm, 即入脑室, 刺入脑室时有落空感。⑤一次穿刺不成功, 应将脑针拔出再重新改变方向穿刺, 禁止在脑实质内任意改变方向。⑥穿刺成功后, 可先测量脑室液压力, 留取脑室液标本, 如需注药、造影, 或引流者, 应置入外径 3mm 以上的硅胶管或橡皮导尿管。

3）术后处理：①术后如为出血引流, 应注意引流管是否通畅。②如引流不畅, 可用少量尿激酶 1 万 ~2 万 U, 引流管内注入。③注意局部换药及感染情况。④拔管应视患者情况, 一般不超过 1 周。

第三节　蛛网膜下腔出血与脑脊液置换术及介入栓塞治疗

血液从颅内破裂的动脉或静脉流入蛛网膜下腔称为蛛网膜下腔出血。临床上又分为外伤性和自发性, 自发性又分为原发性和继发性。凡是出血部位开始就在脑底部或脑表面上的血管破裂, 血液直接流入蛛网膜下腔者称为原发性蛛网膜下腔出血。如系脑实质内出血, 血液穿破脑组织流入脑室及蛛网膜下腔者称为继发性蛛网膜下腔出血。

一、病因

蛛网膜下腔出血的半数为颅内动脉瘤破裂所致,其次是动脉畸形。据有人统计,5838 例蛛网膜下腔出血中,颅内动脉瘤破裂者占 51%;高血压、动脉硬化引起者占 15%;颅内动、静脉畸形为 6%。其他有颅内肿瘤如胶质瘤、脉络膜乳突状瘤、垂体瘤、脑膜瘤、骨软骨瘤、颅内转移癌肿等;血液病,如白血病、血小板减少性紫癜、再生障碍性贫血、血友病等;颅内静脉血栓形成;血管性过敏反应,如多发性结节性动脉炎、系统性红斑狼疮、过敏性紫癜、急性风湿热;脑炎及脑膜炎,包括各种化脓性、病毒性、结核性、梅毒性、真菌性、钩端螺旋体性、布氏杆菌性脑炎或脑膜炎;妊娠并发症;抗凝治疗的并发症;颅内异常血管网症;中暑、坏血病;应用某些药物,如戊四氮、肾上腺素、肾上腺皮质激素等。

二、病理生理

蛛网膜下腔是蛛网膜与软脑膜之间的不规则间隙。动脉和静脉经此间隙都可出血,实际临床上指的蛛网膜下腔出血主要是动脉出血,特别是囊性动脉瘤破裂出血。

大体观察:出血后,蛛网膜间隙的脑脊液中混有血凝块及血液。新鲜的出血,脑表面为红色,老的出血则为棕色至暗棕色。出血可限于很小的局部,也可达整个脑表面,甚至脊髓。血液可逆流进入第四脑室,甚至达侧脑室。如出血量大,脑表面常有薄层血凝块掩盖,在颅底部的脑池、桥脑、小脑脚及小脑延髓池内,血凝块的积贮更明显,甚至可将颅底的血管神经埋浸。血在蛛网膜下腔引起蛛网膜无菌性炎症反应,未吸收的部分可机化,蛛网膜及软脑膜增厚,色素沉着,在脑膜、血管、神经之间引起粘连;或在后颅窝有大的血块堵塞脑脊液的正常流动,而形成脑积水。蛛网膜下腔出血很少形成局限的占位血肿。

脑实质内的病理改变为广泛的白质水肿。皮质有多发的斑块状缺血性破坏灶,遍及整个大脑皮质,以动脉瘤的血管的供血区内最为明显。中央灰质的病变比较轻微,小脑和脑干在一般情况下很少受损害。

镜下观察:出血一经进入蛛网膜下腔,即可引起脑膜的轻度炎症反应。出血后 1~4 小时软脑膜血管周围可见少量多形核白细胞集结,4~6 小时多形核细胞反应即较强,16~32 小时即存在大量的白细胞及淋巴细胞,并可见到白细胞的破坏,破坏后的产物一部分游离于蛛网膜下间隙,一部分在吞噬细胞及白细胞的胞质内。出血第 3 天,各型细胞都参加反应,多形核白细胞反应到了顶峰后,淋巴细胞及吞噬细胞即急速增加,在巨噬细胞内可见到完整的红细胞、含铁血黄素颗粒及变性的白细胞。7 天后即无多形核白细胞,淋巴细胞浸润显著,吞噬细胞最活跃。虽然还有一些完整的红细胞,但血红素的分解产物很多。10天以后,有不同程度的纤维化,有些病例可见到脑积水。

三、临床表现

蛛网膜下腔出血的临床表现,据其出血诱因、病因、发病年龄、出血数量、出血部位及有关合并症等,临床表现不一。

(一)症状

1. 发病年龄 各个年龄组均可发病,脑血管畸形破裂多发生在青少年,先天性颅内动脉瘤破裂则多在青年以后,老年以动脉硬化而致出血者为多。

2. 发病诱因 常见的发病诱因有用力排便、情绪激动、重体力劳动、饮酒、奔跑、咳嗽、性交等。

3. 起病形式 绝大部分为突然起病,有些病例在发病前有一侧性搏动性头痛或眼眶痛。

4. 起病时表现

(1)头痛:多为突然的炸裂样剧痛,继之变为搏动性痛或钝痛,少数患者病前可有搏动性偏头痛或眼眶痛。头痛开始也可为局限性,而后变为全头痛,并常伴有颈背部疼痛。部分老年人在发病时常头痛不明显,有的则以眩晕及恶心为首发症状。一般头痛持续 1~2 周,逐渐减轻或消失。

(2)意识障碍:多数患者出现意识障碍,但一般较轻,历时较短,重者也可昏迷。意识障碍的程度及持续时间与出血量及出血部位、脑损害的程度有一定关系。有些患者清醒后几天可再次出现意识障碍,可能由于再次出血或脑血管痉挛而引起。年龄越大的患者意识障碍越多见。因老年人原已有动脉硬化,有相对的脑供血不足,脑细胞功能差,一旦颅内出血,颅内压增高,则发生脑功能障碍。

(3)恶心及呕吐:多为本病发病的首发症状,多为喷射状。少数患者呕吐咖啡色样液体,如无胃肠溃疡病史,常提示预后较差。

(4)抽搐:可以发生在出血当时或出血以后短时期内,常为局限性抽搐或全身性抽搐,或开始为局限性以后为全身性抽搐。有人认为,若出现抽搐,出血部位即在天幕上。

(5)精神症状:本病患者在意识恢复之后的 1/4 的患者有定向障碍,有不同程度的近事记忆障碍。少数患者可出现谵妄、虚构、幻觉、妄想、狂躁乱动等精神症状。亦有少数人虽然意识清楚,但较淡漠、嗜睡,并有畏光、怕声、拒动、主动言语明显减少,个别患者呈痴呆样表现。精神症状一般持续几星期后逐渐恢复。有人认为,精神症状多由于大脑前动脉或前交通动脉附近的动脉瘤破裂出血引起。

(二)体征

1. 脑膜刺激征 是本病的主要体征,表现为颈项强直、克尼格征阳性。

颈项强直是血液在蛛网膜下腔直接刺激脑膜和脊髓蛛网膜所致,常在起病后数小时或1~2日内迅速出现,少数患者出现较晚。其强度取决于出血多少、位置和年龄。当出血破入脑室系统,蛛网膜下腔无血或血量减少,则无脑膜刺激征。脑膜刺激征是蛛网膜下腔出血最具有特征的体征。但在一些老年人,脑膜刺激征常不明显,但常有意识障碍,有的则以眩晕为首发症状。

2. 偏瘫 偏身感觉障碍或偏盲引起的原因是脑水肿,血液流至脑实质,或由于血块的压迫、脑血管的痉挛。有人观察到显著的偏瘫及严重的偏身感觉缺失则提示出血来自外侧裂中的大脑中动脉的动脉瘤,而双侧肢体轻瘫则提示出血部位靠近大脑前动脉与前交通动脉的连接处,出血扩展至两侧额叶。早期出现的偏瘫、偏身感觉障碍则可能由于脑水肿或出血进入脑实质而引起,而以后出现的偏瘫等体征,往往是由于脑动脉的痉挛所致。

3. 眼底 蛛网膜下腔出血后,由于眼静脉回流发生障碍,可出现一侧或两侧视神经乳头水平淤血、静脉充血、眼内出血(视网膜出血,有时玻璃体出血),由于血液从蛛网膜下腔向前充满了视神经鞘的蛛网膜下腔,因而使视网膜静脉回流受阻,而此时供应视网膜的动脉血液并未减少,故视网膜静脉及毛细血管发生破裂而出血。眼内出血有时可侵入房水而致视力严重减退或永久性视力障碍。

4. 颅神经障碍 颅神经损害并不少见,可出现动眼神经麻痹、展神经麻痹、视神经萎缩、偏盲、面瘫、听力障碍、眩晕。有人观察到颅神经损害中动眼神经损害为最常见,面神经次之,另为视神经和听神经。

5. 生命体征变化

(1)血压:少数患者在出血后出现血压暂时升高,还可能由于出血影响下丘脑中枢或由于颅内压增高所致。一般在数天至3周内可以恢复正常。

(2)呼吸改变:蛛网膜下腔出血者发病时呼吸可以快而深,且不规则,以后由于颅内压升高使呼吸慢而不规则。如损害丘脑下部视前核时,可发生急性肺水肿,患者发生急性呼吸困难。

(3)体温:蛛网膜下腔出血后可有体温升高,一般不超过39℃,可在发病后立即出现,也可在2~3日后出现。一般在5日至2周内恢复正常。亦有在1周后体温升高者,其发热原因排除感染因素之外,多与吸收热有关;其次为出血后脑室内出血至脑室扩大,引起第三脑室壁的自主神经中枢受压或使丘脑下部受损。

(4)心脏:有人报道蛛网膜下腔出血后可有50%的患者有心电图方面的改变,表现为Q-T时间延长,P波U波增高,S-T段升高,亦有少数患者有S-T段降低,T波倒置等变化。以上变化的机制有人认为可能是由于自主神经的高级中枢受损而引起的。

(5)胃肠道表现:由于蛛网膜下腔出血所致下丘脑交感神经麻痹,胃肠黏膜血管扩张而出血,表现出呕吐咖啡样胃内容物及黑便,亦有腹胀、便秘者。

四、辅助检查

1. 脑脊液检查　腰穿脑脊液血性为本病的特征表现,也是其最可靠的诊断依据。发病后不久作腰穿(1~24小时)可发现脑脊液中有均匀的红细胞,并不凝固,离心后的上清液呈红色,这是由于有氧合血红蛋白存在之故。开始时红细胞与白细胞的比例与血中相似,通常为1万个红细胞有1个白细胞,起病后12小时或更久,白细胞可增加,为无菌性炎性反应所致。起病24小时后检查所得到的脑脊液,其颜色呈黄红色或黄色,这是由于氧合血红蛋白溶解为血红素的缘故。出血几天后(36~48小时),此种情况更为明显。由于腰穿时损伤而致之血性脑脊液,其离心后的上层液体无红色或黄色变化。如无继续出血,1~2周后红细胞消失,约3周后黄变征亦消除。脑脊液蛋白质含量常增高,这是由于红细胞溶解释放出大量血红蛋白及出血后渗出反应所致,通常可高达1000mg/L。据估计,脑脊液中每1万个红细胞可使蛋白质增高150mg/L。在出血后8~10天蛋白质增高最大,以后逐渐下降,脑脊液中糖和氯化物含量正常。

2. 头颅X线平片　多数无异常发现,有时可见动脉瘤囊壁钙化影。动脉瘤邻近部位偶可见骨质改变,如蝶鞍的破坏、前床突骨质吸收、一侧眶上裂扩大等。在脑血管畸形病例中,偶可见到颅骨的血管沟粗大增深,颅顶静脉孔扩大,颅底棘孔及颈内动脉管扩大,以及畸形血管本身的钙化等征象。

3. 脑血管造影　为确定出血原因及部位,尤其是了解有无颅内动脉瘤及血管畸形,可行脑血管造影,现多主张选择股动脉插管法作全脑连续血管造影。借此既可明确动脉瘤的部位、大小、单发或多发、脑血管畸形及其供血动脉及引流静脉情况,又可了解侧支循环情况,对诊断及手术治疗均有很重要的价值。

4. 头颅CT检查　平扫,少量蛛网膜下腔出血表现为局部脑沟、脑池呈高密度;出血量较多,则脑沟、脑池内均可见高密度出血,形成脑沟、脑池"铸型"。CT表现如非离子型造影剂脑池造影一样,蛛网膜下腔出血时无脑水肿和占位表现,出血量少,5~7天后CT随访检查血液吸收;大量出血则吸收需1~3周。出血后由于蛛网膜粘连可造成交通性脑积水。

5. 磁共振检查　急性蛛网膜下腔出血可显示优势的T1弛豫值缩短,在出血灶中出现低信号或相对的无信号。这种急性出血灶的无信号在长TR、长TE图像上尤为明显。

五、诊断与鉴别诊断

根据突然剧烈头痛、呕吐、意识障碍及出现明显的脑膜刺激征,腰穿脑脊液呈均匀血性即可确定诊断。但症状不太典型者、病史不清者,应予以鉴别。老年患者头痛症状常不明显而意识障碍可能较突出,有些老年患者可始终无明显脑膜刺激征,易致误诊;轻型蛛网膜下腔出血少数患者则以不同程度的精神症状为主要表现,如多语、狂躁、谵语、失眠等;另有些病毒性脑膜炎或细菌性脑膜炎,也有脑膜刺激征。急性疱疹病毒性脑炎的脑脊液也可是血性,应加以注意。

以下疾病应予鉴别:

1. 高血压性脑出血 脑出血患者常伴有继发性蛛网膜下腔出血,如不注意容易误诊。但脑出血者,多年龄偏大,以往有高血压病史,起病不如蛛网膜下腔出血那样突然,且意识障碍重,偏瘫明显,有明显的局灶性脑病变的定位体征。

2. 脑膜炎 脑膜炎与蛛网膜下腔出血的体征相似,虽有头痛、呕吐、脑膜刺激征,但起病不如蛛网膜下腔出血急骤,且开始即有发热等全身感染征象,腰椎穿刺脑脊液检查可以鉴别。

3. 颅内肿瘤出血 可突然发病、头痛、呕吐,意识障碍和脑膜刺激征,腰椎穿刺可获得血性脑脊液,易与蛛网膜下腔出血混淆。但颅内肿瘤于出血前就有头痛、呕吐并逐渐加重为其发病特点,可查出神经系统的定位体征和视乳头水肿等。CT 扫描可发现肿瘤的部位和大小,即可鉴别。

六、合并症

蛛网膜下腔出血可合并再发出血、继发性血管痉挛、急性脑积水或正常压力性脑积水等。

(一)蛛网膜下腔出血后再发出血

蛛网膜下腔出血可伴发再出血,目前有关资料报道再出血的发病率为11%,其中第一次出血病死率12.85%,复发再出血病死率38.9%。Robert 报道首次出血后 2 周内再出血者占 22%,国内报道 50%,亦有人报道首次出血后 1 个月内再出血最多见,可高达再出血的 81%。综上所述,首次出血后 1 个月内为再出血的高峰期,前 2 周应严密注意,警惕再发出血。

再出血的原因不少学者一致认为:在首次出血后 7~14 天为纤维蛋白溶酶活性高峰期,此酶可使破裂口的血块溶解,而在此时破裂处动脉壁的修复尚未完成。另外,此时患者病情好转,而剧烈头痛、精神紧张不安、血压波动、过早下床活动、用力大便、过多的探视、患者情绪激动等,易发生再出血。

蛛网膜下腔出血患者经治疗后在病情比较稳定的情况下,突然出现以下情况,应高度怀疑高发出血的可能。①剧烈头痛、呕吐、烦躁不安。②颈强直等脑膜刺激征加重。③意识障碍加重。④脑脊液呈橘红色或粉红色。

防治：针对其再出血的病理生理基础,应用抗纤维蛋白溶解剂,防止破裂处凝血块溶解,常用 6- 氨基己酸 8~12 支加入 5% 葡萄糖 500ml 内静脉滴注,每日 2 次,连续 7~14 日,亦可选用抗血纤溶芳酸,效果更佳。近年来认为凝血酶比 6- 氨基己酸强 8~10 倍,且有消炎作用。

（二）蛛网膜下腔出血后的血管痉挛

1. 临床表现及类型

（1）蛛网膜下腔出血并发脑血管痉挛的发生率为 21%~60%,按累及血管的范围分为局限性和弥漫性两种,前者多在破裂的动脉瘤和畸形血管附近,若侧支循环良好,可以没有症状。弥漫型则影响的血管比较广泛,位于中线和中线附近的动脉瘤可以出现对侧或双侧脑血管痉挛。按发生痉挛的时间又分为早发性和晚发性,早发性脑血管痉挛是指出血后数十分钟至数小时内,持续时间较短,临床上立即发生暂时性意识丧失和程度不等的神经功能障碍。也有报告,动脉瘤破裂出血后早期,血管痉挛并不常见,特别是当天无痉挛发生。晚发性脑血管痉挛多发生于病程 4~16 天,7 天左右为高峰,持续时间往往较长,临床上继首次出血后几天内,病情稳定,改善后逐渐出现脑膜刺激征及颅内压增高征,意识状态由昏迷或嗜睡转为清醒后,再度进入昏迷,这种意识状态的动态变化是本病的特点,并出现程度不等的偏瘫、偏身感觉障碍、失语及不恒定的病理征。多数患者病情进展缓慢,持续 1~2 周后逐渐缓解,约半数患者可以恢复正常。少数患者由于重度和广泛的脑血管痉挛,病情进展迅速,常继发脑严重缺氧或脑栓塞。

（2）发病机制：目前认为出血后的血肿或血凝块对颅底动脉机械性的牵拉、压迫,下丘脑释放的神经介质改变了交感神经的张力,神经反射引起脑血管的收缩;此外体液中的血管收缩物质增多（如血栓素 A2、氧合血红蛋白、前列腺素等）均可引起脑血管痉挛。还有 5-HT（5- 羟色胺）增高是晚发性脑血管痉挛的原因。有人发现脑脊液混有自身血清的沉淀物中有 IgG、IgM 和 B1C/1A 球蛋白,与免疫机制有密切关系。另有血管本身病变,早期血管内膜水肿、肌层变性坏死,后期内膜增厚和纤维变性,内弹力层和肌层萎缩及纤维变性,以上变化均导致血管腔狭窄,进而局部血流量减少,脑代谢异常,出现血管痉挛症状。

（3）预防：①有人报告,大脑中动脉的血流速度低于 100cm/s 时很少出现脑血管痉挛,而大于 200cm/s 时则大多出现血管痉挛。②CT 扫描：基底池中血凝块超过 5mm×3mm,或脑裂周围血液厚度超过 1mm 者易发生脑血管痉挛,且临床症状加重,故对于蛛网膜下腔出血患者在发病早期进行以上监测,一旦发现有异常者,应及早应用解痉药物。

2. 治疗

（1）钙通道阻滞剂：钙离子受体阻滞剂硝苯吡啶能抑制组胺、血管紧张素等引起的基底动脉收缩,且对基底动脉痉挛能有效抑制。硝苯吡啶的同工异构酶尼莫地平作用更强,更易通过血脑屏障,且其结合位置是在脑组织,故能改善 SAH 后血管痉挛的临床症状。尼莫地平是一种水溶性 1,4- 双氢吡啶衍生物,其钙通道阻滞作用表现为选择性脑血管扩张,抑制血小板凝集和血栓形成,解除 SAH 后初始的脑血管痉挛。常用量为 0.35mg/kg,每 4 小时 1 次,连服 21 日。

(2)β 受体阻滞剂对脑血管痉挛的作用:肾上腺素能 β 受体阻滞剂可有效地预防因颅内动脉瘤或手术所致的脑血管痉挛,降低 SAH 的病死率和致残率。其对 SAH 所致的脑血管痉挛具有:①对抗血和脑脊液中的儿茶酚胺的作用。②抑制血栓噁烷 A2(TXA2)的合成,阻断 5-HT 的释放。③保护血脑屏障和膜稳定作用,减少细胞自溶坏死,从而保护脑组织。

常用量:普萘洛尔 30~60mg,每日 3~4 次;氨酰心胺 50~75mg,每日分 2~4 次含服。

(3)异丙基肾上腺素和利血平:异丙基肾上腺素能增进腺苷环化酶活性,使 cAMP 升高;利血平可降低血中 5-HT,故二者均可减轻脑血管痉挛。

罂粟碱、氨茶碱是磷酸二酯酶阻滞剂,可防止环磷酸腺苷的分解,使血管平滑肌松弛,防止或减轻脑血管痉挛。

(三)蛛网膜下腔出血并发颅内血肿

1. 病因 多见于颅内动脉瘤破裂。有人观察动脉瘤破裂出血后 72 小时内死亡病例中 90% 有颅内血肿,如脑底动脉瘤破裂可并发额、颞叶底面脑实质内血肿。另有动、静脉畸形出血可并发血管畸形周围血肿。其脑实质内血肿,可并发急性颅内压增高,增加死亡率,其死亡率有人统计为 60%~70%。

2. 临床表现与分型 临床上根据发病特点和病程将颅内血肿分为 3 种类型。

(1)急进型:病程在 3 天内,呈急性发病,突然剧烈头痛、呕吐,数小时进入昏迷状态,反复出现大脑强直和颅内压增高、脑水肿、脑疝、瞳孔和生命体征改变。

(2)亚急性型:病程在 3 天至 3 周者,病情进展较慢,意识状态相对较轻,但随着血肿的扩大,再次出现意识恶化、剧烈头痛、呕吐等颅内压增高表现,常伴有失语、偏瘫、偏盲、凝视麻痹及锥体束征等,可有生命体征变化。

(3)慢性型:病程在 3 周以上者,在蛛网膜下腔出血症状消退,意识状态逐渐恢复,再度出现颅内压增高及局限性脑实质损害的症状及定位体征。

3. 诊断与治疗 SAH 并发颅内血肿据其临床表现、体征并通过脑血管造影及 CT 扫描方可做出诊断。其治疗,小的血肿可以内科保守治疗,大的血肿可早期手术清除血肿,同时切除动脉瘤和畸形的血管。

（四）正常压力脑积水

蛛网膜下腔出血发生后，由于蛛网膜颗粒闭塞、后颅窝粘连以及蛛网膜下腔纤维增生，以及动脉瘤发生的部位，脑室内积血，伴发脑栓塞。另与出血的程度有关，其发病率占24%~50%，其中10%~40%在出血后2周内出现正常颅压脑积水。

主要表现为精神障碍、步态异常和尿失禁。①精神障碍：最初表现为健忘、表情淡漠、反应迟钝，逐渐出现计算力、观察力及理解力减退，后发展为精神障碍和痴呆。②步态异常：双腿行走困难，拖拉缓步，步基增宽，肢体僵硬，动作缓慢，时有跌倒。③尿失禁：其发生的时间与以上症状无相关性，单纯以小便失禁或大便失禁或二者同时存在。另有性格改变，癫痫发作，或锥体外系症状。临床上根据症状、体征及头颅CT不难做出诊断。

目前认为，脑室分流术是治疗脑积水的唯一有效方法，50%可见效。

七、治疗

蛛网膜下腔出血的治疗原则：①制止继续出血。②除去引起出血的病因。③防止继发性血管痉挛。④对有手术适应证者应行手术治疗，对出血量较多者可采取脑脊液置换术。⑤预防复发。

（一）内科药物治疗

1. 绝对卧床休息4~6周，避免用力大小便，防止剧烈咳嗽、剧烈活动，解除精神紧张及顾虑。可应用足够的止痛和镇静剂，以保持患者安静休息。

2. 脱水降颅压　脑出血后，颅内压急剧增高，应尽早给予利尿脱水治疗，以减轻脑水肿，改善脑血液循环和脑脊液循环，恢复正常的脑代谢和防止脑疝形成。可应用20%甘露醇液250ml，每6小时1次。亦有选用50%甘油溶液者。

3. 止血药物的应用　破裂后出血的病变血管由于血液凝固而止血后，这些血块在最初两天是完整的，以后由于酶的作用血块就出现溶解现象，溶解后就可以引起第二次再出血。如果溶解过程减慢，纤维组织及血管内皮细胞对管壁进行了修补，这样就可以避免早期再次出血。用法：6-氨基乙酸8~18g加入5%葡萄糖500ml静脉滴注，每日2次。或用6~8g/d，口服，连用7~14日。亦可选用止血芳酸（PAMBA）效果更佳，它抗血纤维蛋白溶酶的效价要比6-氨基乙酸强8~10倍，且无毒副作用。止血环酸250~500mg加入5%葡萄糖注射液500ml内静脉滴注，每日1~2次。止血芳酸可抑制纤维蛋白溶酶的激活，其止血效果比6-氨基乙酸强4~5倍。止血芳酸0.1~0.3g加入5%葡萄糖注射液或生理盐水500ml内静脉滴注，每日2~3次，1日不超过0.6g。

再发出血的防治、继发血管痉挛、继发颅内血肿的治疗，均同上。

（二）脑脊液置换术

脑脊液置换术：选择适应者，行腰椎穿刺术，放出一定量的脑脊液，后注入等量的生理盐水及地塞米松，以降低颅内压，促进出血的吸收。

1. 适应证　①蛛网膜下腔出血颅内压增高者。②剧烈头痛、恶心、呕吐，反复发作者。③伴有意识障碍者。④患者颅内压增高，脑脊液压力超过1.96kPa（200mmH$_2$O）以上，且有视乳头水肿者，同时伴有意识障碍、双瞳孔明显偏小者。为防止脑疝发生，放脑脊液不宜超过2ml。同时穿刺后都应经静脉滴入甘露醇脱水降颅压。⑤蛛网膜下腔出血合并脑室积血，尤其是导水管以下积血，可采取双侧脑室引流，同时进行腰穿放脑脊液的双向引流方法。

2. 方法　①常规行腰穿术。②对头痛剧烈，伴恶心、呕吐者术前半小时给予20%甘露醇250ml静脉快速滴注后再行穿刺；烦躁不安者适当使用小剂量镇静剂。③穿刺成功后测脑脊液压力，如压力不高，首次缓慢放出血性脑脊液20~40ml，同时在5~7分钟内缓慢注入等量生理盐水加地塞米松5mg，每日1次。首次置换后，以后每日1次，放20~30ml，亦注入等量生理盐水。3~4次为1疗程，出血量多者可每周1疗程，如1疗程后病情无明显好转，可间隔1~2天，再行继续置换，直至脑脊液变清，细胞数和蛋白基本正常。

3. 临床意义　①能迅速降低颅内压，减轻头痛、呕吐，缓解颈强直，预防脑疝形成。②改善脑脊液循环，有利于脑脊液吸收，防止蛛网膜粘连及正常颅内压积水。③通过脑脊液置换可清除蛛网膜下腔积血对血管壁的刺激，以及氧合血红蛋白和血小板裂解释放的血管活性物质，以防止脑血管痉挛。

（三）蛛网膜下腔出血介入栓塞治疗

见本章第七节"脑血管病的介入治疗"。

第四节　脑梗死与溶栓治疗

脑梗死是由于脑供血障碍引起脑组织缺血、缺氧而发生坏死、软化，形成梗死灶的脑血管疾病。脑梗死可大致分为脑血栓和脑栓塞两种，脑血栓亦称脑血栓形成，常见的病因是脑动脉硬化，其次是各种脑动脉炎（包括结核、钩端螺旋体、风湿、梅毒等）。由于动脉内膜粗糙，管腔狭窄，血小板、红细胞及纤维蛋白易附着该处，如有血液黏滞性、凝固性增高（如脱水、红细胞增多症、口服避孕药），血压降低（用降压药过量、休克）和心动过缓、心功能不全、外伤等因素，则更易促进血栓形成。另一种脑栓塞是身体其他部位的栓子脱落，如颅外动脉壁的粥样硬化斑块脱落的血栓碎片，或心脏的附壁血栓脱落的碎片，或心脏瓣膜的赘生物脱落，进入脑循环，引起某一脑血管阻塞。

一、病因

（一）脑血栓形成

脑动脉血管壁动脉粥样硬化是血栓形成的主要原因,其次高血压、高脂血症和糖尿病等可加速脑动脉硬化是又一病因,血液成分的改变,如真性红细胞增多、血小板增多症以及血液黏度增加、血液凝固性增高(如分娩后口服避孕药、肿瘤等)均是血栓形成的因素。各种脑动脉炎,包括钩端螺旋体病、大动脉炎、梅毒性脑动脉炎、结节性动脉周围炎、血栓闭塞性脉管炎、巨细胞动脉炎、红斑狼疮、胶原系统疾病,也可造成血栓形成。血流动力学异常,如血流速度过缓和(或)血流量过低,可引起脑灌注压下降。

（二）脑栓塞

心源性疾患、风心病、房颤、心肌梗死均可形成附壁血栓。急性或亚急性细菌性心内膜炎、先天性心脏病、左房黏液瘤、非细菌性血栓性心内膜炎,身体其他部位的感染(肺部、肢体、败血症)、癌细胞、寄生虫或虫卵,另有空气栓塞、脂肪栓塞、羊水栓塞、二尖瓣脱垂、心脏瓣膜手术、心力衰竭以及心内膜纤维变性等,均可造成脑栓塞。

二、发病机制

脑梗死的发病机制与血栓形成学说、动脉痉挛学说、血流动力学说、血栓学说是有直接关系的。脑动脉壁的动脉硬化是血栓形成的基础,动脉壁的硬化变性或炎症改变,动脉的痉挛均可使动脉粗糙,管腔狭窄,血液中有形成分如红细胞、血小板及纤维素等,尤其是血小板极易黏附在内膜病变部位。黏附聚集之血小板,又可释放出花生四烯酸、5－羟色胺、ＡＤＰ等多种具有使血小板聚集及血管收缩之物质,可加速血小板的再聚集,并形成动脉壁血栓。如遇黏度增加,凝固性增高(如脱水、红细胞增多症),血流动力学改变,血流变慢(血压降低、心动过速、心功能不全、安静和睡眠时),则更易促进血栓形成。

在动脉痉挛、狭窄基础上,如有栓子的脱落进入血液循环、脑循环,最后栓塞在动脉血管内,使被栓塞的血管所供应的区域发生脑梗死,血管被栓塞后,阻塞血管常因对血管壁的刺激而发生脑动脉痉挛,或继发血栓形成,加剧栓塞后的症状。

在血栓形成中,如果侧支循环供血充分,可不出现症状,或只出现短暂性脑缺血症状,血栓一般在数十小时内即可形成,形成后可顺行性或逆行性发展,从而使更多的分支闭塞,但血栓又可在几天之内经纤维蛋白溶解酶的作用而自行溶解,栓子可碎裂流入远端血管或阻塞其分支。当侧支循环及时建立,动脉痉挛缓解,局部脑水肿消退,脑栓塞的症状则逐渐减轻或消失。如较大的或多支动脉栓塞,引起大片多发性脑梗死或严重脑水肿,梗死灶继发性出血,则症状严重,引起全脑症状,甚至死亡。

三、病理改变

发生血栓的血管分支主要是以大脑中动脉、颈内动脉起始处及虹吸部为最多,其次为大脑后动脉、基底动脉、椎动脉和大脑前动脉。动脉粥样硬化改变是最常见的病理改变,动脉管腔内血栓可见大量血小板、红细胞及管壁向组织内生长的纤维细胞,陈旧的血栓内尚可见机化和管腔再通,梗死灶大小决定于动脉堵塞的部位,细小的穿行动脉堵塞引起的梗死几乎看不出来,颈动脉堵塞几乎可以毁坏整个大脑半球。梗死区由于呈灰白色,组织松软和周围正常组织有鲜明的分界。但在早期,在大体标本上与正常区域不易区别,坏死部位肿胀,脑膜血管充血,当整个大脑半球水肿时,脑回扁平,脑沟消失,中线结构可移位,严重的出现脑组织明显受压,脑疝形成。

早期梗死形成因梗死区缺血呈灰白色,故称为白色软化。软化区的血管壁,首先是毛细血管的通透性显著增强,当侧支循环的血流进入已麻痹的毛细血管,则在软化组织中引起出血,称为红色软化。由于侧支循环增强,出血亦可发生在远离软化灶的区域。早期脑切面病灶部位略显隆起,较正常稍硬,2天左右即比周围组织软。切面病灶较小,则为较硬的瘢痕组织,较大时,则形成囊腔,腔内含纤维或液体。

四、临床表现

脑梗死的症状与体征主要取决于梗死灶的部位。50岁左右脑梗死发病最多,男性较女性为多,常有某些因素为诱因,病前多有前兆症状,其肢体运动、感觉、意识障碍视病情轻重不等。脑血栓形成多在安静状态下血流缓慢时发病,脑栓塞多在心脏病基础上活动时突然发病,而发病数秒钟达高峰。

(一)发病诱因

有60%~70%的患者起病有诱因,如过度疲劳、兴奋、忧虑、恐惧、愤怒和气温、气压变化,80%在安静状态下发病,其中70%在睡眠中发病。

(二)发病先兆

约有50%的患者发病前数小时到数日出现过发作性头晕、失语、复视、偏瘫、嘴歪等一过性脑缺血症状。

(三)发病进展类型

1. 可逆型 脑部神经缺血症状于24小时内完全恢复,即短暂性脑缺血发作。

2. 进展型 占脑梗死的绝大多数。完全损害的症状在1~3天内发展达高峰;或呈徐缓或阶段性进展,或以反复的小发作开始。应注意排除脑栓塞或脑肿瘤的可能。

3. 缓慢进展型 占脑梗死的比例不多,多在发病后 1~2 周内发展达高峰,肌力明显减退或形成偏瘫。

4. 完全型 只占脑梗死的少数,完全损害的症状在半天或数天内达到高峰。

(四)神经系统症状体征

脑梗死多为急性起病,突然出现偏瘫,可有失语痉挛发作,可有意识障碍,头痛呕吐者亦不少见,其头痛性质较脑出血为轻;另有运动障碍、感觉障碍、偏盲及双瞳孔不等大,与其梗死的血管部位有关。

1. 颈内动脉 颈内动脉主干发生管腔严重狭窄或闭塞常见于脑血栓形成,可使一侧大脑半球缺血导致严重脑水肿,患者往往有不同程度的意识障碍,病灶对侧偏瘫、感觉缺失,有时伴病灶同侧视觉丧失、瞳孔散大,对光反射消失,提示脑动脉供血障碍。在颈内动脉虹吸部闭塞时可见病变侧眼睑下垂、复视、霍纳征和眼睑痉挛。严重时颈内动脉主干梗死可发生脑疝,表现双侧瞳孔不等大,眼裂不等大,眼球外展位,病灶对侧上、下肢瘫痪,患者常陷入深昏迷,呼吸障碍,如不及时抢救则于短时间内死亡。

2. 大脑前动脉 皮质支闭塞时对侧肢体瘫痪,以足及小腿为重,可有感觉障碍,下肢肌张力低,但腱反射亢进,锥体束征阳性。还可出现精神症状、失用症、嗅觉障碍,主半球大脑前动脉闭塞可有运动性失语,深穿支闭塞时侧面、舌及上肢瘫痪,瘫痪肢体近端重于远端。也可出现精神症状及强握反射,旁中央小支受累可有尿潴留。

3. 大脑中动脉 大脑中动脉主干病变时出现对侧偏瘫,对侧偏身感觉障碍,对侧同向偏盲(三偏征群)。病变在主半球时常出现失语、失写、失读;辅半球病变时,则可伴失用症、失认症、体象障碍等顶叶症状;大脑中动脉各浅表分支阻塞时症状视病变部位而定,以病变对侧上肢和面部瘫痪较多见。

4. 大脑后动脉 梗死时症状较轻,皮质支病变时出现对侧同向偏盲或上象限盲,主半球病变时可出现失写、失读、失语等症状。当累及深穿支时可出现对侧半身感觉减退伴丘脑性疼痛,动眼神经麻痹,小脑性共济失调,偏身舞动症等。

5. 基底动脉 主干闭塞并不多见,病变时常先有意识模糊,然后昏迷加重,四肢瘫痪由弛缓性变为痉挛性,常伴有面神经、展神经、三叉神经、迷走神经及舌下神经的麻痹症状,及视野缺损或皮质性失明的视觉障碍。椎 – 基底动脉部分阻塞引起桥脑腹侧广泛软化,出现四肢瘫痪,意识清楚,面无表情,默默无声,但能以眼球随意上、下动作和眼睑睁闭来传递意思,临床上称为闭锁综合征。

6. 旁中央动脉　临床可出现病侧展神经麻痹,面神经麻痹及对称上、下肢瘫痪,称桥脑腹侧综合征,有时伴有向病侧凝视障碍,称为桥脑旁正中综合征。如果两侧动脉均发生病变,出现四肢瘫痪、展神经麻痹、昏迷、两侧瞳孔缩小、眼肌麻痹、高热和呼吸障碍等。

7. 小脑前下动脉　供应桥脑外侧的动脉闭塞时可出现眩晕、耳鸣、听力减退、眼球震颤、病侧小脑性共济失调、霍纳征、完全性面瘫和面部感觉障碍,对侧肢体痛温觉减退或缺失。

8. 小脑后下动脉　小脑后下动脉闭塞称为延脑外侧综合征,常出现交叉性痛觉减退或消失,由于病灶侧软腭及声带麻痹,可致发音不清、吞咽困难、眩晕、眼球震颤、复视和病侧小脑性共济失调。

五、辅助检查

(一)脑脊液检查

多数在正常范围。如大面积梗死可出现压力增高,蛋白含量增高。脑栓塞急性发作时压力也可轻度增高,并可见少量红细胞。如发生栓塞后出血则脑脊液压力增高,含大量红细胞。

(二)脑血管造影

脑血管造影能确定阻塞的部位及侧支供血情况,数字减影血管造影能清楚显示颅内外大血管情况,适于疑有颈内、外动脉闭塞的检查。

(三)经颅超声多普勒

经颅超声多普勒在脑血管病诊断中有很大价值,可无创伤性地穿透颅骨,直接获得颅内动脉,包括 Willis 动脉环的血流动力学变化,在某些方面能起CT 及 MRI 所不能起到的作用,如脑血管的一些病理生理征象、血管痉挛、供血不足、发现动静脉畸形等,最显著的应用价值是能简单而迅速地显示出急性卒中时脑内某一动脉高度狭窄或完全闭塞的情况。

(四)CT 扫描

常见阳性表现,在发病后 24~48 小时做 CT 扫描则可提高阳性率,能准确鉴别缺血性梗死和脑出血,能确定多发性脑梗死、腔隙性梗死及出血性脑梗死的诊断,也是确定混合性脑卒中的最重要手段。

(五)MRI

MRI 对缺血性脑梗死的诊断是最敏感最确切的方法,在梗死早期 CT 尚未显影时,MRI 即可发现病灶,在 T1 加权像呈低信号,T2 加权像呈高信号,特别是对腔隙性梗死、多发性脑梗死诊断十分敏感,并对脑干及小脑梗死更明显优于 CT。

（六）超声心动电流图

可显示心脏瓣膜及心内膜病变,为确定脑栓塞的栓子来源提供依据。

六、诊断

典型脑梗死的诊断临床多无困难,中年或老年人在安静状态下发生偏瘫、失语或眩晕、眼震等局灶症状和体征时应考虑到脑血栓形成的可能。尤其在发病后有一缓慢的进展过程则更支持脑血栓形成的诊断。青年人的风湿性心脏病的历史或老年人的冠心病合并心房纤颤者,突然发生上述症状时应考虑到脑栓塞的可能,如若结合脑脊液、头颅 CT 及 MRI 检查则不难作出诊断。其脑血栓形成及脑栓塞诊断要点如下。

（一）脑血栓形成

①起病较急,常在安静状态下出现偏瘫或局灶性症状,多无意识障碍。②大多数无明显头痛和呕吐。③起病缓慢,常有前驱症状,多逐渐进展或呈阶段性进行。④多数患者与脑动脉粥样硬化有关,或与高血压有关,也可见于脑动脉炎、血液病等。⑤有颈内动脉系统和（或）椎 - 基底动脉系统症状和体征。⑥结合腰穿脑脊液不含血细胞或行头颅 CT 检查。

（二）脑栓塞

①发病多急骤。②可无前驱症状。③一般意识清楚或有短暂性意识障碍。④有临床症状、体征。⑤腰穿脑脊液一般不含血细胞,若有红细胞可考虑出血性栓塞。⑥栓子的来源可为心源性或非心源性,也可有其他部位的栓塞。

七、鉴别诊断

（一）脑出血

重症脑出血据其发病形式、发病诱因、发病后的临床症状、体征,特别是有无颅压高的表现,意识障碍程度及其有无病理表现则可做出鉴别。但轻度脑出血腰穿也不能确诊,仍需做头颅 CT 检查。

（二）脑瘤

脑梗死常需跟原发的或转移的脑瘤鉴别,如胶质瘤常有数月的发展史,但首发症状可能为进行性的偏身功能障碍,早期无明显头痛出现。脑瘤多有癫痫的发作,而脑梗死则较少发生。如早期眼底检查脑瘤可有视乳头水肿,而脑梗死则少见。脑梗死的偏瘫常完全,脑瘤常为轻偏瘫逐渐加重。

（三）慢性硬膜下血肿

脑梗死与慢性硬膜下血肿有时不易鉴别,慢性硬膜下血肿多有外伤史,但在很多病例,并非典型,有的如外伤较轻当时未介意,或有外伤史已被忘记,血肿症状的出现常在外伤后数周或数月,如不详细追问,常被遗漏。硬膜下血肿的神经症状,一般逐渐加重,常有神经精神症状,意识状态有明显波动,可有瞳孔改变及锥体束征。

八、治疗

(一)一般治疗

脑梗死的一般治疗主要是针对某些重症患者生命体征的监测与监护;全身情况的调整;内脏功能状态的改善;脑循环及血压的调控;水与电解质平衡的纠正及合并症的防治。

1. 生命体征的救治 对有呼吸困难者注意保持气道通畅,必要时可行气管插管或气管切开,并根据需要行氧气吸入及呼吸兴奋药的应用。注意监测心脏情况,有无心衰、心律失常等,注意采取措施抢救。

2. 脑循环的调控 脑血管的自动调节不良,其脑梗死发生后仍存在缺血缺氧,早期血压的波动,直接影响脑灌注量,故血压的调控至关重要。血压突然升高可使梗死区域血流增加和脑组织对缺血的代偿性反应加重,从而引起缺血区周围组织水肿,神经功能障碍恶化,因此血压应控制在发病前稍高水平。血压显著下降,会导致永久性神经功能恶化或死亡。特别是在进展性卒中患者中,大多数能耐受轻到中度高血压而不需降压治疗。

3. 全身情况的调整 卒中患者可因脑部病变引致内脏功能改变,或者原先已有内脏疾病,在诊治过程中,如果忽视全身,尤其是内脏的情况,缺乏相应的处理,可导致严重的不良后果。多数卒中患者的年龄较大,不少有高血压动脉硬化,且内脏代偿功能有限。当突发脑卒中,尤其是伴有自主神经功能障碍时,更易引起内脏功能改变以致衰竭。有些患者是原有糖尿病,心脏或肾功能不全,有的可合并感染,最终导致内脏功能衰竭。因此,对每个卒中患者,都应仔细观察,深入分析内脏功能改变及其起因,才能正确判断,分别加以有效处理。

4. 注意纠正水与电解质紊乱 脑梗死发生后,由于存在意识障碍,或有延髓瘫痪症者,吞咽困难,或有颅压高诱发恶心、呕吐,再加上脱水、利尿剂的应用易发生脱水、电解质紊乱,又可使血液黏稠度增加,加剧脑血液量降低和脑缺血,此时应注意纠正高钠、高钾血症,低钠、低钾血症,及时给予钙、镁的补充。

(二)特异性治疗

1. 溶栓治疗 脑梗死发病后数小时,脑细胞变性、水肿等病理变化,尚是可逆性改变,另外脑梗死周围的边缘地带,或称缺血半暗带和水肿区,如治疗及时与合理,则可望恢复或缓解,使梗死区不再扩大。如果这种变化不能解除而导致细胞的变性、坏死,成为不可逆性改变,这就需要脑梗死的溶栓治疗。

自 1958 年 Sussman 首先应用溶栓疗法治疗脑梗死至今约有 4000 余例。20 世纪 80 年代初期,Zeumer 等开展溶栓取得了显著疗效。目前,欧美国家普遍成立多中心研究协作组,国内很多脑血管病防治中心亦积极开展溶栓治疗取得成功。

(1)溶栓的机制:血栓形成后可形成红色血栓、白色血栓、纤维蛋白血栓和混合血栓。其中红色血栓主要由红细胞和纤维蛋白所组成;白色血栓主要由血小板和纤维蛋白组成,但不含红细胞;纤维蛋白血栓是存在于全身的脑、肺、脾、肾的细小血管内的血栓,此类血栓由紧密的纤维蛋白束组成,其中夹有血小板。从血栓形成的种类来看,纤维蛋白是其主要成分,溶栓药物输入后或直接作用于纤维蛋白溶酶原生成纤维蛋白溶酶,继而溶解纤维蛋白,或与血栓结合成复合物,激活纤维蛋白溶酶原转化为纤维蛋白溶酶产生溶栓作用。

当脑血流灌注压在一定的范围内波动时,机体可以通过小动脉和毛细血管平滑肌的代偿性扩张或收缩来维持脑血流相对稳定。这种小动脉和毛细血管平滑肌的代偿性扩张或收缩又称为 Bagliss 效应。脑血管通过 Bagliss 效应维持脑血流正常稳定的能力称为脑循环储备力(cerebral circulation, CCR)。当血流量(CBF)下降到一定程度时,神经元对氧和葡萄糖的摄取率增加,以便维持细胞代谢的正常稳定,这种能力称为脑代谢储备力。研究证实,CBF 的减少,下降到大约 30% 以后,神经元的冲动传导完全停止。所以,正常 CBF 的 30% 被定为神经细胞的电衰竭阈值。首先出现脑电功能障碍(电衰竭);随着 CBF 进一步减少并持续一段时间,当 CBF 阈值从电衰竭水平进一步下降达正常值 15%~20% 以下后,神经细胞的细胞膜离子泵运转障碍,开始启动神经细胞死亡,此时,CBF 正常的 15%~20% 测出代谢改变甚至膜结构改变(膜衰竭)。这时,在分子水平出现一个时间依赖性缺血瀑布(瀑布效应),特点为脑组织由于缺血缺氧造成自由基的产生、兴奋性氨基酸的释放以及血小板活性因子、乳酸中毒、脑水肿等作用下,使神经元代谢紊乱,大量离子流入。从 CBF 变化过程看,脑血流量的下降到急性脑梗死的发生经历了 3 个变化时期:首先是由于脑灌注压下降引起的脑局部血流动力学异常改变;其次是脑局部 CCR 失代偿性低灌注所造成的神经元功能改变;最后,由于 CBF 下降超过脑代谢储备力才发生不可逆转的神经元形态学改变,即脑梗死。我们将前两时期称为脑梗死前期。

膜衰竭 6~8 小时以后出现血管源性水肿和以胶质细胞为主的继发性细胞毒性水肿,随后出现神经细胞相继坏死和程序死亡。根据脑血流的状态,我们可以将处于电衰竭和膜衰竭的脑组织称为缺血半暗带。缺血半暗带是不稳定的,是高度动态性的,可以恢复正常,也可以进展为梗死。

抢救半暗带是急性脑梗死现代治疗的重要目标。尽管在急性脑梗死早期,病变中心部位很快出现坏死,但若及时恢复血流和改善脑组织代谢,仍可避免梗死灶周围仅有功能改变的缺血半暗带组织发生坏死。大部分缺血半暗带仅存在数小时,这就决定了对急性脑梗死患者的治疗必须在发病早期进行。因此,溶解栓塞,尽快再通闭塞的脑血管,恢复或改善缺血区的灌注,是急性脑梗死的根本性治疗方法。

已有确切的证据表明,按照美国国立神经病学与卒中研究所(NINDS)的卒中分型标准,对有选择的发病 3 小时内的急性脑梗死患者应用溶栓疗法(rt-PA),不仅可显著降低患者死亡及严重残疾的危险,而且还大大改善了生存者的生活质量。因此,美国及欧洲国家均已批准临床应用 rt-PA。我国"九五"攻关的随机双盲对照研究结果亦表明,对经过严格选择,发病 6 小时的急性脑梗死患者,采用尿激酶溶栓治疗安全而有效。

在溶栓时间问题上,应该是越早越好,国内外均将溶栓时间窗界定为 6 小时。实验证实,缺血时间超过 5 小时,缺血脑组织中心区即坏死,其周边处于"饥饿状态—半暗带"。持续缺血 6 小时以上,脑肿胀明显,半暗带开始消失和显示不清,缺血脑组织成为不可逆,任何治疗不再有效。综合有关资料,将溶栓治疗按溶栓时机分成超早期溶栓(3 小时以内)、早期溶栓(3~6 小时)和超时溶栓(6~24 小时)。

(2)溶栓的时机:溶栓治疗的时机是影响疗效的关键。多数学者经过多次实验认为,应在发病 6 小时内完成最好。6 小时内溶栓,不仅使梗死灶缩小,神经功能恢复,而且也较安全,发生并发症明显减少。

许多动物试验提示,动脉梗死 2~3 小时会出现缺血性脑损伤。缺血持续超过这个时限,损伤会增加。Ringelstein 等对 15 例大脑中动脉主干或主要分支闭塞患者在病后 6 小时内静脉应用 rt-PA,早期获得再通患者梗死面积减小,8 小时后获得再通患者梗死扩展到皮质。DelZoppo 用可复性偏心气囊压迫狒狒大脑中动脉(MCA)近端,3 小时后在颈内动脉(ICA)注入尿激酶(UK)与对照组相比,实验组梗死灶明显缩小,神经功能缺损得到明显改善。美国健康协会对一组急性缺血性卒中患者静脉给予 rt-PA,其中 74 例在症状出现90 分钟内进行,另 20 例在 90~180 分钟进行。24 小时后进行评价,90 分钟内进行溶栓治疗者 46% 神经功能改善,而 90~180 分钟组进行溶栓者神经功能改善者仅 15%。目前,大多数学者认为,应在发病后 3 小时到 6 小时内及早给药,但也有人认为在发病数日后溶栓未见副作用增加而同样可获得较好的疗效。

(3)溶栓药物:溶栓药物约分为 3 个阶段。

第一代溶栓剂:包括由 β - 溶血性链球菌培养液中分离提取的链激酶和从尿培养的肾组织中提取的尿激酶。

第二代溶栓剂:组织型纤溶酶原激活物(t-PA),尚包括通过基因重组技术生产的瑞替普酶(rt-PA)、重组单链尿激酶型纤溶酶原激活剂(rscu-PA)、乙酰纤溶酶原－链激酶复合物(APSAC)。

第三代目前正在研究开发的溶栓药物均为t-PA变异体,如瑞替普酶(reteplase)、替尼普酶(tenecteplase,TNKase,TNK-t-PA)、孟替普酶(monteplase);N兰替普酶(1anoteplase,NPA)等。这些新溶栓药的共同特点是能快速溶栓,开通堵塞的血管和恢复血液循环,治愈率达73%~83%。而且不一定要在医院内进行静脉注射,不需因体重而调整剂量和半衰期长等优点。

其他类:蛇毒类、东菱精纯克栓酶及国产降纤酶目前已不再应用。

(4)溶栓方法:溶栓治疗的途径主要有静脉用药和动脉用药两种。动脉又有颈动脉穿刺插管法及经股动脉穿刺插管法。Brott等和Haley等认为静脉用rt-PA未增加出血并发症。Mori对颈动脉系闭塞的19位患者在发病6小时内用20mg和30mg两种剂量的rt-PA治疗,结果9/19再通,而安慰剂对照组仅3/12再通,神经功能改善亦较对照组明显。

20世纪70年代末介入放射技术的发展,为动脉用药创造了条件。Sasaki对44例患者用超选择性方法在血栓附近局部用药,18例在颈动脉内用药。结果是局部用药组术后即刻完全再通率为52%,不完全再通率为32%,其中大脑中动脉(MCA)再通率为69%,基底动脉(BA)为78%,明显高于颈内动脉(ICA)的20%,24小时内出血性梗死的发生率为22%,仅1例病情恶化。

当前,一些学者更主张将溶栓药物注入ICA而不花更多时间将导管插入MCA或在血栓近端注药。作者曾经颈动脉穿刺插管溶栓60例,有效率83%。国内陈忠良(安徽)、胡永慧(贵州)、北京刘丰等由颈内动脉插管,至血栓附近,注入溶栓药物,并行血管造影监测血管开通情况,其血管开通达75%。所采用的颈动脉插管直接穿刺插管法,简便易行,可在急诊条件下施行,争取了溶栓时间。

静脉溶栓法:选择发病6小时或12小时内患者,将尿激酶60万~345万U(或链激酶15万~150万U、t-PA 10~100mg)加入生理盐水100~500ml中,静脉输入,一般在1~2小时输完后亦输入其他脑细胞代谢剂,3~7天1疗程。

动静脉联合溶栓法:动静脉联合溶栓治疗优势在于及时的静脉溶栓,缩短了给药时间,延长动脉溶栓的时间窗,同时联合溶栓又进一步提高血管再通率,可将再通率提升至80%,因此动静脉联合溶栓可能是今后治疗急性脑梗死的最佳选择。国外IMS实验也证实了静脉和动脉内联合溶栓治疗急性缺血性卒中的安全性和可行性。

股动脉插管法:①经皮穿股动脉插管:在电视监控下,将导管经右侧头臂干进入颈总动脉或锁骨下动脉,或从左侧主动脉弓直接进入颈总动脉或锁骨下动脉,最后进入颈内动脉或椎动脉。通过脑血管造影导管插入交换导丝,引入 6~7F 薄壁平头导引导管。在导管插入过程中随时注入 2~3ml 造影剂以证实导管的确切位置。将导管在电视监控下插入颈内动脉或椎动脉的相应血栓部位,再将尿激酶 5 万 ~10 万 U 溶于生理盐水 40~60ml,缓缓注入导管内。据其溶栓情况,可连续用尿激酶至 150 万 U 或更大剂量。一旦造影显示血管开通,则停止注药。然后将导管撤去,股动脉穿刺部位局部按压半小时以后用 500~1000g 重沙袋持续压迫 6 小时左右。此后每天静脉滴注尿激酶 2 万 U,连用 3~4 天以维持其溶栓效果。

颈动脉插管溶栓法:颈动脉插管溶栓具有操作简单、安全可靠、方便易行、溶栓见效快等优点,应予推广应用。

1)穿刺针的选择:选择长 20~30cm,内径 1.2mm,外径 1.4mm 的套管针(此套管针为作者发明研制,获国家专利,专利号为:ZL00206719.6,并由江西益康医疗器械有限公司生产)。另外可选用 21G Tenfion 软导管行颈动脉直接穿刺,亦可采用 7 号头皮针直接穿刺。穿刺针的选择参考 CT 片病灶部位、大小及是否做脑血管造影而定。

2)穿刺方法:患者仰卧,肩部垫一薄枕,颈部伸直拉长,穿刺局部常规消毒,局麻,穿刺时取喉结与双侧胸锁乳突肌交点处上 1.5cm 为穿刺点。使用套管针穿刺时,首先将内导管插入金属外导管内,使其尖端平齐,后持套管针以与颈动脉水平缘成 45° 角方向进针,见内导管内动脉波动回血即可将内导管送入血管内,进行造影或溶栓。

3)药物选择:一般采用尿激酶 10 万 ~30 万 U,或采用 t-PA 50mg。加入生理盐水 100~200ml,加压注射,每分钟 30~45 滴,其用药量大小,可根据造影及溶栓情况决定。

(5)溶栓的适应证:①年龄 <75 岁。②无意识障碍,但对基底动脉血栓形成患者,由于预后极差,即使昏迷较深也不禁忌。③脑 CT 排除颅内出血,且无明显神经系统功能缺损相对应的低密度影。④溶栓治疗可在发病 6 小时内进行,但若为进展性卒中,可延长至 12 小时。

(6)溶栓相对禁忌证:①年龄 >75 岁。②近 6 个月脑梗死,胃肠或泌尿生殖系出血。③近 3 个月急性心肌梗死,亚急性细菌性心内膜炎、急性心包炎及严重心衰。④近 6 周外科手术,分娩,器官活检及躯体严重外伤。⑤败血症性血栓性脉管炎,糖尿病性出血性视网膜炎及严重肝、肾功能不全。⑥孕妇。⑦应用抗凝剂。⑧溶栓治疗前收缩压 >24.0kPa(180mmHg),或舒张压 >14.7kPa(110mmHg),可能干扰检查和治疗。

(7)溶栓绝对禁忌证:①单纯感觉障碍或共济失调。②临床表现出现明显改善。③活动性内出血。④出血素质及出血疾病。⑤颅内动脉瘤,动静脉畸形,颅内肿瘤及可疑蛛网膜下腔出血。⑥脑出血史。⑦近2个月颅内或脊椎手术外伤史。⑧治疗前收缩压 >26.7kPa(200mmHg)或舒张压 >16.0kPa(120mmHg)。

(8)溶栓治疗的并发症:

1)再灌注损伤:闭塞的脑血管经溶栓治疗再通后,在短时间内其神经损害体征和形态学改变有时会有所加重,形成脑缺血的再灌注损害。

2)出血:可发生在脑内或脑外,脑内出血分实质性出血及出血性梗死,另有血尿、胃肠道出血等全身出血。

3)脑血管的再闭塞:溶栓后的再发卒中,多见于使用 t-PA 后,可能与t-PA 的半衰期短有关。

2. 抗自由基治疗　自由基又称游离基,是外层轨道具有不配对电子的原子、分子或基因。由于自由基的外层轨道上是孤立的电子,因此极不稳定,活性高,存在时间短,很容易从其他分子夺取电子,或失去自身电子形成氧化物或还原物。自由基与其他分子发生反应的特点是以连锁反应形式进行,自动扩大、增殖,最终形成稳定化合物。如金属化合物(如铁、铜等)参加,则反应加速,双自由基氧($O_2 \cdot$)尤其对不饱和脂肪酸有很强的引发作用和加成反应,使之形成脂质过氧化物。

常产生的自由基有羟自由基($OH \cdot$)、氢自由基($H \cdot$)、分子氧($O_2 \cdot$)自由基。

脑梗死早期,梗死脑细胞能量衰竭,组织细胞内含有腺嘌呤成分的 ATP 分解成 AMP →腺苷→肌苷→次黄嘌呤;同时由于缺血,能量消耗,细胞膜跨膜梯度破坏,钙离子进入细胞内激活蛋白激酶,后者使黄嘌呤脱氢酶转化为黄嘌呤氧化酶,它可使次黄嘌呤转化为黄嘌呤而转化为尿酸,并同时还原 O_2 产生氧自由基。再就是梗死脑细胞由于 ATP 耗竭,自由基清除酶(如超氧化物歧化酶)活性降低,自由基清除障碍,大量蓄积的氧自由基在红细胞释放的铁离子作用下与水生成过氧化氢(H_2O_2),后者经 Haher-Weiss 反应迅速生成毒性更强的羟自由基($OH \cdot$),羟自由基化学活性活跃,生物毒性强,可广泛攻击含有不饱和双键的生物膜结构,产生更多的自由基,引发"瀑布状"自由基连锁反应,造成更加广泛、更加严重的脑损害。另外,梗死脑细胞线粒体三羧酸循环发生障碍,不能为电子传递链的细胞色素氧化酶提供足够的电子(4价)将O_2 还原成水,O_2 还原生成氧自由基,并漏出线粒体。羟自由基还可激活磷脂酶 A2,促使磷脂分解产生大量的花生四烯酸,后者在前列腺素 I2(PGI2)合成酶和血栓烷 A2(TXA2)合成酶的作用下分别生成 PGI2 和 TXA2,正常条件下 TXA2 和 PGI2 处于动态平衡。但在缺血条件下自由基增加可抑制 PGI2 合成酶激化 TXA2 合成酶,促使花生四烯酸单向转化为 TXA2,致缺血半暗带区血管痉挛和血管内凝血,使梗死范围迅速扩展,损害加重。

正常体内存在自身的自由基清除系统,包括超氧化物歧化酶、过氧化氢酶、谷胱甘肽过氧化物酶、谷胱甘肽还原酶、过氧化物酶、葡萄糖 –6– 磷酸脱氢酶。正常状态下自由基的生成与灭活是一动态平衡,在病理状态下,如缺血、出血、机械性损伤等情况下,使自由基生成增多或反应增强,造成自由基的病理性损害。

常见的自由基抑制剂:

(1)钙通道阻滞剂　包括尼莫地平、尼卡地平等。该药可通过阻滞细胞膜钙离子通道异常开放,降低细胞内钙离子蓄积,使黄嘌呤脱氢酶不易转化为黄嘌呤氧化酶,减少梗死组织缺血期和再灌期的自由基产生;还可阻滞由 TXA2 诱致的半暗带区血管痉挛和血管内凝血,对脑梗死损害有重要的保护作用。

(2)别嘌呤醇　为抗痛风药物,黄嘌呤氧化酶抑制剂。实验证明,它可明显降低缺血脑组织自由基光子发光率,尤其对氧自由基,保护神经原功能和生物酶活性,临床应用疗效明显,一般日剂量从 0.2g 开始,可酌情加至 0.4~0.9g。

(3)新型自由基清除剂:依达拉奉是一种脑保护剂(自由基清除剂)。目前我国生产厂家很多:扬子江药业公司、先声药业有限公司、吉林省辉南长龙生化药业股份有限公司等生产。临床研究提示 N– 乙酰门冬氨酸(NAA)是特异性的存活神经细胞的标志,脑梗死发病初期含量急剧减少。脑梗死急性期患者给予依达拉奉,可抑制梗死周围局部脑血流量的减少,使发病后第 28 天脑中 NAA 含量较甘油对照组明显升高。临床前研究提示,大鼠在缺血再灌注后静脉给予依达拉奉,可阻止脑水肿和脑梗死的进展,并缓解所伴随的神经症状,抑制迟发性神经元死亡。机制研究提示,依达拉奉可清除自由基,抑制脂质过氧化,从而抑制脑细胞、血管内皮细胞、神经细胞的氧化损伤。

常规用量,一次 30mg,每日 2 次。加入适量生理盐水中稀释后静脉滴注,30 分钟内滴完,一个疗程为 14 天以内。尽可能在发病后 24 小时内开始给药。

(4)甘露醇:不仅能降低血液黏度还能清除自由基。实验表明,静滴甘露醇 30 分钟后全血黏度明显下降,并随切变率的增高而降低,2 小时开始回升,4 小时恢复正常。甘露醇分子上的亲水基因对羟自由基有极强的清除作用,羟自由基毒性最强,是各种自由基连锁反应的中心环节,清除它既可抑制生物膜不饱和脂肪酸的脂质过氧化反应,又可减少 TXA2 的生成,减少血液再灌注期的脑细胞坏死、梗死灶的扩展,恢复神经功能。

(5)糖皮质激素:对脂质过氧化物自由基有极强的清除作用,早期大量(地塞米松 1mg/kg)应用可有效控制脑梗死再灌注损害,改善脑细胞对氧和葡萄糖的利用率,同时具有稳定溶酶体膜作用。

其他清除剂还有二甲亚砜(DMSO)、巴比妥类、氯丙嗪、辅酶 Q、维生素 C 等。

3. 抗脑水肿治疗　脑水肿是进展性卒中的常见原因,如不积极治疗则会导致脑梗死病情加重。一般来说在脑梗死后数分钟至 4 小时内,所发生的早期脑水肿是细胞毒性。待脑梗死进一步发展,病灶区脑细胞破坏,细胞质内蛋白质、脂肪、核酸等溶解,微粒释放,组织渗透压梯度升高,血脑屏障进一步被破坏,故出现血管源性脑水肿。

从脑血栓形成的"半暗带"看出,在脑血栓形成急性期的第一周内,由于缺血缺氧和自由基的损害,"半暗带"内存在不同程度的脑水肿,此时应用扩血管药物治疗可加重脑内盗血。及时消除脑水肿,可减轻"半暗带"内脑神经细胞的病理损害,对缩小脑梗死面积,减轻病残程度是有利的。

抗脑水肿治疗应从脑血栓形成发病后 3~6 小时内开始,连续 5~7 天。

(1)高渗脱水剂:高渗性脱水剂能提高血浆渗透压,形成血浆与脑之间的渗透压梯度,脑体积缩小,颅内压降低,血浆渗透压增高,又可通过血管的反射机制抑制脉络丛的滤过和分泌功能,使脑脊液产生减少,脑水肿减轻,颅内压力下降。常用的高渗脱水剂如下:①甘露醇:其降低颅内压的机制为增加血-脑及血-脑脊液渗透压梯度;扩张肾小动脉,增加肾血流量,而使得尿量增多;另有扩容作用及清除自由基作用。此药静脉注射后,血浆渗透压迅速增高,主要分布于细胞外液。一小部分在肝内转化为糖原,绝大部分经肾小球滤过,每克甘露醇可带出 100ml 水分,其应用剂量以往多数人认为是 1~2g/kg,现认为 0.55~1.0g/kg 即可。有人认为以 0.25g/kg 为宜,作用有效时间为 2~6 小时。②甘油果糖:是无毒安全的脱水剂,甘油降低颅内压力的作用机制,可能是通过提高血浆渗透压,从而将细胞间及组织间隙中的水分吸入血液中,当大量应用时,体内不能全部代谢,一部分由尿中排出,由于甘油与水有高度亲和力,当其排出体外时,又将体内的水分带出,脱水作用更显得加强。此药无毒,无反跳作用,不引起水电解质紊乱,可较长时间应用。

(2)利尿剂:利尿剂降低脑水肿的机制,主要是通过增加肾小球的滤过率,减少肾小管的再吸收和控制肾小管的分泌,使排出尿量显著增加而造成整个机体的脱水,从而间接地使整个脑组织脱水而降低颅内压。常用药物有:①依地尼酸钠:为强利尿剂,主要是控制肾小管对钠、钾、氯的吸收,产生利尿、脱水作用快而强。由于利尿作用强,排钾、排氯而影响电解质平衡,应注意补钾,每次 0.5~1.0mg/kg,成人每次可用 25~50mg,加入 5% 葡萄糖盐水内静脉注射。注射后 2 小时作用达高峰,维持 6~8 小时,每日 1~2 次,每 6~8 小时重复 1 次,每日剂量可达 100~250mg。②呋塞米:又名速尿,作用机制与依地尼酸钠相似,增加肾小球滤过率的作用更强,利尿作用快而作用时间短。静脉注射后 5 分钟利尿,1 小时内达高峰,维持 2~4 小时,对脑水肿合并左心衰竭者尤为适用。

(3)肾上腺皮质激素:临床与实验证实其是目前预防、治疗脑水肿的重要药物,可减轻和防止脑水肿的进展。糖皮质激素中以地塞米松抗脑水肿作用最强,特别是有益于血管源性脑水肿,一般用量 10~15mg,置于适量之 5% 葡萄糖盐水中静脉点滴,或泼尼松 15~30mg,每晨口服。

（4）其他治疗:可采用床头抬高或头置冰帽,以降低脑灌注量和减轻脑渗出,降低脑水肿。

4. 国产新药的应用

（1）丁基苯酞:国产新药丁基苯酞（恩必普）是由石药集团自主研制生产,是中国脑血管领域第一个拥有自主知识产权的国家一类化学新药。2010版《中国急性缺血性脑卒中诊治指南》将恩必普列为一线治疗药物。

药效学研究表明:本品具有较强的抗脑缺血作用,明显缩小局部脑缺血的梗死面积、减轻脑水肿,改善脑能量代谢和缺血脑区微循环和血流量,抑制神经细胞凋亡,并具有抗脑血栓形成和抗血小板聚集作用;重构微循环,增加缺血区灌注,保护线粒体,减少神经细胞死亡。临床应用经几万例病例疗效观察效果显著。

（2）尤瑞克林注射液（凯力康）:由广东天普生化医药股份有限公司生产,本品主要成分及其化学名称为人尿激肽原酶,系从新鲜人尿中提取精制的一种由 238 个氨基酸组成的糖蛋白,尤瑞克林对离体动脉具有舒张作用,并可抑制血小板聚集,增强红细胞变形能力和氧解离能力。动物试验显示,尤瑞克林静脉注射可增加麻醉犬椎间、颈总和股动脉血流量,增加麻醉犬后肢、家兔肌肉血流量。家兔颈内动脉注入玻璃珠导致脑微血管损伤,静脉注射给予尤瑞克林可舒张脑血管,增加脑血液中血红蛋白含量,降低脑梗死面积的扩展,改善梗死引起的脑组织葡萄糖和氧摄取降低,改善葡萄糖代谢,并可改善自发性皮质脑电图异常。

临床应用在起病 48 小时内开始用药,每次 0.15PNA 单位,溶于 50ml 或 100ml 氯化钠注射液中,静脉滴注 30 分钟,每日 1 次,3 周为一疗程。注意有药物过敏史或者过敏体质者慎用。本品与血管紧张素转化酶抑制剂类药物存在协同降压作用,应禁止联合使用。

5. 抗凝治疗　抗凝治疗应包括抗凝血因子、抗血小板聚集和降低血液黏稠度的治疗。

适应证:①短暂脑缺血发作。②进展性脑血管病。③椎 - 基底动脉系统供血不全和血栓形成。④反复发作的脑梗死。

禁忌证:①有消化道溃疡病史及出血倾向者。②严重高血压。③严重肝肾疾患。④不能除外脑出血者。

常用药物:

（1）肝素:作用快而短,可在病情较急或抗凝治疗头 2 天使用。用 12 500~25 000U 加入葡萄糖注射液中缓慢地滴入,偶有脱发、骨质疏松及腹泻副作用。

（2）阿加曲斑：天津药物研究院药业有限责任公司生产。主要成分为阿加曲班。化学名称为：（2R，4R）–4–甲基–1–［N2–（（R，S）–3–甲基–1，2，3，4–四氢–8–喹啉磺酰基）–L–精氨酰基］–2–哌啶羧酸一水合物。分子式：$C_{23}H_{36}N_6O_5S \cdot H_2O$，分子量：526.66。阿加曲班是一种凝血酶抑制剂，可逆地与凝血酶活性位点结合。阿加曲班的抗血栓作用不需要辅助因子抗凝血酶Ⅲ。阿加曲班通过抑制凝血酶催化或诱导的反应，包括血纤维蛋白的形成，凝血因子Ⅴ、Ⅷ和ⅩⅢ的活化，蛋白酶C的活化，及血小板聚集发挥其抗凝血作用。阿加曲班对凝血酶具有高度选择性。治疗浓度时，阿加曲班对相关的丝氨酸蛋白酶（胰蛋白酶，因子Xa，血浆酶和激肽释放酶）几乎没有影响。阿加曲班对游离的及与血凝块相联的凝血酶均具有抑制作用。药物相互作用：阿加曲班注射液与以下药物合并使用时，可引起出血倾向增加，应注意减量：①抗凝剂如肝素、华法林等。②抑制血小板凝集作用的药物如阿司匹林、奥扎格雷钠、盐酸噻氯匹定、双嘧达莫（潘生丁）等。③血栓溶解剂如尿激酶、链激酶等。④降低纤维蛋白原作用的去纤酶（Batroxbin 别名巴曲酶）等。产品规格 20ml：10mg。用法用量：通常对成人在开始的2日内1日6支（阿加曲班60mg）以适当量的输液稀释，经24小时持续静脉滴注。其后的5日中1日2支（阿加曲班20mg），以适当量的输液稀释，每日早晚各1次，每次1支（阿加曲班10mg），1次以3小时静脉滴注。可根据年龄、症状适当增减。

6. 扩血管药物的应用　以往对脑血栓形成患者几乎常规使用血管扩张剂，近年来关于脑血管扩张剂的应用有人提出了异议。Oslen 对本病急性期进行 CT 检查，发现 39% 有局部充血，局部血流量超过正常，称之为过度灌注综合征。同时发现过度灌注的部位自动调节功能丧失，代谢产物积聚病灶区，出现代谢性酸中毒，血管处于麻痹状态而高度扩张，此时使用血管扩张剂，对病灶区血管不起作用。相反，由于药物对正常部位的血管作用，使之扩张，使病灶区的血流量更加减少，即所谓脑内盗血综合征。为此现在主张：①短暂性脑供血不足发作时使用血管扩张剂有助于症状的迅速缓解。②血栓形成发病之初尚未出现脑水肿以前，或发病 2~3 周后脑水肿已消退之时，采用血管扩张剂有利于局部缺血的改善。③血栓形成之急性期，病理上处于脑水肿阶段，特别是临床上有颅内压增高表现者，应先予以脱水，降低颅内压，而不宜应用血管扩张剂。④少数患者在急性卒中后的早期（尤其在 24~48 小时之间）由于存在脑内盗血症状群，故应慎用。⑤当血压偏低时，凡可使全身血压下降之脑部血管扩张药也应忌用。常用药物如下：

（1）烟酸：有扩张脑血管、改善血流、促进脑细胞代谢的作用。烟酸进入体内变为烟酰胺，烟酰胺是构成辅酶的重要组成部分，主要是传递氢，参与细胞氧化过程，使脑供氧量增加，同时使胆固醇降低。常用剂量 200~300mg，加入 5% 葡萄糖注射液 500ml 或低分子右旋糖酐 500ml 中,静脉点滴 60 滴/分,每日 1 次,1 疗程 5~7 次。

（2）盐酸罂粟碱:对脑血管有直接扩张作用,降低脑血管阻力,增加脑血流量,尤其使大脑半球灰质脑血流量增加明显,具有非特异性平滑肌松弛作用,能解除内源性和外源性物质所引起的平滑肌痉挛,扩张脑血管、周围血管及冠状动脉,并能松弛支气管及肠道平滑肌。常用量罂粟碱 60~90mg 加入 5% 萄萄糖液 500ml 中静滴,每日 1 次,7 日为 1 疗程;或 30~60mg 肌注,每日 1~2 次;口服 30~60mg,每日 3~4 次。1 日量不宜超过 300mg,且不能使用过久,以免成瘾。

（3）己酮可可碱:是一种新的血管扩张剂,此药可直接作用于血管平滑肌抑制磷酸二酯酶,提高 cAMP 水平,扩张血管。另有抑制血小板、红细胞聚集,降低血细胞比容,改变红细胞的变形性。每次 0.1~0.39g,每日 3 次口服,或 100~400mg 加入 5% 葡萄糖液 250~500ml 由静脉点滴。临床常有头晕、恶心、呕吐及血压下降等反应,多与静脉点滴时速度过快有关。

（4）国产中药制剂:通心络,为河北以岭药业生产的中药制剂,具有活血化瘀、通心活络,降脂作用,为治疗心脑血管病首选药物,其临床作用确切可靠。

第五节 脑血管病的卒中单元治疗

多年来,卒中治疗的研究一直是全世界关注的热点问题之一。虽然在基础和临床研究方面有了许多进展,但并无令人满意的突破。近年来,卒中单元(stroke unit,SU)的发展为脑卒中的治疗带来了新的生机。美国、英国、瑞典、德国、挪威等国,已经进行了大规模的临床实验,其结果均显示:SU 是治疗脑卒中的一种有效方法,不仅能有效降低死亡率,提高存活患者的生存质量,而且能明显减少住院时间和医疗费用。

我国 2001 年,北京市科委启动了"中国卒中单元建立、实施和效果的研究",由北京天坛医院、北京宣武医院、原卫生部卫生经济研究所、北京垂杨柳医院和北京丰盛医院等单位承担,利用 3 年的时间完成了 5 项工作:①标准卒中单元的建立。②制定循证医学的脑血管病诊断治疗指南。③卒中单元医生、护士、康复师最佳培训方案的研究。④卒中单元的效果。⑤卒中单元的卫生经济学研究。在这项课题的支持下,2001 年 5 月,北京天坛医院在王拥军教授领导下,建立起国内第一个标准的综合卒中单元,从此启动了国内卒中单元的研究和临床实践。2002 年,北京神经病学学术沙龙编写、人民卫生出版社出版了用于卒中单元的《BNC 脑血管病临床指南》,2004 年 1 月王拥军教授主编的《卒中单元》一书出版,这为卒中单元的实施奠定了基础。

一、什么是卒中单元

卒中单元（stroke unit, SU）是指为卒中患者提供药物治疗、肢体康复、语言训练、心理康复和健康教育，改善住院卒中患者的医疗管理模式，提高疗效的系统。因此，SU 的核心工作人员包括临床医生、专业护士、物理治疗师、职业治疗师、语音训练师和社会工作者。从以上概念可以把 SU 的特点概括为：①针对住院的卒中患者，因此它不是急诊的绿色通道，也不是卒中的全程管理，只是患者住院期间的管理。②卒中单元不是一种疗法，而是一种病房管理系统，在这个系统中并不包含新的治疗方法。③这个新的病房管理体系应该是一种多元医疗模式（multidisciplinary care system），也就是多学科的密切合作。④患者除了接受药物治疗，还应该接受康复和健康教育。但是，SU 并不等于药物治疗加康复治疗，它是一种整合医疗（integrated care）或组织化医疗（organized care）的特殊类型。⑤SU 体现了对患者的人文关怀，体现了以人为本，它把患者的功能预后以及患者和家属的满意度作为重要的临床目标，而不像传统病房的治疗只强调神经功能的恢复和影像学的改善。

SU 可分为以下四种基本类型。

1. 急性卒中单元（acute stroke unit）　收治发病 1 周内的患者，在这种卒中单元中强调监护，患者住院数天，一般不超过 1 周。

2. 康复卒中单元（rehabilitation stroke unit）　收治发病 1 周后的患者，由于病情稳定，更强调康复。患者住院数周，甚至数月。

3. 联合卒中单元（combined acute and rehabilitation stroke unit）　也称完善卒中单元（com-prehensive stroke unit），联合急性和康复的共同功能。收治急性期患者，但住院数周，如果需要，可延长至数月。

4. 移动卒中单元（mobile stroke unit）　也称移动卒中小组（mobile stroke team），此种模式中没有固定的病房，患者收治到不同病房，一个多学科医疗小组去查房和制定医疗方案，因此没有固定的护理队伍。也有作者认为，此种形式不属于 SU，只是卒中小组（stroke team）。

二、卒中单元的发展简史

早在 20 世纪 60 年代中期，美国匹兹堡圣弗朗西斯（St.Francis）总医院，首先建立了卒中监护病房（stroke intensive care unit, SICU），随后英国、瑞典、德国、挪威等国家也建立了类似机构，但经过临床实践发现，这种机构并不能有效地降低患者的死亡率。70 年代中期 SU 的工作重点转向加强对存活者的护理与康复，建立了相应的卒中康复病房（stroke rehabilitation unit, SRU）。80 年代，成立了功能更强的急性卒中单元（acute stroke unit, ASU）。90 年代才成立了比较完善和规范的 SU。SU 的建立、运作、管理和作用评价才得完善：1990 年对部分 SU 资料首先进行了系统回顾，发现 SU 治疗卒中可能有效，随后用随机对照临床试验方法证明 SU 对脑卒中的治疗有效；1993 年，对 10 个随机对照临床试验进一步分析，结果表明 SU 可以降低死亡率；1995 年欧洲国际卒中会议支持建立 SU；1997 年，对 18 个随机对照临床试验的系统回顾结果分析表明 SU 可以明显地降低死亡率，提高存活者的生存质量。

三、SU 的结构组成

1. SU 的组成　通常 SU 包括两部分：一部分为脑血管病患者急性期的处理，另一部分为卒中患者的康复治疗。

2. SU 的设备

（1）床位：SU 的规模大小受地区大小、卒中发病人数、纳入标准、住院时间、病死率及床位利用率等多种因素的影响。因此各个医院的 SU 的床位数量不一致，通常每 25 万人的人群，宜设置 15 张床，当然由于入院人数不稳定，床位设置也可根据情况适当调整。例如在冬春季节，由于脑血管病发病人数较多，SU 的床位应当适量增加。

（2）仪器设备：在 SU 中常用的急救设备如心电监护及报警系统、正压呼吸机、低温设备、除颤器和一般康复设备都应具备。

（3）工作人员：卒中患者需要最基本的内科治疗、神经科专科治疗、护理、理疗、职业疗法、言语训练及社会工作经验交流。因此，跨学科的多科性合作治疗是十分必要的。通常 SU 中救治组织应当包括内科医师、神经内、外科医师、护理人员、理疗师、职业治疗师、言语治疗师及医学社会工作者，以使卒中患者能得到及时的最佳治疗。当然由于 1 人可兼多职，大多数 SU 不需要同时有如此众多的人员去处理每一个患者。但设置 SU 的主要负责人是必要的。在 SU 工作的人员要求有高度的热情与强烈的责任感。对卒中知识的专业培训，其内容随各自的职责不同，各个工作人员的内容可以有所侧重。每周至少举行一次正式会议，讨论卒中救治的共同问题和个别特殊问题。评定疗效，制定进一步的治疗计划与目标。此外，必要时进行非正式的会议，解决临床工作出现的问题，这样有利于提高服务质量和救治效果。

3. SU 患者的纳入标准　大多数纳入 SU 的患者病情均较严重，通常包括脑出血、大脑半球浅部和深部较重的脑梗死、小脑和脑干的梗死及部分神经功能缺损症状较重的大脑深部较少的梗死，但通常不包括蛛网膜下腔出血的患者。

4. SU 患者的治疗原则

（1）急性期处理：患者进入 SU 后首先进行标准化的诊断、检查，以明确诊断，区分卒中的类型、卒中的危险因素和个体状况，入院后 24 小时内应行头颅

CT 检查、血常规、血液电解质、糖含量、肾功及心电图等检查。入院前几天内进行系统观察和神经病学功能缺损评分以及血压、心肺功能、体温、血糖水平、水、电解质平衡监测。对血氧饱和度降低、昏迷及伴心脏疾病者给予吸氧,或者气管插管、气管切开,进行人工或呼吸机辅助呼吸等处理。确诊为缺血性卒中患者,若无禁忌证,立即给予阿司匹林 160mg 口服,每日一次。入院后宜给予等渗液体补液。若血糖水平 ≥ 12mmol/L,应给予胰岛素治疗,控制血糖在 6~9mmol/L 水平。T≥38℃,给予退热药物。通常在急性期,一般不采取降血压治疗,如果血压过高(BP≥200/120mmHg)应给予降血压治疗。对怀疑有心源性栓塞的患者或神经功能缺损呈进展性的卒中患者宜早期给予标准化的抗凝治疗。对瘫痪程度较重的缺血性卒中患者,使用低分子肝素 5000IU,皮下注射,每日 2 次,以防治静脉血栓形成。有肺部或尿路感染者,宜早期使用抗生素。

(2)早期康复训练:只要生命体征平稳,卒中患者应尽早给予康复治疗,康复训练应遵循系统化、个体化、分阶段连续化的原则,由康复治疗师根据患者的具体情况制定相应的康复计划和实施原则。

四、SU 治疗的治疗效果

SU 治疗把卒中患者的急性期治疗与康复治疗有机地结合在一起,既包含了卒中重症监护病房(SICU)的内容,又包括了卒中康复病房(SRU)的内容,克服了单纯 SICU 延缓患者早期康复的缺点,单一 SRU 急救不足的缺点。SU 则为二者有机的结合,发挥了重症监护和康复各自的优势,让患者得到比较理想的治疗。

SU 监测系统完善,工作人员素质高,责任心强,常能够早期发现病情变化,采取比较系统的、标准的最佳治疗措施。

通过早期康复能够产生良好的心理作用,增强患者恢复疾病的信心,减少或避免悲观、抑郁、抵触治疗等不良情绪反应,同时能防止"卧床相关"的并发症,降低死亡率。分析卒中患者死因发现:发病后 1 周内主要死因为神经功能损害,1~3 周死因主要为卒中的并发症,数周至数年内的死亡主要与是否接受康复治疗有关。由于 SU 减少了心理障碍和"卧床相关"的肺炎、深静脉血栓形成、压疮、关节挛缩、直立性低血压等并发症,使急性期后恢复期的脑血管病患者死亡率下降 8%~25%。

五、展望

许多随机、盲法、临床对照研究结果表明:SU 是治疗脑卒中的一种行之有效的方法,并且已经得到 WHO 的肯定和推荐。我国人口居世界之首,随着经济的发展,人民生活水平的不断提高,医疗条件的改善,老龄人口的不断增多,卒中发病率也在逐年上升。因此在我国建立 SU 十分必要,对降低我国卒中患者的死亡率、致残率,提高存活者的生活质量,缩短住院时间,降低医疗费用将发挥重要作用。

第六节 脑血管病的干细胞治疗

一、概述

干细胞治疗是一门新兴学科,与其相关的研究引起学者的广泛关注,许多使用传统临床技术手段治疗效果不理想甚至无法治疗的疾病,都有可能通过干细胞移植的方法来治疗疾病。

二、干细胞治疗发展史

1917 年 Dum 用胚胎鼠脑中枢神经组织植入新生鼠脑获得成功。1940 年 LeGos Glark 证实鼠胚胎脑不但能存活,还能进行分化和生长,移植脑组织在宿主皮质内建立了联系。1945 年 Greene 等用人脑移植入豚鼠成活 2 年,其后 Gash 有同样报道。20 世纪六七十年代对中枢神经再生的广泛研究证明,胚胎期过去很久后,中枢神经元仍有生长、建立突触联系的能力,是大多数神经元的一般特性。从神经再生研究中获得的有关中枢神经系统可塑性资料,提出了重建具有结构和功能都完整的神经通路的设想,从而引出了中枢神经组织脑内移植的概念。20 世纪 80 年代初,脑移植研究工作获得了突破性进展。1980 年,Mann 报告将正常鼠脑胎的加压素神经元移植到 Brattleboro 鼠的第三脑室,可使宿主的烦渴和多尿明显改善。1982 年瑞典 Bucklund 等首次用自体肾上腺髓质移植到纹状体区治疗帕金森病,使 2 例晚期患者症状均有一定好转。该尝试首次在临床上取得了初步成效,引起各国的重视,随后进行了许多与临床治疗有关的实验研究。1987 年墨西哥 Madrazo 医生报道采用显微外科技术,开颅直视下将自体肾上腺髓质组织植入脑内,此后又将胎儿中脑黑质及胎儿肾上腺髓质植入脑内以治疗帕金森病,先后治疗 32 例,并取得明显效果。后来,中国、美国、英国、意大利、日本等国均有采用胚胎组织或交感神经节组织移植于脑内治疗帕金森病的报告。1992 年 Sawle 和 Lindvall 报告,采用 [18]氟 6 左旋荧光多巴 PET 扫描,发现壳核内植入胎儿多巴胺神经元的帕金森病患者脑内荧光多巴影像进行性长大,患者的症状也逐渐好转。这一发现为脑移植治疗中枢神经系统疾病提供了有力的客观依据。

1980 年,吴祖泽教授与解放军 307 医院合作,成功为遭受急性大剂量辐射损伤的患者作胚胎肝移植。这是世界上首例胚胎肝移植治疗急性重度骨髓放射病的成功病例。

1986 年,中国医学科学院血液学研究所首次为白血病患者实行自体干细胞移植。

1994年,武警总医院邢更彦教授率先在国内开展体外冲击波疗法联合自体骨髓间充质干细胞移植治疗骨折不愈合、骨不连、骨股头坏死。

1998年,中山大学附属二院黄绍良教授成功完成国内首次采用同胞脐带血移植治疗重型β地中海贫血并获成功。

1986年,中国医学科学院血液学研究所首次实施白血病患者自体干细胞移植。

2000年11月,国家干细胞工程研究中心获准成立。

2001年,中国完成了人体神经干细胞和角膜干细胞的移植。

2001年,石家庄医科院的专家完成我国第一例干细胞移植治疗帕金森病的手术,并获得成功。

2002年,海军总医院高连如教授完成国内首例经冠脉干细胞移植治疗心力衰竭的病例。

2002年1月11日,干细胞973项目正式启动,国家科技部副部长程津培等出席了启动仪式。

2002年,发现植入脑内的干细胞会向神经损伤处迁徙,我国首例神经干细胞移植手术成功。

2003年,中国科学家宣布干细胞培植研究获得突破,我国重组干细胞因子研究取得新进展。

2003年,首都医科大学血管外科研究所的研究人员成功实施我国首例自体干细胞移植疗法治疗糖尿病足手术。

2004年,中山大学附属二院成功完成国际首例无关供体脐血移植治疗假肥大型肌营养不良症。

2004年,北京军区总医院肝病治疗中心完成世界上第一例自体骨髓干细胞移植治疗重型肝炎病例。

2004年5月,暨南大学医药生物技术研究开发中心与北京大学干细胞研究中心联合分别在广州和北京建立干细胞联合实验室,广州暨南大学联合实验室致力于干细胞在医疗与保健上的应用开发。

2004年,湖南医学专家发现肿瘤干细胞有望根除癌症;厦门医学专家运用造血干细胞移植治疗红斑狼疮获成功;我国完成首例自体造血干细胞移植治疗克罗恩病;台大医院完成首例"迷你干细胞移植"成功治疗鼻咽癌;我国台湾公布干细胞新来源——脐带间质干细胞。

2004年,河南首次采用自体干细胞移植治疗下肢动脉闭塞症,干细胞移植治疗下肢缺血性疾病,首例纯化造血干细胞移植获成功,干细胞自体移植治疗缺血性心脏病,无限量制造心脏细胞研究获得成功,用造血干细胞移植治疗天疱疮全球首次成功。

2005年,天津脐带血造血干细胞在临床出新成果,我国发现干细胞移植可促进角膜修复;中山医院临床证实干细胞移植可促使心肌再生;中国学者使用人类干细胞分化出运动神经元;国内首创人视网膜色素上皮干细胞注射;用自身干细胞加工骨组织研究获成功。

2006年,人造血干细胞体内归巢研究获突破,自体干细胞移植创奇迹,重度糖尿病足可免截肢;分子影像活体监测神经干细胞研究最新研究成果:人参总皂苷可诱导干细胞分化为心肌样细胞;中山大学中山眼科中心取得干细胞研究新突破。

2006年,解放军304医院肿瘤科完成国内首例异基因外周血干细胞移植治疗进展期肾癌,双肺多发性转移,并诱导出移植抗肿瘤效应,目前肿块基本消失。

2007年,南京鼓楼医院欧阳建教授成功完成国内首例造血干细胞移植治疗Ⅰ型糖尿病。

2007年,中医药联合干细胞移植可多靶点多途径保护培植运动神经元。

2008年,全国已有一百多家医院开展细胞治疗,接受治疗的患者越来越多。

2011年年初,成功开发ACR自体外周血干细胞体外扩增等技术,研制出ACR自体外周血干细胞抗衰老系列产品,并首次推向市场进行临床应用。

三、国内外干细胞治疗概况

干细胞的研究与临床应用,在本世纪初已成为自然科学中发展最为迅猛的学科。干细胞作为细胞生物学的一个基本概念已有一百余年的历史,但其在疾病发生、发展中的作用,尤其是在临床疾病中的应用,是在近几十年才逐渐为人们所认识。随着干细胞研究方法及各种检测、分离、培养技术的不断改进和完善,干细胞治疗在临床中的应用范围越来越广泛。干细胞不仅可以治疗细胞损伤性疾病,同时还具有组织、器官替代的可能性,细胞治疗已在人类疾病治疗领域显示出不可估量的前景。美国生物学家戴利指出:20世纪是药物治疗的时代,21世纪是细胞治疗的时代。随着干细胞研究成果在临床的应用,使其已成为生物医学研究领域正在升起的新星。

美国总统奥巴马就任后签署行政命令,宣布解除对用联邦政府资金支持胚胎干细胞研究的限制。奥巴马在竞选总统时就表示,胚胎干细胞的医学应用前景非常广阔,他强烈支持拓展胚胎干细胞研究,干细胞研究因其有巨大的应用前景,为世人所瞩目。世界各国投入了大量的人力、物力进行研究。日本把干细胞移植列入"千年世纪工程"中四大重点之一;英国议会在2004年通过了应用人胚胎进行研究的议案。

自 2002 年开始,我国通过"973"、"863"等项目重点支持了该领域相关的基础和应用研究工作,这些项目从启动到目前为止,已经在基础研究领域和干细胞临床试验方面取得了一定成绩。国内的干细胞组织工程研究中,在组织工程肌腱构建技术、组织工程皮肤制备工艺、组织工程骨构建与材料结合、神经损伤再生套管等项目上均有明显的进展,相关的产品研发有 4 项已通过中检所认证;除了相关的干细胞产品,随着干细胞基础研究不断发展,研究人员在努力尝试和总结经验的基础上,干细胞治疗技术已经逐渐运用于临床,并取得了可喜的疗效。

2010 年 9 月 8 日原国务院总理温家宝主持的国务院办公会议上,通过了七项战略性新兴产业发展方向,其中提出生物医药领域要力争干细胞研究和产业发展的领先地位,同时要高度重视!

我国对干细胞技术非常重视,2006 年初,国务院在《国家中长期科学和技术发展规划纲要(2006—2020)》中明确指出要大力发展生物技术,将"基于干细胞的人体组织工程技术"列入生物技术的前沿领域。2010 年,国务院发布《国务院关于加快培育和发展战略性新兴产业的决定》,将"生物产业"列入重点领域快速发展,推进生物制造关键技术开发、示范和应用,干细胞就属于此列。"十一五"期间,干细胞产业得到了国家"973 计划"、"863 计划"和"发育与生殖研究国家重大科学研究计划"等的大力支持。2012 年科技部发布《干细胞研究国家重大科学研究计划"十二五"专项规划》,将纳米研究、量子调控研究、蛋白质研究、发育与生殖研究、干细胞研究、全球变化研究列为 6 个国家重大科学研究计划"十二五"专项规划。2016 年8 月,国务院正式印发《"十三五"国家科技创新规划》。干细胞与再生医学作为新型生物医药技术,被强调要有创新突破和应用发展,以推动技术转化应用并服务于国家经济社会发展,大幅提高生物经济国际竞争力。2016 年10 月,科技部发布了《关于发布国家重点研发计划干细胞及转化研究等重点专项 2017 年度项目申报指南的通知》,"干细胞及转化研究"试点专项继入列 2016 重点专项之后再次作为重点专项之一,被要求从包括干细胞临床研究、干细胞资源库等 8 个方面全面部署研究任务,力求推动干细胞研究成果向临床应用的转化,整体提升我国干细胞及转化医学领域技术水平。2016 年 10 月,中共中央、国务院印发的《"健康中国 2030"规划纲要》全文发布,规划纲要提出,到 2030 年我国主要健康指标进入高收入国家行列,其中"干细胞与再生医学"作为重大科技项目被列入规划纲要,旨在推进医学科技进步,推动健康科技创新。2016 年 12 月,国务院正式印发《"十三五"国家战略性新兴产业发展规划》,对"十三五"期间我国战略性新兴产业发展目标、重点任务、政策措施等作出全面部署安排并明确,到 2020 年生物产业规模达到 8 万~10 万亿元。2017 年 1 月,发改委发布《"十三五"生物产业发展规划》关注生物科技行业;2 月,发改委又发布了《战略性新兴产业重点产品和服务指导目录》,支持包括干细胞在内的细胞治疗产品等领域的生物产业发展。

2011 年之前,干细胞领域发展快速,但是,由于缺少规范和监管,导致行业发展较为混乱。为促进干细胞行业规范运作,健康发展,原卫生部与国家食品药品总局于 2011 年开展为期一年的干细胞临床研究和应用规范整顿工作。并于 2011 年底,发布《关于开展干细胞临床研究和应用自查自纠工作的通知》,要求整顿正在开展的干细胞临床应用。2015 年,国家卫计委与食品药品监管总局颁布《干细胞临床研究管理办法(试行)》和《干细胞制剂质量控制及临床前研究指导原则(试行)》,此两大政策出台意味着中国干细胞产业正式有了明确的法律法规,旨在规范干细胞临床研究行为,保障受试者权益,促进干细胞研究健康发展,为干细胞产业规范化发展奠定了良好的政策基础。2016 年 12 月,国家食药监总局颁布《细胞制品研究与评价技术指导原则(征求意见稿)》,首次将干细胞纳入药品管理,并明确企业可以按照国家食药监总局要求,开展临床前和临床试验,并向国家食药监总局申报 IND 临床批文、NDA 新药证书和生产批文。

四、干细胞治疗的概述

(一)干细胞的概念

干细胞是一类具有自我复制能力的多潜能细胞,在一定条件下,它可以分化成多种功能细胞干细胞是一类具有自我更新能力的多潜能细胞,在合适的条件下,它可以分化成多种功能细胞或组织器官,医学界称其为"万用细胞",也有人通俗而形象地称其为"干什么都行的细胞"。

(二)干细胞的分类

1. **按分化潜能** 全能干细胞,多能干细胞,单能干细胞。

(1)全能干细胞:具有形成完整个体的分化潜能,如胚胎干细胞(ES 细胞)。

(2)多能干细胞:具有分化出多种细胞组织的潜能,如造血干细胞、神经细胞、干细胞。

(3)单能干细胞:只能向一种或两种密切相关的细胞类型分化。如上皮组织基底层的干细胞、肌肉中的成肌细胞。

2. **按发育状态** 胚胎干细胞,成体干细胞,

3. **按功能分类** 神经干细胞,间充质干细胞,脐血干细胞,脂肪干细胞,

骨髓干细胞等。

（三）干细胞的特性

1. 自我更新　具有自我增殖、更新能力是细胞的一基本属性。干细胞具有两种细胞分裂方式，对称分裂和不对称分裂，从而维持细胞库的稳定性。

2. 多向分化潜能　如干细胞可以定向分化成神经元、星形胶质细胞和少突胶质细胞，其分化方向和局部微环境密切相关。

3. 低免疫原性　干细胞是一种未完全终端分化的比较原始的细胞，不表达成熟神经细胞（神经元、胶质细胞）的细胞抗原，可以不被机体的免疫系统识别。

4. 良好的组织融合性　大量的动物实验结果证明，干细胞可以与宿主神经组织良好的融合，并且在宿主内长期存活并发挥功效。

5. 干细胞的可塑性　可塑性是指造血干细胞、骨髓间充质干细胞、神经干细胞等成体干细胞具有一定跨系，甚至跨胚层分化的特性，称其为干细胞的"可塑性"。胚胎干细胞可定向诱导分化成多种功能细胞，如神经细胞、心肌细胞、上皮细胞、造血细胞等，因而说具有可塑性。

（四）干细胞治疗的机制

干细胞治疗是通过干细胞移植来替代、修复患者损失的细胞，恢复细胞组织功能，从而治疗疾病。

干细胞治疗分为干细胞移植、干细胞再生技术、干细胞克隆技术和自体干细胞免疫疗法。

五、神经干细胞治疗

（一）神经干细胞的概念

神经干细胞（NSCs）是一类具有分裂潜能和自我更新能力的母细胞，它可以通过不对等的分裂方式产生神经组织的各类细胞。需要强调的是，在脑脊髓等所有神经组织中，不同的神经干细胞类型产生的子代细胞种类不同，分布也不同。可分化成神经元、星形胶质细胞、少突胶质细胞，也可转分化成血细胞和骨骼肌细胞。

间充质干细胞（MSCs）通常是指胚胎发育过程中在多种成体间叶组织（如骨髓基质、脂肪、皮肤真皮、胎盘、骨骼肌、脐带血和脐带等）中存留下来的未分化的原始细胞，其具有长期自我更新和发生多向分化的潜能。

（二）神经干细胞移植

神经干细胞（NSCs）是指来源于神经组织或能分化为神经组织，是具有自我更新能力和多向分化潜能的一类细胞。近年来，神经干细胞研究成为治疗神经退行性疾病和中枢神经系统损伤的热点。移植入宿主体内的神经干细胞能够向神经系统病变部位趋行、聚集,并能够存活、增殖、分化为神经元和(或)胶质细胞,从而促进宿主缺失功能的部分恢复。神经干细胞在临床应用中有广阔的前景,对它的研究一直是近年来的热点。

（三）神经干细胞的分类

1. 根据分化潜能及产生子细胞种类不同分类

（1）神经管上皮细胞,分裂能力最强,只存在胚胎时期,可以产生放射状胶质神经元和神经母细胞、神经干细胞。

（2）放射状胶质神经元,可以分裂产生本身并同时产生神经元前体细胞或是胶质细胞,主要作用是幼年时期神经发育过程中产生投射神经元完成大脑中皮质及神经核等的基本神经组织细胞。

（3）神经母细胞,成年人体中主要存在的神经干细胞,分裂能力可以产生神经前体细胞和神经元和各类神经胶质细胞。

（4）神经前体细胞,各类神经细胞的前体细胞,比如小胶质细胞是由神经胶质细胞前体产生的。

2. 根据部位分类　神经嵴干细胞（NC-SC）和中枢神经干细胞（CNS-SC）,神经嵴干细胞为外周神经干细胞（PNS-SC）,既可发育为外周神经细胞、神经内分泌细胞和施万（Schwann）细胞,也能分化为色素细胞（pigmented cell）和平滑肌细胞等。神经干细胞一般是指存在于脑部的中枢神经干细胞（CNS-SC）,其子代细胞能分化成为神经系统的大部分细胞。

（四）神经干细胞的来源

1. 来源于神经组织　现已证实成体哺乳动物中枢神经系统存在两个神经干细胞聚集区:侧脑室下区和海马齿状回的颗粒下层。

2. 从胚胎干细胞和胚胎生殖细胞等经定向诱导分化而来。

3. 来源于血液系统的骨髓间质干细胞和成年多能祖细胞和脐细胞　近年来研究证明:在胚胎时期中枢神经干细胞主要集中在胚胎发育的中轴部位。如大脑皮质、纹状体、海马、嗅球、小脑、脊髓等区域。在成年主要存在于海马齿状回、嗅球、纹状体、室管膜区等部位。

（五）神经干细胞的治疗机制

1. 神经干细胞分化后产生的神经元和神经胶质细胞,可以分泌多种神经营养因子,改善内环境,促使损伤或病变后残存功能下降或处于休眠状态的受体细胞发挥作用,起到代偿作用,并启动再生相关基因的表达,促使受体神经纤维再生,补充缺失的神经元和胶质细胞。

2. 移植的神经干细胞可以替代受体因损伤而丧失的细胞,重新发挥作用,改善神经功能。

（六）神经干细胞的治疗方法

1. 腰椎穿刺将神经干细胞注入蛛网膜下腔,依靠脑脊液循环和神经干细胞自身识别损伤部位和游走的功能种植于病变部位。

2. 立体定向颅骨钻孔向病灶部位移植。

3. 颈动脉加压穿刺注射。

4. 静脉注射。

5. 动脉加压注射。

6. 脑室及枕大池穿刺移植。

（七）神经干细胞临床应用

1. 干细胞治疗的疾病

（1）神经系统疾病如:脑瘫、脊髓损伤、运动神经元病、帕金森病、脑出血、脑梗死后遗症、脑外伤后遗症等。

（2）免疫及代谢系统疾病如:糖尿病、皮肌炎、肌无力、血液病、红斑狼疮、系统性硬皮病、干燥综合征等。

（3）其他疾病:如肝病、肝硬化、股骨头坏死等。

（4）亚健康的治疗。

2. 脑血管病的干细胞治疗

（1）治疗时机:经几百例疗效观察脑梗死及脑出血在发病后两个月及半年内是最佳治疗时机。

（2）干细胞治疗脑血管病的机制:①干细胞具有自我更新及分化为神经元、星形胶质细胞、少突胶质细胞潜能的能力,移植后分化的神经元补充缺损的神经元,并促进组织中的神经干细胞分化发挥功能,恢复神经的正常生长发育。②神经干细胞可充当基因治疗的载体:神经干细胞具有基因可操作性,可携带多个外源基因,转染后外源基因在体内、体外稳定表达,移植后可整合到宿主脑组织中并在宿主内迁移。

（3）细胞治疗种类疗程及细胞数:

1）细胞种类:①脐血干细胞;②脐血间充质干细胞;③脐带干细胞;④脐带间充质干细胞;⑤骨髓干细胞;⑥骨髓间充质干细胞。

2）移植方式:静脉输注、腰椎穿刺术（鞘内注射）、脑室穿刺（定向移植）,或颈动脉加压注射。

3）疗程:单种细胞或两种细胞联合或（交替）移植,1 次 / 周,1 个月为一疗程。

4）细胞数:1×10^7、2×10^7。

第七节 脑血管病的介入治疗

一、概念

脑血管病的神经介入治疗,又称神经介入放射学、治疗性神经放射学或血管内神经外科学,是综合神经影像学、神经手术学、神经病学及耳鼻喉科、颌面整形等多学科技术,在医学影像学引导下对神经系统部分疾病进行直接诊断和治疗的新兴学科。是介入放射学在中枢神经病学领域的延伸和发展。

二、神经介入放射学学的发展

介入放射学虽然在近十余年来取得举世瞩目的发展,但它的形成和发展也像其他学科一样,经历了一个漫长的探索过程。虽然对具体时间说法不一,但不少人认为介入放射学的萌芽应始于 19 世纪末。

1895 年,Haschek 首次在截肢体上做动脉造影尝试。

1896 年,Morton 开始作尸体动脉造影的研究,由于当时没有在活体使用的造影剂,这类研究一直徘徊在尸体上,到 1910 年,Fanck 和 Alwens 才成功地将造影剂注射到活狗及活兔的动脉内。至 1923 年,血管造影才用于人类。而栓塞治疗则始于 1904 年,Dawbam 将凡士林和蜡制成的栓子注入颈外动脉,进行肿瘤手术切除前栓塞。

1923 年,德国的 Berberich 经皮穿刺将溴化锶水溶液注入人体血管内造影成功。同年,法国的 Sicard 和 Forestier 用含碘罂子油作静脉注射造影也获得成功。

1924 年,美国的 Brooks 用 50% 的碘化钠成功地作了第一例股动脉造影。

1927 年,Moniz 用直接穿刺法作颈动脉造影获得成功。继之 Nuroli 经前胸穿刺作胸主动脉造影,随后又经后胸壁和左心室穿刺作心血管造影,虽取得一定的成功,但因为危险性大而未能推广。而后 Caxtellanos、Robb、Steinberg 等先后采用了经前臂注射造影剂作心脏和大血管造影的所谓"血管造影术"并得到推广,但因当时的造影剂浓度低,成功率仅有 75% 左右。

1929 年,Dos、Stanos 采用长针经皮腰部穿刺作腹主动脉造影成功,将血管造影技术又向前推进了一步,而且至今仍有人在沿用。同年 Forsmann 从自己的上臂静脉将导尿管插入右心房,首创了心导管造影术,并因此荣膺诺贝尔奖。

1930 年,Bamey Brooka 在手术中用肌肉栓塞颈动脉海绵窦瘘成功。

1941 年，Farinas 采用股动脉切开插管作腹主动脉造影，但合并症较多。

1951 年，Peirce 通过套管作经皮置管术。同年，Bierman 用手术暴露颈动脉和肱动脉的方法作选择性内脏动脉置管造影术，并作为化疗药物推注的途径。直到 1953 年，Seldinger 首创了经皮股动脉穿刺、钢丝引导插管的动、静脉造影法，由于此法操作简便，容易掌握，对病人损伤小，不需结扎修补血管，因而很快被广泛应用。3 年后，Oedman、Morino、Tillnader 等改进了导管头的弯度，开创了腹腔内脏动脉选择性插管造影术的先河。

1964 年，Dotter 经导管作肢体动脉造影时，意外地将导管插过了狭窄的动脉，使狭窄的血管得到了扩张，改善了肢体的血液循环，取得了治疗效果。在这种启示下，他利用同轴导管开创了经皮血管成形技术。

1965 年，Sano 用导管法成功地栓塞了先天性动 – 静脉畸形。

1967 年，Porstman 采用经腹股沟、两支针穿刺、插入特制的导管进行栓塞的方法，栓塞未闭的动脉导管，取得了令人惊叹的成功。同年，Baum 与 Nusbanm 经导管灌注血管加压素治疗消化道出血取得成功，接着又开展了血管栓塞术治疗出血。

1968 年，Newtont 用栓塞血管的方法治疗脊柱血管瘤获得满意效果。

1974 年，Grunzig 发明了双腔带囊导管用以作腔内血管成形术，较之 Dotter 的同轴导管又先进了一步。3 年后，他又用这种导管成功地为一患者在清醒状态下作了冠状动脉成形术。

今天，介入放射学技术日臻完善，在世界医学界引起了广泛的关注，掀起了一股研究和应用的热潮。在发达国家的一些医疗中心，早些年就成立了介入放射科，使之成为部分疾病的常规诊治措施。

三、脑动静脉畸形栓塞术

（一）治疗机制

脑动静脉畸形（AVM）又称脑血管瘤、血管性错构瘤。AVM 是一种先天性局部脑血管上发生的变异，致使动脉直接与静脉相通，形成了脑动静脉之间的短路，临床上表现为反复的脑出血及蛛网膜下腔出血。本病在 1854 年由 Lnschka 最早描述。近 20 年来栓塞治疗的发展，为 AVM 的研究和治疗又开辟了一个新的途径。AVM 以手术将病灶全切除为理想的根治方法，但病变广泛深在或位于重要功能区者手术难以切除，是神经外科领域治疗脑血管病面临的一个难题。微导管血管内治疗技术的发展，将栓塞和手术结合起来，成为目前治疗 AVM 的最佳方案。栓塞可将巨大的、复杂部位的 AVM 缩小，血供减少，使不可手术的 AVM 变成可以手术；对于难以切除的脑 AVM 栓塞治疗后，可使脑血流动力学的紊乱得到纠正，脑组织的血供得到改善，原有的神经功能障碍可逐渐好转,癫痫发作等症状也可减少或减轻。

（二）手术步骤

一般多采用经股动脉穿刺插管入路。

1. 会阴及两侧腹股沟常规消毒,铺无菌巾。

2. 用 1% 普鲁卡因在右（或左）侧腹股沟韧带下 2~3cm 股动脉搏动处逐层进行浸润麻醉,并给患者应用地西泮。

3. 用 16G 或 18G 穿刺针穿刺右（或左）侧股动脉,应用 Seldinger 法循序插入 6F 导管鞘,导管鞘侧臂带三通连接管与动脉加压输液管相连,排净管道内气泡,调节加压输液袋速度缓慢滴入。

4. 将 6F 平头导引管末端在开水蒸汽壶上塑成 110° 角呈"钩"形,导引管尾端接二通开关,内充满造影剂。经 6F 导管鞘插入 6F 导引管,在电视监视下将其依次插入左、右颈内及左、右椎动脉进行选择性全脑血管造影（造影剂注入速度和用量: 颈内动脉 6ml/s,总量 8ml; 颈外动脉 4ml/s,总量 6ml; 椎动脉 5ml/s,总量 7ml）。了解病变部位、范围、供血动脉、畸形血管团、引流静脉、盗血现象及动静脉循环时间等。明确诊断后,将导引管插入病变侧颈内或椎动脉,导引管末端达第 2 颈椎平面。

5. 在插入微导管前,给患者实施全身肝素化,按 1mg/kg 静脉注射,一般成年人首次剂量为 50mg（6250U）,2 小时后如继续治疗,则按 0.5mg/kg 追加,成年人给 25mg 静脉注射,依此类推。

6. 将 6F 导引管尾端二通开关去掉,与一 Y 形带阀接头连接,Y 形带阀接头侧臂与带三通连接管相连,用输液器管连接于动脉加压输液袋,排净管道内气泡后,调节加压输液袋速度缓慢滴入。将 Magic 或 Magic-MP 微导管经 Y 形带阀接头阀臂端插入后扭紧阀,抽出微导管内导丝。在电视监视下,将微导管继续沿导引管送入,直至送出导引管,利用血流自然冲击力,从导引管内注入生理盐水加大血流冲击力,改变血流动力学方面,利用体外捻转插送、抽拉导管导向方法,将微导管送至病变供血动脉,距畸形血管团 2cm 处。

7. 经微导管对病变进行超选择脑血管造影（用高压注射器注入造影剂按 1ml/s,总量 3ml）,对病变的血管结构进行分析,决定对动静脉畸形是否行血管内栓塞治疗,并选择栓塞材料及注射方法。

8. 如病变为非重要功能区,单支动脉终末型供血,则宜首选 IBCA（α-氰基丙烯酸异丁酯）栓塞。操作方法和要求: ①根据病变血流速情况和动静脉循环时间,将 NBCA（氰丙烯酸异丁酯）调制成 50%（NBCA 与碘苯酯为 1∶1）或 66%（NBCA 与碘苯酯为 2∶1）的混合液,再加入适量不透 X 光的钽粉。②对高血压患者实施控制性低血压,由麻醉师把患者血压降至基础血压的 2/3 水平。③用 5% 葡萄糖溶液反复冲洗微导管并充满微导管。④用 1ml 注射器抽吸 NBCA 混合液,连接 Magic 导管尾端,启动机器后,在电视监视下将 NBCA 直接注入,等病变血流变慢或引流静脉端有 NBCA 时立即停止注射。手术者与助手配合,一起将微导管连同导引管从患者体内抽出。一般一次治疗只栓塞 2 支供血动脉。

9. 如病变位于重要功能区或病变深在而广泛,不适于 NBCA 栓塞时,可采用真丝线段栓塞。操作方法与要求:①根据病变血流速高低及供血动脉大小,将 5-0 真丝医用缝合线制成 0.5~2.5cm 等不同规格。一般高血流量、供血动脉较粗者选用较长者,反之则选用短者。②用 1ml 注射器抽吸注射用生理盐水 0.8ml 左右,用眼科镊将真丝线段送入 1ml 注射器内,将注射器连接于微导管尾端,利用盐水冲击经微导管将真丝线段推入病灶内。真丝线段推注量视病变大小不同而异。③在推注真丝线段过程中,不断推注 40% 非离子造影剂监视病变栓塞情况,如见病变血流变慢或畸形血管团消失时即应停止推注,同时,间断推注每 1ml 含 1mg 的罂粟碱 1~2ml,以防血管痉挛使导管不易拔出。④在推注真丝线段过程中观察患者神志、语言功能、肢体运动情况等,如有异常立即停止治疗。如无异常,可将微导管插入另一支供血动脉继续进行,直至将病灶完全栓塞。

10. 栓塞完毕,尽快了解患者病情变化,注意有无不良反应及并发症出现,并做相应处理。如患者情况良好,可通过导引管进行与栓塞同样条件的脑血管造影,了解病变栓塞结果,并与栓塞前比较。

11. 治疗结束时,先酌情静脉注入鱼精蛋白(按 1ml 含鱼精蛋白 10mg,可中和肝素 1000U 计算)中和肝素,再拔出导引管、导管鞘。穿刺部位压迫 15~20 分钟,待无出血时,局部盖无菌纱布,加压包扎或用沙袋压迫 5~6 小时。

（三）术后处理

1. 严密观察患者意识状态,语言功能,肢体运动及生命体征变化,穿刺部位出血,穿刺侧足背动脉搏动及肢体血循环等,并做相应处理。

2. 应用抗生素防治感染。

3. 应用脱水剂(如 20% 甘露醇)及肾上腺皮质激素防治脑水肿。

4. 术前有癫痫病史或病灶位于致痫区者,应进行抗癫痫治疗。

5. 对高血流变者,或有可能发生过度灌注综合征者,酌情采用控制性低血压。

6. 对术后有可能发生脑血管痉挛者,应用血管解痉药,如尼莫地平、罂粟碱等。如尼莫地平每小时 5~10ml,罂粟碱 30mg 肌注,8 小时 1 次。

7. 如微导管断于颅内者,术后应用肝素化治疗,持续 3~5 天。

（四）适应证

1. 病变广泛深在、不适宜直接手术者。

2. 病变位于脑重要功能区,如运动区、言语区和脑干,手术后会产生严重并发症和后遗症者。

3. 高血流病变、盗血严重、手术切除出血多或手术后可能发生过度灌注综合征者,可先行部分畸形血管团或供血动脉栓塞,再行手术切除。

(五)禁忌证

1. 病变为低血流者,供血动脉太细,微导管无法插入,或微导管不能到达距畸形病灶 2cm 内,不能避开供应正常脑组织的穿支动脉者。

2. 超选择性脑血管造影显示病灶为穿支供血者,区域性功能闭塞试验产生相应神经功能缺失者。

3. 严重动脉硬化,动脉扭曲,导引管无法插入颈内动脉或椎动脉者。

凌锋(1991)报告栓塞治疗的 74 例脑 AVM 病例中,血管造影显示 AVM 完全消失,解剖治愈 27 例;AVM 畸形血管团减少 >80% 者 8 例;减少 50%~80% 者 17 例;<50% 者 27 例;死亡 1 例。其中 AVM>4cm 者 19 例,栓塞后又进行了手术切除,全切除 14 例。74 例中,治愈或接近治愈,生活工作完全正常者 26 例(15 例栓塞后手术);生活完全正常,但 AVM 仅部分减少者 14 例;症状明显改善者 23 例;原有症状无改善者 5 例;加重 6 例。据法国 Picard 教授报告 300 例脑 AVM 中栓塞成功 248 例(占 82.7%),其中因并发症死亡 3 例,23 例遗留有难以恢复的神经症状(占 77%)。美国 Vinuela 报告 213 例脑 AVM,总的后遗症为 12%,死亡率 2.8%,其中 93 例栓塞后行外科手术切除。

四、脑动脉狭窄的血管内支架成形术

在脑血管病患者中,缺血性脑血管病约占 80%,因此,预防、治疗缺血性脑血管病是人类永恒的课题。在众多脑血管病危险因素中,脑动脉狭窄是缺血性脑血管病的重要危险因素。手术干预性治疗已有近 40 年的历史,NASCET 的结果表明,颈内动脉粥样硬化的内膜剥脱术(CEA)能有效降低症状性颈内动脉狭窄患者脑卒中的发生率。颅外段脑动脉狭窄的血管内治疗(主要是球囊成形术和内支架成形术)已有 20 年历史。近年来,颈内动脉内支架成形术(CAS)的应用逐渐增多。国内李慎茂报道,颈动脉支架置入术已经逐渐取代 CEA,特别是对 CEA 高危患者。姜卫建有同样验证。

(一)颅外段脑动脉狭窄的内支架成形术

颅外段脑动脉粥样硬化性狭窄的好发部位是颈内动脉和椎动脉,无名动脉及椎动脉第 2、3 段。NASCET 结果显示,颈内动脉狭窄(≥70%)的年卒中率为 13%;WASID 研究组的结果显示,椎动脉狭窄(≥50%)的年卒中率为 7.8%。颈内动脉严重狭窄可以发生一过性黑蒙,短暂性脑缺血发作,椎动脉狭窄(优势侧或合并对侧闭塞)。可以表现为椎–基底动脉供血不足。锁骨下动脉狭窄则可出现基底动脉盗血表现。

1. 适应证

（1）颈内动脉内支架成形术的指征：①有症状或无症状的颈内动脉狭窄。②直径狭窄率≥70%的症状狭窄。狭窄率的测量通常采用NASCET方法即：〔1−（远端正常血管直径−狭窄段最窄直径）/远端正常血管直径〕×100%。③无血管外限制因素，如肿瘤或瘢痕。④无严重的动脉迂曲。⑤无明显的血管壁钙化。

（2）椎动脉内支架成形术的指征：①症状性（椎−基底动脉系统或非致残性缺血性脑卒中）患者，椎动脉直径狭窄率≥70%，合并对侧椎动脉闭塞。②症状性优势侧椎动脉狭窄。③症状性双侧椎动脉狭窄。④症状性非优势侧椎动脉狭窄，该侧椎动脉直接与小脑后下动脉延续，患者症状与同侧小脑后下动脉区供血不足有关。⑤无症状性椎动脉狭窄，但成形术有助于改善侧支血供。

（3）锁骨下动脉内支架成形术的适应证：直径狭窄率≥70%的症状狭窄或闭塞，引起锁骨下动脉盗血综合征或患侧上肢缺血。

2. 禁忌证

（1）椎动脉内支架成形术：①合并颅内肿瘤或AVM。②脑血管病所致痴呆或其他严重残疾。③6周内发生过脑血管病。④无合适的血管入路。

（2）锁骨下动脉支架成形术：①慢性闭塞，闭塞端呈平头状。②严重成角病变。③无合适的血管入路。

（3）颈内动脉支架成形术与椎动脉内支架成形术相同。

3. 术前检查　①颈部超声波检查，了解狭窄部位、狭窄处管径（MRL），动脉腔内动脉硬化斑块的厚度、范围及性质。②经颅多普勒（TCD）检查，探查颅内血管有无狭窄及栓子形成。③头颅CT检查。④磁共振检查。⑤有条件者可做脑组织单光子发射断层扫描（SPECT）检查。⑥心肺功能检查。⑦肝肾功能检查。⑧生化全项检查。⑨凝血功能检查。⑩全脑血管造影及弓上造影，以观察颅内外血管的形态、走行、分布和侧支循环代偿及颅内外血管吻合情况，确定入选患者。

4. 术前准备　术前3~5天常规口服阿司匹林300mg/d，噻氯匹定250mg/d，术前6小时禁食，肌内注射地西泮10mg。

5. 手术操作

（1）颈内动脉系统治疗：操作在局麻下进行，有利于观察患者神志及体征。如患者不配合，则实施全麻。术前给予尼莫地平3ml/h持续泵入。行股动脉穿刺（Seldinger），置入9F动脉鞘，进行全身肝素化，保持活化凝血时间（ACT）250~300秒。术中持续低流量吸氧，并行血压、心电监测。使用9F导引导管,与 6F Fasguard 或 Enroy 导管同轴置入。头端置于颈总动脉,到位后在路图指引下将交换导丝(直径 0.36inch,长 300cm)小心通过狭窄段,头端置于颈内动脉 C4~C5 段。为防止反射性心动过缓和心脏停搏,可静脉注射阿托品0.5mg,使心率保持在 60 次 / 分以上,必要时追加 0.5mg,若狭窄严重,可先预扩。选择适当大小的支架经过导丝置入狭窄段。支架到位后,一只手握住支撑杆,稳定支架的位置,另一只手缓慢释放支架,当支架前 1/3 打开后,观察支架的位置并让已经释放的支架充分贴壁、固定。并从导引管造影,决定是否行支架内扩张。若使用保护装置(美国 Cordis 公司 Angioguard)保护伞,导引管到位后,首先在路图下小心将保护装置的导丝通过狭窄段进入岩段,打开保护伞,使扩张球囊通过保护伞导丝到达狭窄段进行预扩。保护伞留在原处不动。沿保护伞导丝置入支架,释放支架,满意后撤出支架支撑杆,保护伞仍不动。造影观察扩张后的狭窄段血管,必要时可再进行球囊扩张,最后沿导丝放回收取保护伞外鞘,将保护伞收入鞘内,拉出保护伞。

(2)椎动脉系统治疗:亦采用 Seldinger 技术,经股动脉穿刺,置 6F 血管鞘;全身肝素化。术中监测凝血酶原活性(ACT),维持在 250 秒以上,防止血栓形成;持续给予钙离子通道拮抗剂,尼莫地平 4ml/h,持续泵入,以防止血管痉挛,在 0.89mm(0.035inch)导丝导引下,将 6F 导引管放在病变侧椎动脉C4 段处,在路经图下使用 0.014inch 微导丝通过狭窄段,沿导丝将支架导引到狭窄处。支架到位后,释放前进行造影,进一步确定支架位置,明确有无残存狭窄情况。

6. 术后护理 术后自然中和肝素,留置股动脉鞘回病房。当部分凝血活酶时间(APTT)恢复正常时拔鞘。术后 3 小时开始皮下注射速避凝(0.4ml 每12 小时 1 次)持续 72 小时。手术当天开始服用阿司匹林和噻氯匹定,剂量同术前。3 个月后停用其中一种药物,继续用另一种药物 3 个月。术后应用彩超随访,时间为 6 个月至 5 年。

7. 并发症及其预防

(1)颈动脉窦反应:其定义为心脏停搏≥3 秒或血压过低(收缩压≤90mmHg)。发生原因是由于分叉部狭窄。其他因素包括对侧狭窄、狭窄长度等,通过刺激颈动脉体,引起迷走神经兴奋性增加所致,较易解决。

(2)缺血性卒中:对于一侧颈内动脉闭塞且另一侧颈内动脉高度狭窄的患者,术中由于球囊扩张暂时阻断颈内动脉血流,可能会导致急性脑缺血,患者可出现一过性黑蒙,呼吸困难和胸闷等症状。因此,应缩短球囊扩张时间。

(3)斑块脱落:支架成形术每一步骤中都有产生栓子的可能,特别是在放置支架或球囊扩张时易诱发血栓或引起斑块脱落,造成远端梗死。术中肝素化,支架置入或球囊扩张前给予尿激酶可减少血栓并发症的发生,而保护装置的使用可使支架成形术更安全。

(4)再狭窄:近期研究表明,可通过放疗利用 γ 或 β 射线阻止细胞分裂来预防和治疗再狭窄。另外,也可用球囊扩张或搭桥手术治疗术后再狭窄。

(5)颅内出血:颅内出血是支架成形术中最凶险的并发症,是导致死亡的重要原因。有人通过监测 CEA 前后的脑血流量对照发现,脑血流量从术前正常值的 75% 增至术后正常值的 170%,表明存在过度灌注是导致颅内出血的原因。CAS 后脑组织处于过度灌注状态时,脑血管处于松弛状态,收缩能力丧失,持续一段时间可能导致颅内出血。因此,对高度狭窄病变,侧支循环不良,脑血流量较低的患者,术中、术后均应严格控制血压。

(二)颅内段脑动脉内支架成形术

颅内段动脉粥样硬化性狭窄的好发部位是大脑中动脉、颈内动脉虹吸段、椎动脉远端、椎 – 基底动脉交界处和基底动脉。

1. 适应证

(1)临床检查(超声、TCD、MRA、DSA)证实有颅内颈内动脉及其远端包括大脑中动脉及大脑前动脉主干、颅内椎动脉段、基底动脉的狭窄 ≥70%。

(2)临床反复的与狭窄血管供血相一致的神经功能障碍(或卒中发作),内科抗凝和抗血小板治疗无效病变呈逐渐加重的趋势。

(3)治疗前 6 个月之内出现症状。

(4)狭窄类型为 Mori A 型病变,B 型病变应慎重考虑。

2. 禁忌证

(1)非"罪犯"病变或病变开通后患者不能获益。

(2)Mori C 型病变。

(3)径路血管明显扭曲,阻碍内支架通过。

(4)慢性的完全闭塞长度大于 10mm。

(5)慢性的完全闭塞,在造影上看不到闭塞的远端显影。

(6)大脑中动脉、大脑前动脉远端及大脑后动脉狭窄或闭塞。

3. 术前术后准备

术前均需有经验的神经内科医师进行全面的神经功能评价,以便术中术后观察、对照。术前行头颅 MRI、TCD 及 SPECT 检查排除颅内其他病患,评价颅内器质和功能状况,行初步血管造影全面评价颅内血管状况。术前 3~7 天给予抗血小板药物(噻氯匹定 250mg/d+ 阿司匹林 300mg/d),术后维持 3 个月。防止术中及围术期血栓形成。手术全部采用全麻,术中肝素化并检测 ACT 使其维持在 250~300 秒以上。持续给予钙离子通道拮抗剂尼莫地平 4ml/h,以防止血管痉挛。术后肝素自然中和。

4. 手术操作要点

（1）支架选择≤正常血管直径。

（2）球囊压力≤正常标准压力。

（3）球囊缓慢加压。

（4）球囊加压过程中，停顿、减压、再加压。

五、颅内动脉瘤的介入栓塞治疗

20 世纪 70 年代可脱性球囊栓塞动脉瘤的出现，开创了颅内动脉瘤的血管内栓塞治疗新途径，而 20 世纪 80 年代可控微弹簧圈（MDS）的应用，使动脉瘤的栓塞治疗在技术上更趋成熟。MDS 曾经在欧洲及我国得到一定的应用，但由于其操作的相对不稳定性及钨被人体吸收后可能造成动脉瘤复发等原因，目前已逐渐被淘汰。电解弹簧圈（GDC）以其良好的可操作性及稳定性从开始应用就得到了普遍认同。此后的球囊或血管内支架保护后的动脉瘤腔内栓塞均是在 GDC 栓塞基础上进一步提高。尽管目前 Cook 公司又推出了另一种螺旋解脱微弹簧圈，但与 GDC 相比，除解脱原理不同外，其他内容如适应证的选择、操作应注意的事项基本相同。

（一）适应证

1. 未出血的颅内囊状动脉瘤，凡是位于脑底部的动脉瘤均可采用栓塞治疗，尤其是基底动脉干、基底动脉末端、颈内动脉海绵窦段手术难以切除或难以接近的动脉瘤。

2. 颅内动脉瘤破裂出血后，病情属Ⅰ、Ⅱ级，但患者情况不适于开颅手术或患者拒绝开颅手术者。

3. 外伤性假性动脉瘤鼻腔出血者。

（二）禁忌证与相对禁忌证

理论上讲，唯一影响颅内动脉瘤血管内治疗的因素是动脉瘤的大小及动脉瘤囊与颈的比例，而血管内栓塞治疗的真正禁忌证为不可纠正的出血性疾病或出血性倾向，但由于导管技术的原因很多因素能影响血管内治疗的成功与否。根据文献及经验，下列原因均可引起插管困难而使治疗失败。①血管迂曲及动脉硬化。②各种原因造成的动脉管腔过分狭窄。③动脉瘤太小导管无法进入。④动脉瘤颈过宽，再塑形技术也不能使微弹簧圈停留在动脉瘤腔内，而血管内支架的置入又存在一定的困难。⑤动脉瘤位于大脑前动脉或中动脉的远段，导管进入有困难，而此类动脉瘤外科手术夹闭相对较容易。⑥巨大动脉瘤微弹簧圈栓塞无法使动脉瘤腔完全闭塞，或完全致密栓塞后可能导致占位效应或使原有占位效应加重者。随着导管材料及技术的应用发展，血管内治疗对动脉瘤形态及患者状态的要求会越来越少，动脉瘤血管内治疗的范围也将越来越宽。

（三）栓塞过程

1. 麻醉 在北美以及欧洲的一些医院里，所有手术患者均在全麻下进行。因为血管内治疗是一个耗时的过程，完全依赖于患者的临床情况，在整个治疗过程中患者完全合作是不太可能的。另外，为了患者与治疗过程的安全，血管内治疗技术需要准确和可重复的成像与路图，由于条件所限，国内在局麻下治疗的占大多数。但在患者不合作、可能耗时较长等情况下，必须进行全身麻醉。

2. 抗凝 毫无疑问，所有患者须在肝素化的情况下接受血管内治疗。各医院肝素化的时间与方法并不完全相同。有人认为，在急性出血的动脉瘤栓塞治疗时应相应延迟肝素的应用，直到第 1 枚或第 2 枚弹簧圈放置入动脉囊以后才进行，这样可以减少出血的危险。肝素既可以从静脉应用，也可以从动脉应用。我们的经验是在股动脉穿刺后即查 ACT（出凝血时间）作为基础值，之后根据患者的体重静脉给予 3000~5000U 肝素，接着每小时给予 2500~3000U 使达到正常的 2~3 倍。手术后根据情况决定是否抗凝，必要时肝素化维持 1~2 天，大约 700~1000U/h，或低分子肝素皮下注射。如果患者已经出现过血栓栓塞症状，则出院后继续用华法林 4 周左右。

3. 围术期用药 除常规术前用镇静药（苯巴比妥 0.2g，术前半小时肌内注射）外，对于怀疑出现血管痉挛的患者，尼莫地平是良好的手术前辅助用药。另外，类固醇激素（地塞米松）与甘露醇可以减轻巨大动脉瘤占位的脑水肿反应。

4. 微导管插入及位置调整 当进入动脉瘤时，微导丝应该在微导管尖端之前。当微导管在动脉瘤内时，应确保导管内的张力消除，须在透视下撤出导丝。微导管的最佳位置取决于动脉瘤的直径。一般使导管尖端放在瘤囊的中央。当动脉瘤较小时，应将微导管放在动脉瘤颈处放置弹簧圈，这样阻力较小，利于弹簧圈缠绕。在填塞弹簧圈的整个过程中，微导管的张力在不断地变化，当微导管顶端位置出现变化时，应重新确认微导管与动脉瘤的关系，以免微导管移出动脉瘤。

5. 弹簧圈的特点及选择 GDC-18 标准型弹簧圈常用于较大的动脉瘤，在填塞时比 GDC-10 弹簧圈稳定，具有更大的抗搏动性血流的压力。由于 GDC-18 较为坚硬，在推送过程中同样会出现较大的阻力。GDC-18 柔软型弹簧圈比标准型柔软 59%，其柔软程度与 GDC-10 标准型相当，常用作较大动脉瘤的初始弹簧圈，以期编织出较为合适的网篮结构，同时对动脉瘤壁的损伤减小。GDC-10 标准型弹簧圈由于使用了较小直径的弹簧丝和小直径的一级螺旋，比 GDC-18 弹簧圈柔软，习惯用在最近破裂的动脉瘤或再塑形技术中。

GDC-10柔软型弹簧圈常被用在小的、近期破裂的动脉瘤,也可以与GDC-10标准型弹簧圈联合使用获得一个致密的弹簧圈填塞。柔软型弹簧圈在操作时其伸展性极易受损,因此在填充及回撤时,必须格外小心。GDC-18与GDC-10双直径设计使弹簧圈进入动脉瘤的边缘时更易缠绕,并对动脉瘤壁的刺激减小。

6. 手术步骤

(1)采用Seldinger法穿刺插管右侧或左侧股动脉,插入6F导管鞘。

(2)给患者全身肝素化。

(3)将5F脑血管造影导管经导管鞘插入,分别选择插入左、右颈内动脉与椎动脉行选择性脑血管造影。明确诊断并了解颅内动脉侧支循环情况。根据脑血管造影所见动脉瘤的部位、形态、大小等,选择不同型号的弹簧圈。

(4)经导管鞘插入6F导引导管,至患侧颈内动脉或椎动脉C2水平。

(5)导引导管尾端接一Y型带阀接头,Y型阀侧壁与带三通连接管的动脉加压输液管道相连,调节加压输液速度,并慢慢滴入生理盐水。

(6)将微导丝在DSA透视下经导引管置入颈内动脉直至动脉瘤腔内。然后,再将Mag 2F/3F导管经导丝引入动脉瘤内。

(7)给患者实施控制低血压,将血压降至原基础血压的2/3水平,利用DSA的示踪图记录下动脉瘤的影像。

(8)将选择好的弹簧圈(原则是先大后小),经微导管在电视监视下缓慢推至动脉瘤腔内,根据动脉瘤的大小,可放置数个弹簧圈,直至将动脉瘤完全闭塞为止。

(9)通过导引导管行脑血管造影,了解动脉瘤闭塞情况,如见动脉瘤完全被闭塞而消失,视为满意。

(10)治疗结束后拔出Mag 2F/3F导管和6F引导管及动脉鞘,不中和肝素,穿刺部位压迫15~20分钟,待无出血时,盖无菌纱布并加压包扎。

(四)并发症及其治疗

并发症是由于各种因素导致的,包括医生的经验和技巧,所使用的设备与栓塞材料,血管内治疗持续时间等。

1. 血栓栓塞 血栓栓塞是动脉瘤血管内治疗最常见的并发症,大多数发生在前循环的动脉瘤(常见在大脑中动脉及分支)。发生血栓栓塞时,必须行血管造影,评估血流量,了解侧支血液供应。溶栓治疗存在一定风险,必须十分谨慎。对于曾破裂过的动脉瘤,如未行手术夹闭或弹簧圈栓塞治疗的,早期禁忌溶栓。如果血栓形成仅仅是减少了血流量,没有重要神经功能损伤,侧支循环良好,而无任何加重的趋势,那么暂时可不行溶栓治疗。如果出现血管血栓,特别是发生在重要的功能区时,必须进行溶栓治疗。溶栓治疗可选用尿激酶 15 万 ~25 万 U,通过持续平推或输液泵控制经微导管输入（10 分钟左右），给药过程中应反复进行血管造影,以观察疗效。必要时重复使用。一旦血液再灌注已经建立或尿激酶使用达到限量 150 万 U 时,立即停止溶栓,行脑血管造影检查,以评价最终的疗效。血栓溶解后,根据情况决定是否抗凝及静脉溶栓。

2. 动脉瘤破裂再出血 在动脉瘤治疗过程中,破裂也是常见的并发症。与之相关的因素可能有技术水平欠佳,微导管自身的不稳定性,弹簧圈使用不当或使用球囊技术的反作用力等。在用 GDC 栓塞颅内动脉瘤的过程中,密切监测患者的血压是察觉破裂的最好方法,任何原因导致的血压明显升高,都应该提高警惕。如果在导管进入动脉瘤腔后发现破裂,不可将导管剥除,应该尽快利用微弹簧圈填塞动脉瘤腔。

（五）定期血管造影或随访

由于血管内栓塞治疗是近些年来发展起来的新技术,其远期效果仍在进一步观察中,因此定期造影复查必不可少。国外条件较好的医疗中心在栓塞 24 小时后即行第 1 次复查,之后每 2~3 个月复查 1 次。根据具体情况,我们认为栓塞后半年内做造影是非常有必要的。在此期间动脉瘤已经稳定,若有复发也可及时进一步处理。

六、脑梗死动脉溶栓治疗

（一）概述

急性脑梗死的治疗目标是拯救可逆性缺血脑组织。溶栓治疗是急性脑梗死的紧急治疗之一,是目前由美国食品和药品管理局（FDA）批准的一治疗急性脑梗死的方法。国内外都在开展这项工作,并取得了许多进展。

（二）溶栓机制、溶栓时机、适应证、禁忌证

见本章第五节"脑梗死与溶栓治疗"。

（三）手术步骤

1. 穿刺插管采用 Seldinger 法,右（或左）侧股动脉插入 6F 导管鞘。

2. 经 6F 导管鞘插入 6F 脑造影管,在电视监视下分别插入左、右颈内动脉及椎动脉,行选择性脑血管造影,了解血栓形成部位及栓塞程度。

3. 6F 导引管尾端接 Y 形带阀接头,其侧臂与动脉加压输液袋输液管连接,排净管道内空气泡后,调节动脉加压输液袋速度,慢慢滴入生理盐水,并给患者全身肝素化。

4. 明确诊断后,把 6F 造影管插入病变颈内动脉或椎动脉。经 Y 形带阀接头有阀臂插入 Magic 3F/1.8F 微导管,在电视监视下将微导管超选择到闭塞动脉栓子近端,注入部分溶栓药。尽量前送导管,在微导丝引导下将导管穿过栓子到达远端,再行注药,回撤导管时在栓子内选择数点注入溶栓药。

5. 用 50ml 注射器将尿激酶 50 万 ~100 万 U 溶于 50~60ml 生理盐水内,经导管手推或加压滴注 20~30 分钟。尿激酶也可用至 100 万 ~150 万 U;如用 t-PA 则总剂量为 20~90mg,用法同尿激酶。

6. 经 6F 脑造影管再次行病侧脑血管造影。

7. 拔出 6F 脑造影管,保留导管鞘及加压输液器,酌情用鱼精蛋白中和肝素。

8. 次日再次行脑血管造影,了解溶栓情况,拔出导管鞘,穿刺部位压迫 15~20 分钟,待无出血时,盖无菌纱布,局部加压包扎。

(四)术后处理

1. 严密观察病情变化,尤其注意患者意识状态、言语功能、肢体活动、生命体征变化。该方法有继发脑出血的可能性,要观察有无脑内出血。

2. 观察穿刺部位有无出血,穿刺侧足背动脉搏动与肢体血循环情况。

3. 应用血管扩张药如罂粟碱,血管解痉药如钙离子拮抗剂尼莫地平。

4. 酌情应用脱水剂。

5. 应用低分子右旋糖酐,羟乙基淀粉,口服肠溶阿司匹林,降低血液黏稠度。

6. 应用抗生素预防感染。

第八节 急性脑梗死动脉内取栓治疗

一、概述

脑卒中是神经系统常见病、多发病,是导致人类致残和致死的主要病因之一,而目前在我国已超越肿瘤、心血管病,居各大疾病之首,是导致国人致残和致死的首要病因。急性缺血性卒中约占全部脑卒中的 80%。急性脑梗死患者以颅内大动脉闭塞多见,以颈内动脉、大脑前动脉、大脑中动脉、椎基底动脉等颅内动脉主干及主要分支闭塞为主,起病急、病情重,致死和致残率很高。颅内闭塞动脉血管能否及时再通与急性脑梗死患者的预后密切相关。目前急性脑梗死救治的主要方法为静脉溶栓、动脉桥接溶栓及动脉内机械取栓治疗。动静脉溶栓治疗是治疗急性缺血性脑卒中的重要方法,静脉溶栓更是写进指南,可迅速恢复梗死区脑血流,使闭塞血管再通,改善脑细胞及神经功能,提高临床预后,降低致死及致残率。其缺点是由于溶栓"时间窗"较短(4.5~6 小时内),仅 1% ~2% 的急性脑梗死患者可以接受这些治疗,且血管再通率也相对较低（13%~40%），且禁忌证、并发症多等不利因素尤为明显，难以达到理想的治疗效果及救治率。而数字减影血管造影（DSA）引导下的脑动脉机械取栓术具有更好的靶向性和针对性，血管再通率可以达到70%~90%。当然，任何治疗都有一定风险，脑动脉取栓术总体而言是安全的，但也存在出血、再通后的血管再次发生闭塞、麻醉意外等风险。不过，由于大血管梗死本身的致死和致残率很高，故脑动脉取栓的获益大于风险。

二、病理机制

脑细胞在所有人体细胞当中最为脆弱，对缺血缺氧极度敏感，完全阻断血流6分钟即可发生不可逆性损伤。急性脑梗死为脑血管急性闭塞，处于核心梗死区的脑细胞，即使血管再通，也没有治疗价值。循证医学证实，迅速恢复脑血流及脑灌注、拯救缺血半暗带、尽可能缩小梗死范围才是目前急性脑梗死治疗的关键。血管再通就显得尤为重要。最近，有学者通过对急性脑梗死不同方式治疗后的疗效观察提出了脑血管侧支循环代偿的短时、长时作用理论：生理状况下，脑血管之间就存在着功能性动力平衡的区域，这些区域能够在血管狭窄、闭塞时，通过血流的再分配而发挥代偿供血的重要作用，从而为血管再通赢得了时间和机会，也起到了恢复前向血流的治疗作用。已有证据表明，侧支循环血流存在与否可以预测介入开通术的临床预后。侧支循环血流可使闭塞血管以远的脑组织损伤明显延缓，在部分顺行血流再通后减少缺血区脑组织的再灌注损伤，因此侧支循环血流还可减少介入开通后出血的风险。上述理论为动脉内机械取栓治疗打下良好基础，理论上最大程度降低了因取栓后血管再通导致的再灌注损伤及出血转化风险。血栓不管来源如何，最终阻塞的是脑血管，取栓装置的作用首先是深入脑血管血栓内部固定、瓦解，同时回抽，将血栓拉入介入导管内，末端形成负压，最后撤出导管将血栓取出。

三、术前准备及围术期管理

（一）术前准备

1. 术前应充分向患者家属交待病情，充分交待手术风险及可能并发症。征的家属同意并签署知情同意书。

2. 术前建立静脉液路，术前及术后24小时通常给予尼莫地平微量泵泵入［按7.5μg/（kg·h）］，预防血管痉挛。

3. 通常采用局麻的方法进行股动脉穿刺及手术相关操作，节省时间，利于在术中评估治疗效果及相应并发症；但也应视病人病情而定，烦躁、重度焦虑、高度紧张等不能配合手术的患者也可采取全麻。

4. 做好手术器械准备工作,取栓装置、支架等。有研究结果显示 Solitaire FR 取栓装置血管再通率为 79.2%,90 天的临床结局良好率为 57.9%,病死率 6.9%。目前临床上主要采用 Solitaire FR 取栓装置进行动脉内机械取栓治疗。

5. 应在第一时间通知导管室及相应人员,有条件的医院应建立相应团队,随时待命,为治疗节省宝贵时间。

6. 患者入院后均予以控制血压,维持水电解质、酸碱平衡治疗等。

(二)围术期管理

1. 术后需控制性降压治疗,收缩压通常控制在收缩压 110~140mmHg,舒张压控制在 70~90mmHg,当然也应参考患者基础血压及颅内外血管狭窄情况。

2. 术后 24 小时密切观察患者各项生命体征及临床表现,如果出现头痛、恶心、呕吐或癫痫发作、肢体无力、麻木等神经功能缺损等临床表现时,即刻复查头颅 CT,排除出血及再灌注损伤等情况,必要时给予相应处理。

3. 术后应首先复查头颅 CT,确定无出血转化及再灌注情况,给予口服抗血小板聚集药物及皮下注射抗凝药物,通常阿司匹林 100mg+ 氯吡格雷 75mg,日一次,连用 3 个月,转为阿司匹林肠溶片 100mg,日一次,长期口服;皮下注射低分子量肝素钙注射液,4100U,日二次;连用 3 天。其他药物常规治疗;若患者同时有支架置入,则遵循支架置入的治疗原则。

四、适应证及禁忌证

(一)适应证

1. 年龄 18~80 岁。

2. 发病 4.5 小时以内(rt-PA)或 6 小时内(血管内治疗)。

3. 脑功能损害的体征持续存在超过 1 小时,且比较严重,通常 8 分 ≤NIHSS 评分≤22 分。

4. 脑 CT 已排除颅内出血,且无早期大面积脑梗死影像学改变。

5. 脑动脉造影(DSA)、头颈部 CTA 或头颈部 MRA 提示颈内动脉、大脑中动脉 M1/M2 段、大脑前动脉 A1/A2 段急性闭塞证据。

6. 患者或家属签署知情同意书;符合溶栓标准拒绝溶栓治疗。

(二)禁忌证

1. 既往有颅内出血,包括可疑蛛网膜下腔出血;近 3 个月有头颅外伤史;近 3 周内有胃肠或泌尿系统出血;近 2 周内进行过大的外科手术;近 1 周内有在不易压迫止血部位的动脉穿刺。

2. 近 3 个月内有脑梗死或心肌梗死史,但不包括陈旧小腔隙梗死而未遗留神经功能体征。

3. 严重心、肝、肾功能不全或严重糖尿病患者。

4. 体检发现有活动性出血或外伤（如骨折）的证据。

5. 已口服抗凝药，且 INR>1.5；48 小时内接受过肝素治疗（APTT 超出正常范围）。

6. 血小板计数低于 $100 \times 10^9/L$，血糖 <2.7mmol/L。

7. 未能控制的高血压，定义为间隔至少 10 分钟的 3 次重复测量确认的收缩压 >185mmHg 或舒张压 ≥110mmHg。

8. 妊娠。

9. 不合作或生存期少于 90 天。

五、手术操作

（一）造影评估

全脑血管造影是对全脑动静脉循环的评价，包括血管形态、闭塞部位、缺血范围、侧支循环代偿情况等。常规行右侧股动脉 Seldinger 法穿刺，置入相应导管鞘，用猪尾巴造影导管行弓上造影，同时将患者头部左偏 30°~45°，窗口包括上至大脑中动脉下至主动脉弓上缘，这样一次弓上造影可同时评估主动脉弓类型及颅内有无大血管闭塞，对于某些显影良好的患者甚至可评估 Willis 环及侧支代偿情况。Qureshi 分级是依据脑动脉闭塞部位和侧支循环状况对病情严重程度的评估。0 级：无血管闭塞；1 级：M3、A2 以远血管闭塞，1 条 BA/VA 分支闭塞；2 级：M2、A1 和 A2 段闭塞，2 条以上 BA/VA 分支闭塞；3 级：M1 段闭塞，3A 级：豆纹动脉畅通有软膜侧支循环，3B 级：豆纹动脉闭塞且无软膜侧支循环；4 级：ICA 闭塞存在侧支循环，BA 闭塞直接或通过侧支循环部分充盈，4A 级：侧支充盈 MCA，4B 级：侧支充盈 ACA；5 级：ICA 闭塞，BA 完全闭塞无侧支循环。Qureshi 分级 2 级以上的行下一步动脉取栓。

（二）动脉取栓

发现血管闭塞或重度狭窄且符合手术指征，将微导丝穿过闭塞或重度狭窄段动脉，然后携微导管跨过病变段动脉，微导管再次微量造影显示在动脉腔内，则将取栓支架经微导管置入病变血管内并释放支架，然后将支架与微导管同时撤出到导引导管内，并将导引导管一块撤出体外，检查支架取出的血栓，必要时多次取栓，取栓完毕后造影观察血管是否再通。如果复查造影显示血管壁基本光滑且各主要分支动脉通畅，流速及流量基本正常。若动脉狭窄，且狭窄率≥60%，置入自膨式或球扩式支架（沿着导丝将合适规格支架置入狭窄处并释放）。对于取栓困难的病例，在微导丝引导支架导管机械方式通过闭塞颈内动脉的同时视情况通过支架导管局部动脉内给予相应药物。

六、再通的评估及标准

（一）影像评估

1. 采用 TICI 灌注分级标准评价动脉内机械取栓后血管再通及再灌注情况。

0 级：无灌注，闭塞段以远端无正向血流。

1 级：轻度灌注，造影剂可通过闭塞段，但不能使远端血管床充盈。

2 级：部分灌注，造影剂可使远端血管床充盈，但充盈和排出速度缓慢。

2A 级为远端血管床充盈 <2/3。

2B 级为远端血管床完全充盈，但灌注速度小于正常。

3 级：完全灌注，循环时间正常。

对于 TICI 评分为 2B 和 3 级认为血管恢复再通。

2. 术后 1 周和 3 个月复查 MRI 评估脑实质情况。

（二）临床评估

对比患者术前、术后 1 天、1 个月、3 个月时 NIHSS 评分，采用改良 Rankin 量表（mRS）评估患者预后情况并随访。

七、结论

动脉取栓术治疗急性颅内外大动脉闭塞性脑梗死，明显缩短手术时间，能尽早恢复脑灌注，减少脑梗死面积，同时再通后也带来再灌注损伤、远端血管闭塞再梗死及出血转化的风险，只要严格评估患者血管及灌注情况，掌握好适应证及禁忌证，仍是目前治疗急性大血管闭塞脑梗死最有效的办法，建议尽早开通血管，对患者预后更加有益。

第九节　脑血管病并发症的治疗

一、脑血管病并发心脏病损伤（脑心综合征）的治疗

急性脑血管意外，特别是累及丘脑、丘脑下部、额叶、颞叶、扣带回等边缘系统结构时，常常引起心肌梗死、心肌缺血的心电图改变，出现心律失常及心功能改变，临床上称为"脑-心综合征"。随着脑血管病好转，异常心电图逐渐恢复。

脑-心综合征的临床表现不很典型，患者常常被脑部症状所掩盖，不表现出心脏症状，或者心脏症状较轻，多是经查心电图发现，在脑血管疾病人群中

的发生率为 62%~96%。

在发生脑心综合征的心电图上常看到类似心肌缺血、心肌梗死的波形,各种波形异常发生率报道不一,但是仍以 ST-T 异常为最常见表现。在蛛网膜下腔出血的患者的心电图上可看到广泛的 T 波的倒置,深达 10mm,与心内膜下心肌梗死很难鉴别,但其常呈现双肢非对称性改变,发生率约为 30%。部分患者会出现显著的 U 波,往往与低钾无关。脑心综合征发生的心律失常发生率排列顺序为窦速、各种期前收缩、室上速、窦缓、房室传导阻滞,上述发生的各种心电图改变,往往发生在脑血管病发生的 12 小时到 2 天中,80%~90% 波形持续约 1~2 周,长者可达一个月以上。心律失常在一周内消失。

脑心综合征发生机制目前尚不是十分的清晰,可能与脑损伤造成自主神经功能紊乱、神经 - 体液调节失常有关,也有人认为脑血管病时的心肌梗死表现是脑部疾患的内脏效应。但是,大多数脑血管病和心血管病均好发于老年人,常常存在有高血压、动脉硬化等基础疾病。

由于脑血管疾病和心脏病的发生存在相似的基础,因此,脑卒中后除了继发心肌损伤外,两者也可以同时发生,这就需要我们,要及时发现脑心综合征的存在,及时治疗,可以大大降低死亡率。

脑心综合征的治疗原则为,积极治疗原发病,保护好心脏功能,对于脑卒中并发心肌缺血、心肌梗死、心律失常时候要根据心肌缺血等疾病治疗原则去积极治疗,包括吸氧、静脉点滴硝酸甘油、应用降低心肌耗氧的药物等。

二、脑血管病合并上消化道出血的治疗

急性脑血管病,如脑出血、蛛网膜下腔出血、脑梗死并发消化道出血,其发生率为 14%~61%,其出血情况与患者脑血管病严重程度相关,即病情越重,消化道出血的发生率越高,而且凡合并消化道出血的患者预后差,死亡率可达 48%~88%。

消化道出血是应急性溃疡的主要表现,多发生在病后的 2 小时到半月,多数患者无明显症状,部分患者发生出血前有腹胀、食欲不振、上腹部不适或者疼痛等情况,少数患者可发生腹部绞痛,发生昏迷患者可有持续不停的呃逆。

关于急性期上消化道出血的发病机制为急性损伤后应激反应。主要为胃黏膜急性缺血发作,胃酸、胃蛋白酶分泌增加,胃黏膜屏障破坏导致酸性物质逆行扩散有关。脑卒中后可使患者处于高消耗状态,许多患者呈现负氮平衡,导致胃黏膜能量代谢障碍。颅脑损伤后导致交感神经强烈兴奋,产生血管痉挛,导致胃功能障碍,胃排空减慢,再加上脱水药物和大剂量激素的应用加重了消化道出血的情况。

脑血管病合并消化道出血的治疗原则为积极治疗脑血管病原发病,消除

应激因素存在,根据损失血的情况适当补充血容量、维持必要血压及电解质平衡,采取有效的止血措施,包括应用抗酸制剂、止血药物应用、内镜止血等。

三、脑血管病并发急性肾功能衰竭

急性肾功能衰竭是脑血管的严重并发症,死亡率高。有报道可达49%~71%。老年患者及并发多脏器功能衰竭者其病死率更高。

其发生机制多为肾前性和缺血性肾衰竭。脑部严重的病变可直接导致急性肾衰竭,可能是大脑皮质通过丘脑下部、脑干、脊髓侧索途径传导引起的交感神经兴奋,血浆儿茶酚胺含量增高,使肾血管持续收缩,血流量减少,肾小球滤过率降低,导致急性肾衰竭。高颅压是导致肾衰竭一个重要因素,颅压高导致脑血流量降低,机体自身调节机制会使血流量重新分配,结果为保证脑灌注,肾血流量减少,导致肾缺血,肾缺血会导致肾素 – 血管紧张素分泌增多,使肾血管痉挛,增加了肾脏的缺血缺氧,导致急性肾衰竭。

药物在某种程度上会损伤肾脏,导致急性肾衰竭。甘露醇有潜在的肾毒性,发病机制为甘露醇导致高渗,可致肾血管及肾小管细胞膜通透性增高,造成肾组织水肿,肾小管直径变小。甘露醇会导致远端肾小管总容量增加,刺激致密斑,激发强烈的肾小管 – 小球反馈,使肾单位滤过率下降,从而造成肾损伤,临床上多以血尿为主要表现。

脑血管病患者自身存在的心肾等脏器病变及潜在的损伤、进食差导致血容量不足、感染后导致低氧血症、酸碱平衡失调、低钾血症等也会导致急性肾功能衰竭。

发生急性肾功能衰竭时候,主要临床症状分为少尿期、多尿期、恢复期。值得注意的是少尿期因为电解质紊乱及尿毒症所致的神经系统症状常与脑血管病很难鉴别,临床上需要密切监测肾功能。

脑血管病并发的肾功能衰竭一旦发生,治疗效果差,应该以预防为主,预防原则为积极治疗原发病、及时清除呼吸道分泌物及早气管切开、量出为入、对病情稳定患者应该尽早恢复饮食、尽量减少抗生素的应用、合理应用甘露醇、应该严密监测肾功能。发生急性肾衰竭患者应该以补充电解质、维护酸碱平衡、积极预防感染,根据一般肾功能衰竭各期治疗方案进行紧急治疗。

四、脑血管病并发高热的治疗

发热是急性脑血管病常见并发症,一般说脑出血患者合并高热较脑梗死和脑栓塞常见,约占80%~90%。脑栓塞患者合并高热占40%,一般腔隙性脑梗死不合并高热,急性脑出血患者高热有两种,一种是感染引发的,另一种是非感染性高热感染性高热常见原因为患者因为患脑血管病后抵抗力差,导致口腔、呼吸道感染。泌尿系感染是常见原因,特别是对于小便潴留或者尿失禁患者,更容易导致高热,伴有寒战。压疮也是导致感染性发热一个原因。手术治疗,特别是侧脑室引流术的治疗,会导致颅内感染,治疗效果差,死亡率高。

非感染性高热分为中枢热、无菌性炎症反应、吸收热、脱水热。中枢热是由于病变侵犯丘脑下部,使体温调节中枢功能紊乱而引起的发热,常在发病后数小时到 24 小时内,体温在 39~40℃为变化范围,如果伴有肢体发冷、无汗、去脑强直等,多在高热后 2 天内死亡。跟死后脑组织坏死,形成无菌性的坏死物质,引发发热,一般为低热。吸收热为脑出血和蛛网膜下腔出血患者,由于红细胞裂解,导致反应热,常出现在病程的 3~10 天,体温在 38℃左右,很少达到 39℃。

感染性发热的治疗原则,包括保证呼吸道通畅,翻身拍背,做好口腔护理,做好尿管引流袋的更换工作,防止逆行感染。对于昏迷患者要加强营养,定时翻身拍背,更换体位,预防压疮产生。一旦感染存在,应积极根据培养和药敏试验,选择合理抗生素。

对于中枢性高热多采用物理降温的方法,可采取酒精浴、头放冰袋、头戴冰帽、身裹冰毯等降温。中枢性高热,病情危重,多在发病后数天内死亡,高热很难控制。对于感染性发热,治疗及时,采取合理抗生素,应用足够疗程,可有效控制感染,控制体温;但是对于体质弱的患者,应防菌群失调,导致真菌感染,为防止发生,应在积极应用抗生素的同时,努力提高患者抵抗力。

五、脑血管病并发肩手综合征的治疗

肩手综合征是偏瘫患者常见的并发症之一,也是妨碍上肢运动与功能恢复的主要原因之一,常发生在病后的半月到 3 个月之间,其发生率为 12%,绝大多数发生在偏瘫侧,其发生频度在脑梗死患者中多于脑出血患者。

临床表现分为三期,早期为肩及手部自发疼,肩、腕、指关节活动受限,被动运动时候疼痛剧烈。手部肿胀,皮肤潮红。后期为肩手疼痛可减轻或者持续,肿胀消失,皮肤菲薄,肌肉萎缩,关节活动度受限加重。后遗症期为手肩疼痛消失,血管波动消失,肌肉萎缩更加明显,关节挛缩,患者运动永远丧失。

发生机制为反射性的交感神经功能障碍,导致血管运动系统及皮肤腺体功能损伤,一切脑部病灶等刺激作用时,出现血管运动系统及腺体功能紊乱,表现皮肤温度改变,血管通透性改变,最后导致组织营养障碍,关节畸形。

关于肩手综合征的预防原则为早期良肢位摆放,保持肩关节稍向前向上,肘关节及手指伸直,腕关节轻度背屈,早期对患者进行适当功能训练。本病早期治疗效果较好,多采用综合治疗的方法,包括放置体位、适宜的主动和被动活动、肩周封闭治疗、星状交感神经结阻滞治疗、针灸等。

肩周封闭在早期和后期治愈率为40%,改善率达到48%,后遗症期均能改善症状,但是不能够治愈。

六、脑血管病并发抑郁症的治疗

神经内科比较多见具有抑郁症状的患者,常见于脑血管病发病后伴发的抑郁症状。这是脑血管病全部症状的一个组成部分。脑血管病并发抑郁症的发生率为30%~50%,疾病越重,抑郁的危险性越高。

脑血管病并发抑郁症的发病机制为,脑血管病发生后,使机体发生了一系列的生理、生化改变,诸如缺血、缺氧、脑血流量障碍、电解质代谢异常、脱水等等。上述变化最终引起多巴胺代谢障碍,特别是脑内5-羟色氨和去甲肾上腺素的含量降低,出现了抑郁症的表现。

脑血管病伴有抑郁症的临床表现为:恶劣的心境,快感丧失。躯体症状为失眠或者睡眠过多,食欲或者体重变化,乏力,精疲力竭,精神运动性激动。心理学症状有自尊心降低和自责,注意力不集中等。临床上根据表现形式不同分为躯体症状型、焦虑不安性、情绪改变型、妄想型、假性痴呆性和谵妄型。

治疗原则为积极治疗原发病同时,应进行抑郁症的治疗。包括心理治疗和药物治疗。常见的药物为三环类抗抑郁药物、5-羟色氨再摄取抑制剂等。

七、脑血管病并发癫痫的治疗

脑血管病是症状型癫痫的病因之一,迟发性癫痫的原因以脑血管病最为多见,中老年人迟发癫痫的主要病因为脑血管病,约占30%~46%。脑出血合并癫痫发生率为4%~12%,蛛网膜下腔出血的癫痫发生率为6%~24%,脑梗死占9%~32%,脑血栓形成占3%~5%。

脑血管疾病合并癫痫发生机制为缺血性脑血管病首先是因为动脉堵塞造成局部缺血、缺氧等引起钠泵衰竭,钠进入细胞内,改变了细胞膜的稳定性而致癫痫,继之出现脑水肿,引起颅压高,以及脑组织软化、坏死、代谢紊乱等癫痫发作。出血性脑血管病主要是由于出血激发脑血管痉挛,脑血流量降低,受累大脑皮质缺血,引发癫痫。

治疗方法为积极治疗原发病,防止致癫痫因素的产生和发展,应尽早控制脑水肿、高血压,控制再发出血,纠正水电解紊乱,控制心律失常,防止再栓塞。对于抗癫痫药物选择应按照发作的类型给予不同的药物治疗。失神小发作首选药物为乙琥胺和丙戊酸钠,全身性强直痉挛发作选择丙戊酸钠和苯妥英钠等,单纯部分性发作首选卡马西平片,复杂部分性发作首选卡马西平,肌阵挛首选丙戊酸钠。

晚发性癫痫患者经积极、合理的治疗,总的预后良好。研究表明,出血性癫痫的治疗效果较缺血性脑血管病所致癫痫治疗效果差。

癫痫持续状态的治疗常用药物:

1. 丙戊酸(valproate,VPA) 近年来,静脉注射 VPA 为 SE(癫痫持续)治疗提供了一个新的治疗方法,扩大了对 SE 治疗的用药选择范围。VPA 对各种类型的 EP(癫痫)发作均有一定疗效,其作用机制主要与抑制电压敏感性 Na^+ 通道有关,其次,可抑制 GABA 代谢,使脑内 GABA 积聚达到抗癫痫作用。与苯二氮䓬类巴比妥类相比,VPA 属于非镇静类药物,不影响呼吸和循环,镇静与安眠作用不强,不影响意识状态,安全性高。VPA 静脉注射的剂量为首剂 12~15mg/kg,速度 3~6mg/(kg·min),然后以 0.5~1mg/(kg·h)静脉输液泵维持 3~7 天后逐渐停药。

2. 地西泮 是控制 EP 的首选药之一,属于长效类苯二氮䓬类,半衰期为 30~60 小时,血浆蛋白结合率可达 99%,脂溶性高,静脉注射时首先分布至脑和其他血流丰富的组织和器官,见效快,安全性大。常见不良反应有头昏、嗜睡、乏力,偶可引起呼吸抑制,宜缓慢静脉注射(1mg/min)。常用方法如下:①直肠灌注:0.25~0.5mg/kg 加入生理盐水 5~10ml 中,用塑料肛管直接注入直肠,捏紧臀部 5~10 分钟以防排出。必要时 15~20 分钟后重复使用 1~2 次。②静脉注射:首剂 0.25~0.5mg/kg,最大剂量不超过 10mg,缓慢静脉注射,速度 1mg/min(新生儿 0.1mg/min),惊厥控制后地西泮 0.5~1mg/(kg·h)[8~16μg/(kg·min)]加入 5% 葡萄糖溶液中持续静脉泵入,惊厥控制后 3~4 小时,逐渐缓慢减量,持续 2~4 天。静脉注射期间监测血压、脉搏、呼吸、心率、意识、瞳孔及肌张力变化,以防不良反应发生。另外,在使用地西泮同时,应加用抗癫痫药物或调整抗癫痫药物的种类和剂量。以便地西泮减量至停止后长期抗癫痫治疗,防止惊厥复发。

另有利多卡因在应用以上药物无效的情况下应用。

八、脑血管病并发多脏器功能衰竭

多脏器功能衰竭是指两个或者两个以上器官连锁或累加的形式,相继发生功能损伤,但也可以在严重时同时发生。在当前,脑血管疾病与多脏器功能衰竭之间的研究已经越来越多地被人们所重视。

脑血管病并发多脏器功能衰竭发病机制为脑血管病特别是多发性脑梗死、脑出血破入脑室、原发性脑室出血、蛛网膜下腔出血,可引发脑水肿,颅压增高,中线移位,从而损害下丘脑下部自主神经中枢,使神经体液调节紊乱,出现一系列的应急反应,诱发多脏器功能衰竭。且脑血管病患者大多发生在老年人身上,老年人抵抗力查,机体抗病能力差,特别是在原有多个系统疾病时候,脑血管病患者容易导致较严重的感染,导致发生败血症,引发多脏器功能衰竭。且不适当的药物应用也会导致多脏器功能衰竭。

脑血管病并发多脏器功能衰竭,早期临床上症状和体征较隐晦,加上脑血管病急性期原发病也较重,容易掩盖临床表现。因此关键在提高警惕,主要依据以下几点分析:①有引起多脏器功能衰竭原因;②具有多脏器功能衰竭临床表现;③有数理化学检查证据;④对治疗结果的反应。

脑血管病并发多脏器功能衰竭的防治原则为积极处理原发病,脑出血应积极控制颅高压,减轻脑水肿,注意调节血压,防止脑低灌注,预防和治疗并发症。加强重要脏器功能的监测,防止并发多脏器功能衰竭。针对性对各个脏器功能衰竭的治疗。

脑血管病并发多脏器功能衰竭后预后极差,死亡率高,患者年龄越高、损伤脏器越多,死亡率越高。单个脏器功能衰竭死亡率为30%,2个脏器功能衰竭死亡率为60%,3个脏器功能衰竭死亡率为80%,4个脏器功能衰竭死亡率为100%。

参 考 文 献

1. 黄海鹰,李慎茂. 支架置入治疗颈动脉狭窄. 国外医学脑血管疾病分册,2004,12(7):500.

2. 姜卫剑. 症状性脑动脉狭窄的血管内支架成形术. 脑血管疾病杂志,2003,3(2):77.

3. 李慎茂,凌锋,缪中荣,等. 颈动脉狭窄血管内支架治疗并发症的临床分析. 国外医学脑血管疾病分册,2005,2(2):56.

4. 黄海鹰,李慎茂,缪中荣,等. 颈动脉支架成形术治疗颈动脉狭窄263例. 国外医学脑血管疾病分册,2004,12(10):238.

5. 姜建东,颂伟,顾建平,等. 支架置入治疗颈动脉狭窄. 国外医学脑血管疾病分册,2004,12(9):661.

6. 李清美,谭兰,韩仲岩. 脑血管病治疗学. 北京:人民卫生出版社,2000:240.

7. 王希锐. 介入放射治疗学. 北京:人民军医出版社,1994:5.

8. 马廉亭. 脑血管疾病血管内治疗学及图谱. 郑州:河南科学技术出版社,2002:115.

9. 冉春风. 脑血管疾病. 北京:科学技术文献出版社,2000:169.

10. 赵辉,丁素菊. 缺血性脑血管病的基因治疗. 国外医学脑血管疾病分册,2004,12(9):702-703.

11. 莫泽乾. 人基因治疗研究概况. 药物评价,2004,1(1):70-71.

12. 杨华英. 高血压病基因治疗临床前研究近况. 实用心脑肺血管病杂志,2002,10(3):165-166.

13. 陆元鋆. 高血压病的基因治疗进展. 医学综述,2004,10(7):414-415.

14. 吴承运,鲍修凤,张成,等. 小脑移植治疗小脑萎缩的初步研究. 山东医科大学报,1998, 26（2）:1-5.

15. Wilberger JE Jr. Transplantation of central nervous tissue. Neurosurg, 1983, 13:90.

16. Luerssen TG, Kalsbeck JE. Postrsurgical araohnoid cyst: Report of two cases. Neurosurgery, 1983, 13（4）:438-440.

17. 江宁,江澄川,唐镇生,等. 人体脑移植治疗震颤麻痹的尝试. 上海医科大学学报,1987, 14（1）:77.

18. 吴承运,脑移植研究的进展及问题. 中华器官移植杂志,1994,15（3）:97.

19. 粟秀初,张繁元,范学文. 现代脑血管病学. 北京:人民卫生出版社,2003:195.

20. 王占祥,朱宏伟. 神经干细胞:概念、意义和展望. 中华神经外科疾病研究杂志,2007, （63）:283.

21. 杨晓凤,张素芬,郭子宽,等. 干细胞应用新技术. 北京:军事医学科学出版社,2010.

22. 许如祥. 神经干细胞. 北京:军事医学科学出版社,2006.

23. 卢荣凤,曹保京. 缺血缺氧性脑损伤后神经干细胞和脑组织再生的研究. 中国误诊学 杂志,2008,8（27）:6565-6566.

24. 王裕,王任直. 神经系统疾病的干细胞治疗. 中国组织工程研究,2012,16（1）:163- 166.

25. 束汉生,曾水林,李涛,等. 神经干细胞治疗帕金森病的可行性探究. 中华老年医学杂 志,2003,22（1）:56-57.

26. 崔德华,张蕾,樊东升. 阿尔茨海默病的分子机制与神经干细胞治疗研究现状. 内科理 论与实践,2007,2（2）:75-81.

27. 涂艳阳,徐如祥. 阿尔茨海默病的分子机制与神经干细胞移植治疗的研究进展. 陕西 医学杂志,2005,34（1）:82-86.

28. 李昆,于艳秋,李世正. 两种分离人胎盘间充质干细胞方法的比较. 中国医科大学学 报,2010,39（8）:675-676.

29. 韦岩,吴琪. 神经干细胞的研究进展. 菏泽医学专科学校学报,2007,19（3）:67-70.

30. 刘辉. 神经干细胞及其临床应用前景. 国外医学神经病学神经外科学分册,2000,27 （1）:11.

31. 李怡,娄淑杰,路长林,等. 神经系统疾病的干细胞治疗. 山东医科大学学报,2001,39 （6）:482.

32. 王树明,李伟. 颈动脉内膜剥离术与脑梗死的防治. 神经内科主任高级研修班讲义, 2002:118.

33. 王拥军. 卒中单元. 北京:科学技术文献出版社,2004.

34. 北京神经学学术沙龙. 脑血管病临床指南. 北京:人民卫生出版社,2002.

35. 马锐华,王拥军. 卒中单元的研究进展. 中华内科杂志,2002,41:779-781.

36. 张苏明,殷小平. 自发性脑出血治疗的新进展. 全国脑血管疾病诊疗技术新进展论文 汇编:2005:3.

37. 温德树,樊志勇,雷永红,等. 卒中单元的研究近况. 临床神经病学杂志,2006,19（1）:73.

38. 谢财忠. 卒中单元的临床应用研究. 中国康复医学杂志,2006,21（1）:87.

39. 柯贤军,许康,郭珍立. 卒中单元的建设与发展. 华中医学杂志, 2006, 30(3): 207.

40. 安沂华,程洪斌,张儒有,等. 神经干细胞临床应用和前景展望. 全国脑血管疾病诊疗技术新进展论文汇编, 2005: 22.

41. 刘建峰,高金玲,李辉,等. Solitaire AB 型支架取栓术治疗急性大脑中动脉闭塞. 山东医药, 2016, 56(43): 15-18.

42. 李贵福,马朝晖,罗望池,等. Solitaire AB 型支架应用于急性脑动脉闭塞取栓术 31 例. 介入放射学杂志, 2012, 21(2): 98-102.

43. 赵均峰,潘德旺,李闯,等. Solitaire AB 型支架用于急性脑梗死后动脉内取栓的临床疗效. 中国老年学杂志, 2016, 36: 3972-3973.

44. 姜超,李晓波,陈蓓蕾,等. Solitaire AB 支架取栓术治疗急性基底动脉闭塞 8 例报告. 中风与神经疾病杂志, 2016, 33(7): 636-638.

45. 王传明,杨春水,李雯飞,等. 静脉溶栓与机械取栓治疗急性脑梗死的临床疗效观察. 现代医院, 2015, 15(8): 15-17.

46. 赖贤良,毛国华,朱健明,等. 颅内动脉溶栓联合支架取栓治疗急性脑梗死 2 例报道. 江西医药, 2015, 50(1): 25-27.

47. 徐瑞,殷世武,王转,等. 支架取栓与动脉溶栓治疗急性缺血性脑卒中比较. 介入放射学杂志, 2016, 25(12): 1027-1030.

48. 周学文. 急性脑血管病合并上消化道出血的用药经验. 中国中医药学会内科学会学术年会急诊学会学术研讨会论文集, 2001: 136-137.

49. 周丽宏,王丽华. 急性脑血管病并多脏器功能衰竭的临床研究. 中华急诊医学杂志社组稿会暨急诊医学学术研讨会论文集, 2004: 116-120.

50. 房淑欣. 脑血管病并发症的防治. 山东省第二次中西医结合神经内科学术研讨会论文集, 2008: 76-78.

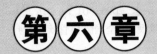

康 复 篇

第一节 康复医学的理论基础

一、现代医学模式与康复

（一）健康的定义和医学模式的转变

世界卫生组织所下的定义，"健康是指在身体上、精神上、社会生活上处于一种完全良好的状态，而不仅仅是没有患病或衰弱"。基于以上定义，世界卫生组织在确定卫生保健的全球目标时，不仅要求通过安全饮水和环境保护设施、足够营养、免疫接种等手段预防传染病，而且要求使用一切可能的方法，通过影响生活方式和控制自然与社会心理环境，从而预防和控制非传染性疾病和促进精神卫生。

上述有关健康的定义强调了全面的和功能上的健康。这一概念与现代医学在病因学、病理学和治疗学上的新模式互相呼应。在病因学上，旧模式只重视生物学因素的致病作用，而新模式则认为除生物因素外，心理精神情绪因素和社会因素都可致病，而这三方面又是相互联系的，即：生物学因素→心理精神情绪因素→社会因素→疾病。因此，在预防疾病时，不能忽视控制社会和心理因素。在病理学上，传统的模式只强调疾病的形态学变化及其引起的症状，即：病因→病理变化→症状。而新的概念从重视功能改变出发，认为以上模式须扩展为：疾病→功能缺损（残损）→残疾→残障。因此，治病不仅要消除临床症状，而且要预防和恢复功能上的缺损；不仅要使用对抗生物学因素的方法，而且要使用调整和矫治心理精神情绪因素和社会因素的方法，从而形成了以下的治疗学的新模式：病因治疗→症状治疗→功能治疗（身体、精神、社会）→控制疾病，消除症状，恢复功能。以健康的新概念和医学的新模式作为理论基础，可以提出指导康复治疗的三大原则，即功能训练、全面康复、重返社会。这些原则反映了在医疗和保健上的新理论和新观念。

（二）整体保健与康复医学

用整体主义指导保健医疗工作，就产生了整体医学（holistic medicine）的理论，它认为个人应该而且可以通过自己的努力，取得身、心、精神完整的和健全的结合，达到保健的目的。整体医学的重要目标就是教育和启发人们养成自我保健意识，依靠自己的力量，顺应自然的规律，运用自然的方法而取得身、心、精神整体的健康和治愈疾病。

整体医学的综合防治方法具有以下特点：

1. 从整体出发，身、心、精神相结合；人、环境、宇宙三者要取得平衡和协调。

2. 强调自我保健的重要，医者对恢复健康只起到促进的作用。

3. 治疗的目标是人，而不是疾病或症状。

4. 治疗过程富于同情心和人道主义精神，建立起医者和病者之间融洽的关系。

5. 吸收各民族文化和医学的传统方法（如中国的针灸、太极拳，印度的瑜伽），强调使用不同的治疗方式。

6. 重视调整生活方式，认为合理的生活方式是保持健康的关键问题。

显而易见，整体医学理论中的合理因素支持了康复治疗的原则。在北美洲，尤其容易看到整体医学和康复医学之间的密切关系：许多患有内科病、老年病、身心性疾病的患者，就在各种整体保健中心进行康复；而在其他康复中心和康复医院中，医护人员也重视采用整体医学所提倡的应激控制（stress control）、营养保健、运动疗法等保健方法促进康复。

二、长期制动及长期卧床的不良生理效应

作为功能训练的主要方式的运动疗法，对慢性病及残疾患者具有重大的康复价值。患者康复是从离床步行活动和运动治疗开始的，这样的活动性处理对于防治长期制动及卧床引起的功能衰退及病态反应极为重要。这一点恰好是提倡康复治疗的根据之一。长期制动和卧床休息对机体的多种功能有不良的影响。

（一）对肌肉骨骼系统的影响

1. 关节挛缩　肢体和关节长期制动，尤其当关节本身有炎症或肌肉瘫痪，或肢体放置位置欠佳时，容易造成关节挛缩。例如，由于制动，肌肉维持在一个缩短的状态下5~7天，就会显示肌腹变短。这是由于肌原纤维缩短的缘故。超过3周，在肌肉和关节周围，疏松的结缔组织会变为致密的结缔组织，由此而易致关节挛缩。

2. 肌肉萎缩及无力　在完全卧床休息的情况下，肌力每周减少10%~15%，

亦即每天减少 1%~3%；如卧床休息 3~5 周，肌力即可减少一半。肌肉亦出现废用性萎缩，在股四头肌、背伸肌处尤为明显。肌耐力亦见减退。

3. 骨质疏松　长期制动，由于缺乏肌腱牵拉和重力负荷作用于骨质，以及内分泌和代谢的变化，骨质的钙和羟脯氨酸排泄增加，导致骨质疏松。

（二）心血管系统的改变

1. 直立性低血压（起坐或直立性低血压）：正常人从卧位坐起或站起时，体内血流立即重新分布，约有 700ml 血液从胸腔流至双腿，足踝静脉压即从仰卧时 1.47kPa（15cmH$_2$O）增至直立时 11.76kPa（120cmH$_2$O）。由于每搏输出量及每分输出量减少，以致累及收缩压下降平均约 1.87kPa（14mmHg），此时，正常人能通过活跃的交感神经反射使血浆中肾上腺素水平增高，从而促使肾素及血管紧张素 II 释出，于是又使下肢血管及肠系膜血管较长时间收缩，从而得以迅速恢复正常的血压。正常人完全卧床休息 3 周后（有严重疾病、损伤者及老年人则在完全卧床休息数天后），此种适应能力即完全丧失，会出现直立性低血压。在恢复期及早进行运动，如离床步行、做保健操等，有助于克服直立性低血压。

2. 心功能减退　长期卧床可使心每搏输出量、每分输出量减少，左心室功能减退，导致静息心率增加。完全卧床休息时，心率每 2 天增加 1 次 / 分。心脏对定量负荷的反应也变差，例如，在踏车上作 30 分钟的步行试验（每小时 5.65km，步行平面 10% 坡度），其心率反应比正常人高 35~45 次 / 分，离床后经 26~72 天的连续活动才能恢复到卧床前的水平。

3. 血容量改变　长时间卧床休息，可在 30 天内引起血容量进行性减少，其程度以第 6 天最为显著。血浆容积减少导致血黏稠度增加，从而使血栓梗死发生的危险性也增加。卧床休息第 4 天血浆容积可比卧床休息前减少12%。为防止血浆容积减少，宜进行等张力性运动。

4. 血栓栓塞问题　由于长期卧床而致血液凝固性增加，下肢血流淤滞，易致深部静脉栓塞。预防方法为小腿外间歇施压（促进血液回流、减轻淤滞），小腿用弹性绷带包扎，做主动运动。

（三）代谢的改变

1. 负氮平衡　卧床不动的患者，每天约损失 2g 氮。第 5~6 天氮的损失量增加，而在第 2 周达到顶点。卧床 3 周后，须经 1 周的活动才能恢复氮的正常代谢。

2. 负钙平衡　卧床患者尿钙排出增加，平均每周失钙量为 1.5g，而以第4~5 周失钙最为显著。失钙是由于缺乏肌肉运动，以致长骨的骺部和干骺端的松质骨的钙丢失。通过有规律的等张运动、等长运动或步行等，可预防或延缓废用性骨质疏松和钙的丢失。

（四）泌尿生殖系统的改变

泌尿结石可由于长期卧床致高尿钙症所引起,并与尿磷排泄增加、尿液潴留有关。膀胱结石的存在能促进细菌的生长,削弱抗生素的作用。结石又能刺激膀胱黏膜从而有利于细菌的过度生长和感染的出现,增加尿 pH 和氨浓度,导致钙、锰的沉积。而脊髓损伤和糖尿病又能加剧上述合并症。预防方法主要是充分饮水,直立位排小便,以及在使用膀胱导尿管时要谨慎,避免器械污染。

（五）呼吸系统的改变

长期卧床能使潮气量、每分通气量及最大呼吸能力减少,肺活量及功能性残留量减少 15%~30%,呼吸表浅,每分呼吸次数增加,横膈活动范围下降,呼吸道内分泌物积聚不易排出。预防方法是:早期活动,并通过深呼吸、咳嗽,必要时引流等方法,及时排出分泌物。在呼吸道阻塞较严重时,宜作胸部理疗（叩打胸壁及体位引流）。

（六）消化系统的改变

缺乏活动及长期卧床可导致食欲减退,肠黏膜及腺体萎缩,吸收变差,厌食富含蛋白质的食物,从而导致营养性低蛋白血症,并有便秘,粪便结积。

（七）内分泌系统的改变

1. 糖耐量变差　经 8 周卧床休息,能引起糖耐量变差,其严重程度与卧床时间成正比。因缺乏运动,可导致肌膜上与胰岛素结合的部位减少,且胰岛素作用的质量亦下降。此可通过腿部大肌群的等张性运动而得到改善。

2. 血清内甲状旁腺激素增加　此与缺乏运动而引起的高钙血症有关。

3. 其他　缺乏运动可致雄性激素分泌减少及精子生成减少,而从交感髓质系统分泌的儿茶酚胺则增加。

（八）神经系统的改变

长期卧床会引起幻觉和定向障碍。严格卧床休息 3 小时,即可出现明显的幻听。经数天卧床休息后,可有注意力、空间和时间定向力及其他在智能和技巧上的明显改变。此外,不安、焦虑、抑郁、对疼痛的耐受力下降、易受激惹、失眠等症状亦可出现,患者积极性下降,平衡及协调能力亦变差。

三、运动功能恢复的神经学基础

近年来,学者们正对脑损伤后运动功能恢复的生理解剖基础加紧研究。

（一）同侧支配

卒中后肢体功能恢复的机制,在一部分病例中,可能与同侧支配的理论有关。

Brinkman 及 Kuypres（1973）认为,一侧上肢的前臂和手指的运动是受对侧大脑半球支配的,但上肢近端的活动可受同侧大脑半球所支配。Glees (1980)报告,根据动物实验及临床观察,单侧大脑半球损害后,依靠余下的另一侧大脑半球,仍可保存智能及全身的感觉和运动的控制,有的病例还能保存两手的运动功能。

（二）大脑两半球之间的联系

大脑半球运动区对于某一部位肢体的运动都由特定的代表区域司理。两大脑半球运动区的同位区(指支配相同部位肢体运动的代表区域)之间(手指和足趾代表区除外)存在着相互联系。即使在一些非同位区之间,也存在着一些联系。此外,一侧运动区的神经纤维会投射至对侧运动前区,或投射至对侧感觉区。这些联系显然有助于易化在损伤运动功能的重新组织和支配。损伤后运动功能恢复的机制之一就是运动支配区的转移,即从受损区转至由未受损的皮质区或皮质下区来支配。

（三）体感训练的理论依据

对于一些细致的和要求高的运动动作来说,在学习和完善这些动作技巧期间,需要有体感反馈(somatosensory feedback)的参与。在周围神经切断和缝合后,虽有神经再生,但在大脑皮质感觉区却出现明显的表位异常(misrepresentation),从而妨碍执行细致的、精确度要求高的动作。Parry W 及 Dellon AL 的研究却证明,在周围神经损伤后进行专门的感觉训练,有助于学会把功能上配对失误的神经纤维重新对码,套入大脑新的、对应的、功能上有特异性的接受区。

（四）神经再生和大脑塑性

脑损伤后运动功能恢复的解剖学基础之一,可能就是神经出现新生(new growth)或出芽(sprouting)。所谓"出芽",就是指从一个神经细胞的胞体、树突及轴突长出树突芽或轴突芽。这些芽是向着某一空白区而生长的。哺乳类动物的神经细胞也可能有出芽现象。出芽分两种:一是再生性出芽,二是侧支性出芽。在中枢神经系统很少有大量再生性出芽出现。所谓侧支性出芽,是指在未受损伤的神经轴突上萌出新的轴突,而且长入组织空缺内(由于轴突变性所形成的空缺)。已有一批报告证实:在中枢神经系统一些部分失去神经支配作用处有侧支性出芽出现。目前认为,只要神经系统成熟,由于失去支配作用而形成的组织空缺可引起明显的出芽反应。当然,这种神经再生只有在具备下列 4 个条件时,才能具有赋予功能的意义。这 4 个条件是:①新的轴突芽须长回到原来已失去神经支配作用的地方。②新的轴突须在失神经支配作用的地方建立起有功能的突触联系。③行为的恢复与上述第①②过程是一致的。④再次切断组织(在出芽处)后,功能缺陷再次出现。一些实验还证明,出芽包括神经发生(neurogenesis)和突触发生(synaptogenesis)。但对于卒中患者来说,有限程度的塑性在临床上对功能恢复是否有作用,还未能确定。

至于轴突损伤后,功能恢复的解剖学基础可包括以下几个因素:①所属的神经元有存活和再生新轴突的能力。②未受损伤的神经元能形成新的突触接触。③更有效地利用原有的突触接触。

近年来报道,在大脑损伤或脊髓损伤后,注入外源性神经节苷脂(ganglioside)能促进神经再生及功能恢复过程。神经节苷脂被认为具有促进内源性神经营养因子的作用。此外,有报道称应用甲状腺素、神经生长因子(nerve growth factor, NGF)、胰岛素、顺羟脯氨酸等,也有利于神经功能的恢复。

(五)心理因素与神经易化

康复训练过程中,技能的习得和改善固然取决于患者固有的康复潜力,但心理和精神因素也影响学习和行为的神经生理过程。由于过去有关活动和练习的不愉快的经验,或存在依赖心理,或害怕受伤,都会在训练时使神经肌肉的兴奋过程受到抑制,从而不利于技巧的习得和发挥。而当处于兴奋状态和具有良好情绪时,大脑皮质觉醒水平提高,运动神经元能充分募集,神经肌肉的抑制解除,出现神经易化(neural facilitation)过程,神经调节和肌力发挥均达上佳水平,从而在技巧的习得上和作业的完成上会取得良好的效果。

(六)环境和康复计划对神经活动过程的影响

康复治疗环境中丰富的感觉(视觉、听觉等)刺激,对患者大脑皮质相应区域的神经细胞功能有促进作用。受过活动训练的动物,其大脑皮质颞叶和枕叶经过标记的神经元数目增多。

认真执行精心制订的康复计划,且取得较满意的结果时,能提高中枢神经系统固有的塑性。在损伤后不久,即提供多种积极的康复措施,可较好地调动神经损伤的修复潜力。功能性电刺激能引起中枢性神经营养增加。这些神经营养因素可促进神经细胞存活和轴突的生成,促使末端突触再生。损伤后反应性的突触生成,对功能的恢复有一定的意义。据观察,早期进行康复活动,恢复性的突触再生似乎比反应性的突触增生(proliferation)更为明显。

第二节　脑血管病的康复治疗

一、概述

卒中是常见病、多发病,死亡率、致残率和复发率高。卒中在 2000 年死因顺位排序中城乡均为第二位。年龄、民族、性别和家庭发病史与卒中的发病有关,高血压、心脏病、糖尿病、吸烟、高血脂等均为卒中易发因素。卒中的存活者中有 70%~80% 留有不同程度的功能障碍,主要为运动障碍、感觉障碍、言语障碍、认知障碍等。若病后处理不当,可导致废用综合征和误用综合征。因此,卒中的康复治疗非常重要。

二、主要的功能障碍

1. 偏瘫中枢为对侧皮质运动区、脑干、内囊后肢,支配血管为大脑中动脉主干或皮质分支或椎 – 基底动脉。

2. 偏身感觉缺失为对侧皮质感觉区或大脑内囊后肢、丘脑、脑干,支配血管为中动脉主干或其皮质及深分支、大脑后动脉或椎 – 基底动脉。

3. 深感觉丧失为对侧皮质感觉区、内囊后肢、丘脑、脑干,支配血管为大脑中动脉皮质支、深支、大脑后动脉或椎 – 基底动脉。

4. 实体感丧失为对侧顶叶或丘脑皮质束损伤,支配血管为大脑中动脉主干或其皮质分支。

5. 体象障碍为顶叶特别是右侧,支配血管为大脑中动脉主干或其皮质分支。

6. 视觉失认为双侧纹周与纹旁区,特别是主侧半球,支配血管为大脑后动脉。

7. 视觉失定向力同上,支配血管为大脑后动脉。

8. 一侧性空间失认(单侧忽略)为右侧顶叶、右侧丘脑,支配血管为大脑中动脉、大脑后动脉。

9. 双侧空间失认 Gerstmann 综合征(左右分辨不能、手指失认、失写、失算)为左侧顶叶后部与颞叶交界处,支配血管为大脑中动脉主干或皮质支。

10. 共济失调为小脑中脚、小脑下脚、对侧额颞叶,支配血管为椎 – 基底动脉、大脑中动脉皮质支。

11. 同向性偏盲为对侧颞叶、顶叶深部视放射(多为象限偏盲)、枕叶距状裂、两侧纹区皮质,支配血管为大脑中动脉主干或其皮质分支、大脑后动脉或其皮质分支。

12. 运动性失语为主侧额下回后部皮质(Broca 区),支配血管为大脑中动脉主干或其皮质分支。

13. 感觉性失语为主侧颞上回后部(Wernicke 区),支配血管为大脑中动脉主干或其皮质分支。

14. 传导性失语为大脑外侧裂上或下者,包括弓状束或深部质、顶叶岛盖区,支配血管为大脑中动脉。

三、左、右半球皮质损害常见功能障碍的比较

右利手的人,主侧半球为左侧。主侧半球常称为逻辑、数学和言语交流脑。病变时常出现:①逻辑丧失。②言语障碍。③阅读困难。④写字困难。⑤计算困难。⑥意念运动性失用。⑦触觉实体感丧失。⑧姿势困难。⑨左、右定向困难。⑩手指失认等。这种患者在视觉空间作业方面没有或只有很少的困难,但在传递信息和指示方面可能必须使用示范和手势。这种患者在达到生活自理方面往往比次侧半球受累者快。次侧半球(常为右侧)常称为图像脑,受累时主要引起知觉(perception)障碍:在鉴别形状、位置、重量、距离和视觉空间关系方面有困难。常见的障碍有:①体象障碍。②疾病失认(anosognosia)。③空间认识不能。④视觉失认。⑤姿势困难。⑥触觉实体感丧失。⑦构造性失用。⑧穿衣失用等。这种患者由于言语能力尚好,常易于掩蔽其知觉功能不全,因此评价时不能单靠交谈来决定其运动功能。

在上述两侧病变中,并不是所列的一切症状都同时出现在一个患者身上。在康复方面,处理次侧半球受累比处理主侧半球受累要难。

四、主要的功能障碍及其评价

(一)运动障碍

1. 弛缓　脑血管意外(CVA)后,运动系的最初表现往往是偏瘫侧肌肉的弛缓,后者又可分为二级。轻度特征有:肌张力降低,在稳定关节方面,协同肌和拮抗肌的共同收缩(cocontraction)无力;若把肢体放在可下垂的位置上并释放术者的手时,肢体只能短暂抵抗重力;肌力下降,但仍可能有功能的活动。中到重度特征为:肌张力显著降低或消失;不可能有上述的共同收缩;若把肢体放于可下垂的位置上并释放术者的手,肢体立刻下垂;抗重力移动的能力极小或消失;肌力显著丧失,无产生有功能活动的可能。当肢体有中到重度弛缓而无反射达 4~5 日时,往往不能恢复正常的功能。

2. 痉挛　常于 CVA 后 1~3 周内出现。评价时术者对病肢进行关节全范围的被动体操(passive range of motion, PROM)检查,据发现的阻力分三级。轻度:肌肉在最长的位置附近才产生阻力或收缩;中度:肌肉在 PROM 的中间即产生阻力或收缩;重度:肌肉在最短的位置附近就产生阻力或收缩,因而严重地限制了 PROM。随着病程的进展,如痉挛逐步减弱或消失,则功能恢复的可能性为 75%;若痉挛严重而持续,功能恢复的可能性为 0。

3. 运动协同动作(synergies)和平衡等方面　在叙述这些改变之前,有必要先叙述 CVA 后出现的异常协同动作和 CVA 后各阶段运动功能演变的一些规律。CVA 后神经系统受损,有向人类进化早期的方向退步的趋势,屈肌和伸

肌出现一种在进化过程中保留的类似于两栖类动物运动姿势的原始模式,因此上下肢出现一种刻板的协同动作(stereotypic synergies)而不是正常的协同动作。CVA后刻板的运动协同动作分屈肌协同动作和伸肌协同动作,如上肢肘屈曲与肘伸、前臂旋后与旋前、肩外旋与肩内旋等。

CVA后运动功能恢复的六阶段:

(1)弛缓、无反射阶段:臂弛缓,不能进行任何运动,手无功能,下肢弛缓。

(2)协同动作或其成分的出现:臂开始出现痉挛,肢体协同动作或它们的一些成分开始作为联合反应而出现,手能开始粗的抓握,有最小限度的屈指动作,下肢出现痉挛,有最小限度的随意运动。

(3)可随意引起协同动作或它们的一些成分:痉挛达峰点,臂痉挛加剧,但可随意地引起协同动作的模式或它们的一些成分。手可做粗的抓握和勾状抓握,但不能释放。下肢痉挛达峰点,屈、伸协同动作出现,坐位和站立时,髋、膝、踝屈曲。

(4)脱离基本的协同动作:痉挛开始弱,臂痉挛在消退,可能有脱离协同动作模式的复合运动出现,手粗抓握存在,侧捏在形成,可做少量的伸指运动和一些拇指的运动。下肢坐位时足可在地板上滑向后,使膝屈曲>90°,蹲在地板上时,足可背屈,同时屈膝达90°。

(5)开始有独立的活动:痉挛明显减弱,臂协同动作不再占优势,更多地进行一些脱离协同动作的复合运动要容易得多,手掌伸抓球和圆柱状抓握及释放都能做,下肢站时伸髋伴屈膝,踝背屈时伴有膝髋的伸直。

(6)协同动作大致正常:痉挛轻微,臂痉挛仅在进行快速运动时才表现出来,易于进行独立的关节活动,手可做所有类型的伸抓和个别地活动手指;有充分范围的伸指,下肢坐或站位时髋外展,坐位时髋可交替地内旋和外旋合并有踝的内翻和外翻。

至于运动功能的恢复常遵循个体发育过程:即近端先于远端;屈曲模式先于伸展模式(在上肢);反射先于受控制的随意运动;粗大的运动先于分离的、有选择性的运动。在CVA康复中Brunnstrom曾对运动功能恢复的特征进行过详细的观察,并将之分为以上六个阶段,其中前三个阶段实质上是疾病发展的过程,后三个阶段才是真正的恢复过程。

(二)知觉障碍

实体感缺失(astereognosia)指在遮目情况下,不能辨别放在手中的物体的形状、质地等。

检查用物品:钥匙、硬币、金属茶匙、铅笔、钢笔、眼镜、手表、小钱包等。

检查方法:病者手放桌上,掌面向上,遮目,术者随机地将上述物品放在患者手中,允许患者用病手触摸。若患者有失语,可在试验完后,由术者出示复制品由患者认出。

结果及评定：让患者叫出物体名称，如叫不出，可让他描写物体的形状、质地和其他特征。认出准确、能叫出名称者为正常；需很长时间才能认出，或只能描述性质叫不出名字者为损伤；不能确定也不能描述性质者为丧失。

（三）同向偏盲（homogenous hemianopia）

指同方向的视野缺损，可按一般检查视野的方法进行。

（四）精神情绪障碍

左脑前部的梗死易引起抑郁，有抑郁症时，将妨碍康复进程。评价时可据患者情绪忧郁、动作迟缓、满脸愁容、比平时苍老憔悴、对事物兴致索然、忧念丛生、悲观失望、失眠、体重丧失、症状昼重夜轻等做出诊断。

更客观的是从哈密尔顿抑郁量表（Hamilton depression scale, HDS）的 21 项中选出不需用复杂言语来回答的 10 项来评价 CVA 病的抑郁：①情绪抑郁。②入睡难。③后半夜失眠。④对工作和活动无兴趣。⑤迟缓。⑥激动（agitation）。⑦焦虑。⑧胃肠症状。⑨体重丧失。⑩昼间情绪波动。每项用：无—0 分；轻度—1 分；中度—2 分；重度—3 分来评价。10 项最大评分为 30 分，≥8 分表明有抑郁。

（五）痴呆

CVA 后单纯运动障碍者有此症者少，如合并有感觉、知觉和视觉丧失时，智力衰退将会明显。如出现痴呆，将给康复带来极大困难。

评价时可先用卡恩 – 戈德法布试验（Kahn Goldfarb Test）来筛选（表 6–2–1）。

表 6-2-1　卡恩 – 戈德法布试验

这个医院叫什么医院？
你现在在什么市（县）？
今年是哪一年？
本月是哪一月？
你是哪一年出生的？
哪一天（月—日）是你的生日？
你多大年纪了？
现在的国家主席是谁？
前任国家主席是谁？
评定方法：每答对 1 题给 1 分；<7 分为精神损害；<5 分为痴呆。

（六）上运动神经元性颅神经麻痹

1. 面神经麻痹　只有眶以下的面肌瘫痪，常伴有偏瘫及舌肌瘫痪，且常无唾液减少、听觉过敏和味觉障碍的症状，这些都易于把它和下运动元性麻痹区分开来。

2. **假性延髓麻痹**　双侧运动皮质及其发出的皮质脑干束受损引起,症状与延髓本身病变引起的症状十分相似,但又不是延髓本身的病变引起。主要表现为舌咽神经、迷走神经、副神经、舌下神经的障碍。其特征是"三主症加情绪障碍和病理性脑干反射"。三主症是言语、发音和进食困难;情绪障碍的表现为淡漠,半数以上患者出现无原因的、难以抑制的强笑、强哭。病理性脑干反射表现为:①吸吮反射:轻划唇部或轻触口唇,口轮匝肌收缩,上、下唇噘起做吸吮动作。②掌颏反射:针刺手掌大鱼际部皮肤,可见下颌部颏肌收缩。

根据发病慢,有病理反射、情绪紊乱,无舌肌萎缩及纤颤,不影响呼吸和可能存在舌咽反射等特点,可与真性延髓麻痹相区别。

(七)肩部功能障碍

常见有 3 种类型:肩关节不全脱位;肩关节粘连性滑囊炎或肩周炎;肩手综合征(shoulder-hand syndrome 或 Suduk's syndrome)。

1. **肩关节不全脱位**　极常见,尤其在整个上肢弛缓性麻痹时,发生率高达 60%~73%。本身无疼痛,X 线下可见肱骨头和肩胛盂之间的间隙增宽,可达 1~2cm(直立位下检查),ROM 正常。上臂充分上抬时,肱骨头在盂窝内的位置看起来是正常的,若将上肢下垂,患者可感不适或疼痛,若将臂被动托起,立即减轻。此乃上肢受重力下牵引起,常在 CVA 后头 3 周发生。

2. **肩关节粘连性滑囊炎(肩周炎或冻结肩)**　可在上肢麻痹后几小时内或几个月后发生。疼痛典型,可成为一些损伤的后果而突然发生。起初在肩ROM 终末时有尖锐的疼痛,患者能准确指出痛的部位,如不治疗,有活动就痛,特别是在上臂上抬和外展时疼痛明显。以后疼痛部位很难准确指示,若治疗不当,患者可日夜疼痛,而完全不能运动,痛转为弥漫性,波及整个臂和手,痛很剧烈,可使患者无希望地哭泣,并恳求治疗师不要动他的肩和上肢。其原因可能是由于 CVA 后肩结构排列不恰当,引起继发性小的创伤或炎症所致。

3. **肩手综合征**　发生率 12.5% 左右,常于 CVA 后 1~3 个月间发生。症状为突然发生的手的肿痛,影响整个康复计划。其特征是:症状首先在手出现,手突然肿胀,ROM 受限,肿胀主要在手背、掌指关节,手指、拇指均可受累。皮褶可消失,肿胀松软往往到腕为止,手呈粉红或淡紫色,下垂时更明显。触诊时有温热感,指甲开始发生变化,变得白而不透明。腕关节旋后常受限,疼痛在手负重时更明显。在稍后阶段,疼痛加剧不能耐受任何按压,X 线下出现骨质疏松。到最后(或残留)阶段,水肿完全消失,疼痛亦消失,但运动永久丧失,手呈典型的屈曲畸形:腕向尺侧偏斜;背屈受限,旋后严重受限;掌指关节不能屈曲;拇、食指指间的蹼皱缩而失去弹性;手掌变平;大小鱼际肌萎缩这可能是局部交感神经支配紊乱所引起。

在评价 CVA 患者的功能障碍时,必须考虑到 CVA 患者的这些障碍变化较大,过早地进行评价常不可靠。

为了做出对预后有较可靠意义的评价,对于无感觉丧失的单独的运动功能障碍,宜于发病后 1 个月做出;对于与顶叶受累有关的症状如体象障碍、一侧性空间认识不能、双侧性空间认识不能、失读、失写、失算和各种失用症的评价,应于 3~4 个月后做出。当然在这段时间之前,不应放弃经常性动作,以观察症状的发展和变化。

卒中的康复治疗主要涉及了以下几个方面:

1. 预防、认识和处理卒中时的各种神经功能缺损和合并症、并发症,避免废用综合征和误用综合征,最大限度地保持和恢复功能。

2. 使患者最大程度地适应。

3. 使患者和家庭成员在心理上获得最大程度的适应。

4. 通过社会的参与(如回到家里和家人在一起,参与娱乐性活动和职业性活动等)预防继发性残疾。

5. 尽可能地提高患者的生活质量。

6. 预防再卒中和其他脑血管病的发生。

为了实施这些工作,临床上主要应做到:正确地进行康复性功能评定;正确地组织康复治疗;形成恰当的康复体系。

五、适应证和禁忌证

(一)适应证

1. 病情比较稳定,即神经功能缺损不再恶化,合并症、并发症病情稳定。

2. 有明显的持续性神经功能缺损,如运动功能障碍,自主活动障碍,言语交流障碍,大小便控制障碍,认知功能障碍或吞咽障碍等。

3. 有充分的认知功能,可以完成学习活动。

4. 有充分的交流能力,可以和治疗师完成交流性活动。

5. 具有耐受主动性康复训练的身体素质,如支撑坐位可达 1 小时或可从事康复活动。

6. 预计可以达到康复治疗的目的。

(二)禁忌证

1. 病情过于严重或进行性加重,如深度昏迷,颅压过高,严重的精神障碍,血压过高,神经病学症状仍在进行发展中等。

2. 伴严重的合并症,如严重的感染(吸入性肺炎等)、糖尿病酮症、急性心肌梗死等。

3. 存在严重的系统性并发症,如失代偿心功能不全、心绞痛、急性肾功能不全、风湿活动、严重的精神病等。

六、脑血管疾病的恢复过程和开始康复治疗的时间

大多数学者认为,卒中的恢复在最初几周恢复最快,达到平台期的时间基本上是在 3 个月以内。经验表明,脑卒中 6 个月后瘫痪肢体的运动和步行功能进一步改善的可能性减小,但是言语、认知、家务和工作技能在 2 年内都还有进一步恢复的可能。约有 5% 的患者会有支持性恢复。但脑的可塑性理论(特别是丰富环境学说)支持持续性长期恢复的实践。

现在人们普遍认为,脑卒中患者病情稳定后应尽早开始主动性康复训练,一般在发病后 7 天内开始。一些专家主张可以病情稳定后 48~72 小时后逐步开始康复性训练,以避免废用的出现。临床医生和康复医生应当有能力使患者及早稳定,创造主动性康复训练的条件,并保证康复训练安全地进行。

七、康复的评定

(一)躯体的评定

包括高级功能(认知功能和言语功能)、知觉、浅感觉和本体感觉;肌张力和关节功能;步态分析和平衡功能;心肺功能;吞咽和排泄功能;神经心理功能包括情绪等。

(二)日常生活功能和工作能力方面

包括个人日常生活活动,工具性日常生活活动,业余生活,性功能评定,工作能力评定。

(三)社会参与方面

包括评定生活满意度或生活质量。

(四)运动功能评定

目前有许多有关偏瘫运动功能的评价方法,常用的有 Bobath 法,Brunnastrom 法,上田敏法,Fugl-Meyer 法,Mas 法等。在临床上应用最多的是 Brunnastrom 法,是评定运动模式的一种方法(表 6-2-2)。Brunnastrom 法根据运动恢复阶段评定屈伸肌协同运动的出现,以及从协同运动模式中出现的选择性活动功能的分级。本测定法省时,尽管分级粗略,但这些分级与功能恢复的进展相关。Fugl-Meyer 等在 Brunnastrom 法的基础上设计了更细致和全面的运动分级,测试运动和能力的 50 个不同方面,包括肌力反射和协调性,评分 0~100 分。该测试方法可靠、有效,重复测试可反映运动可恢复情况。但临床上应用费时,在科研中应用较多。

表 6-2-2 Brunnastrom 运动恢复阶段

	上肢	手	下肢
Ⅰ	无任何运动	无任何运动	无任何运动
Ⅱ	仅出现协同运动模式	仅有极细微的屈曲	仅有极少的随意运动
Ⅲ	可随意发起协同运动	可有勾状抓握,但不能伸指	在坐和站位上,有髋膝踝的协同性屈曲
Ⅳ	出现脱离协同运动的活动 1. 肩 0°,肘屈 90° 的情况下,前臂可旋前旋后 2. 在肘伸直的情况下,肩可屈 90° 3. 后臂可触及腰骶部	能侧捏及松开拇指,手指有半随意的小范围伸展	在坐位上,可屈膝 90° 以上,可使足后滑到椅子下方。在足跟不离地情况下能背屈踝
Ⅴ	出现相对独立于协同运动的活动,肘伸直时肩可外展 90° 1. 在肘伸直,肩前屈 30° ~90° 的情况下,前臂可旋后 2. 肘伸直,前臂中立位,臂可上举过头	可做球状和圆柱状抓握,手指可做集团伸展,但不能单独伸展	健腿站,病腿可先屈膝,后伸髋,在伸直膝的情况下,可背屈踝,可将踵放在向前迈一小步的位置上
Ⅵ	运动协调近于正常,手指指鼻无明显辨距不良,但速度比健侧慢(<5 秒)	所有抓握均能完成,但速度和准确性比健侧差	在站立上可使髋外展到超出抬起该侧骨盆所能达到的范围;在坐位上,在伸直膝的情况下可内外旋下肢,合并足的内外翻

(五)言语功能评定

常见的言语功能障碍包括失语症,构音障碍,言语失用。

1. 言语功能评定的目的

(1)了解被评定者有无言语功能障碍,判断其性质、类型、程度及可能原因。

(2)确定是否需要给予言语治疗以及采取何种有效的治疗方法。

(3)治疗前后评定以了解治疗效果。

(4)预测言语障碍恢复的可能性。

2. 言语功能评定的内容和方法 对失语症和言语失用的患者,主要是通过与患者的交谈,让患者阅读、书写或采用通用的量表来评定。对有构音障碍的患者,除了观察患者发音器官的功能是否正常,还可以通过仪器来对构音器官进行检查。

下面分别对三种不同的言语功能障碍的评定内容及方法进行详细的介绍。

(1)失语症的评定内容:

1)谈话:言语功能的评定一般是从谈话开始,询问患者姓名、年龄、职业,以及让患者讲述其发病经过。在谈话中注意患者说话语量多少,是否费力,语调和发音是否正常,有无语法错误和是否能表达意思。

A. 语量:是指患者在1分钟时间能够说多少个字,正常100个字以上,50个字以下为语量减少。

B. 说话费力:表现为说话不流畅,缓慢,同时伴有全身用力,并附加表情、手势、姿势或深呼吸来完成。

C. 语调:正常说话是声音有轻重快慢以及高低调的变化,如果失去这种变化则会影响意思的表述。

D. 发音:清晰或者含糊,如果咬字不清,说话含糊甚至发单音都有困难为发音异常,也称为构音障碍。

E. 语法错误:患者发音清楚,言语流畅,但是让人不能理解是什么意思。

F. 错误:分为语音错误,词义错误和新语。语音错误一般是声母韵母和调位的错误,如将床说成黄;词义错误是将说不出的词用另一词代替,如将袖子说成被子;新语是用无意义的词或新创造的词代替说不出的词,如将火柴说成棋子。

G. 短语:是指说话非常简单,断断续续和缺少语法结构词,如将“我是坐公共汽车到医院来的”说成“车,来”。

根据谈话一般可将失语症的言语障碍分为流利型和非流利型。流利型言语障碍表现为患者的语量多,说话不费力,语调正常,没有短语现象,但是错误较多。非流利型言语障碍表现为患者的语量显著减少,说话费力,有短语现象和语调异常。

2)复述:要求患者重复检查者所说的数、词和句子,如果完全不能重复或者毫无反应则说明有重复障碍。如果不能完全准确地重复检查者所说的内容,有漏词、变音、变意,则说明有重复困难。有些患者尽管自发谈话和口语理解有障碍,但重复功能正常。有些会重复检查者所说的话,如检查者问“你叫什么名字?”,患者重复说“你叫什么名字?”,这种现象被称为强迫模仿。有些患者不但可以重复而且还要不停地说下去,如检查者数“1、2、3”,患者会说“1、2、3、4、5……”,这种现象被称为语言补充。

3)口语理解:给患者一个指令,观察是否理解并执行。有些理解障碍的患者仅能够理解常用词和实意词,不能够理解不常用的词和语法结构词如介词、副词等。例如检查者说"举高手",患者听到指令后可能只懂"手"这个词,因此只张开手掌,而不能完成"举起来"的动作。口语理解障碍一般有4种表现,接受异常、感知异常、词义理解异常、多个连续问题理解异常。

4)命名失误:包括以下3种:①表达性命名不能:患者知道物品名称,但不能正确说出,在接受正确提示后才能说出。②选字性命名不能。③患者知道物品的用途,但不能说出正确的词,对语音提示无帮助。例如,检查者手拿眼镜问患者"这是什么?"患者说不出名称,但可以用手示意,并能够说"戴上看的";如果检查者问"这是钢笔吗?"患者回答"不是",检查者再问"这是牙刷吗",患者回答"不是"。④词义性命名:患者既不能命名物品,又不能接受语音提示,也不能从检查者列举的名称中选出正确名称。

5)阅读:因大脑病变导致阅读能力受损称失读症。表现为不能正确朗读和理解文字,或者能够朗读但不理解朗读的内容。

6)书写:由于脑损伤而使书写能力受损或丧失被称为失写症。书写比其他语言功能更为复杂,它不仅涉及语言本身,而且还有视觉、听觉、运动觉、视空间功能和运动的参与,任何一方面有障碍都可影响书写。视空间性书写障碍表现笔画正确,但是笔画的位置不对。镜像书写表现为笔画正确但方向相反,如镜中反映的字。构字障碍表现为笔画错误,看起来像汉字,但是却叫人认不出是什么字。

(2)评定方法:目前国际上还没有一个统一的失语检查法。比较常用的是波士顿失语检查法和西方失语症检查套表,国内常用的是汉语失语检查法。

波士顿失语检查法:检查两部分,定量分析患者语言交流,对语言特征进行性和质的分析;确定患者失语症的严重程度,做出失语症分类。语言本身和检查包括听理解、言语表达、阅读理解和书写,此外设计了补充语言测试和补充非语言功能的评测。此方法有如下特点:突出了对患者自由叙述时语言交流信息及流利程度的检查,并可确定患者言语表达和理解的水平和特征;制定了失语严重程度的检查、发音和言语特征的分级标准,并可用评分的百分数表示,以直观地进行比较和评价患者口头言语的交流能力;除对失语症进行上述半定量的分析外,还对每个患者进行质的分析,即每个患者言语特征的分析,包括节奏、短语长度、构音能力、语法形式、错误、复述和找词能力;此检查法与临床关系密切,除可确定失语症严重程度外,还与临床常见的失语综合征相对应,有利于判断病变部位,对失语症做出诊断的分类,确定治疗方案。

西方失语症套表:是一个定量的检查法,优点是除了评定失语外还包括运用、视空间功能、非常语性智能、结构功能、计算能力等内容,可做出失语症以外的神经心理学方面的评价;同时还须测试大脑的非语言功能,并可以从检查结果中计算出失语指数、操作性指数、大脑皮质指数，以最高为 100% 表示。

汉语失语检查法：参考了上述两种检查法，并结合汉语的特点和临床经验而编制，按规范化要求制定统一指导语，统一评分标准，统一图片及文字卡片及统一失语分类标准。内容包括以下几方面：口语表达、听理解、阅读、书写，以及其他神经心理学检查（包括意识、视空间、运用能力、计算）等。

（3）构音障碍评定内容及方法：评定内容包括评定发音器官神经反射，运动功能及言语功能。

反射：通过询问家属和详细观察患者的咳嗽反射、吞咽动作和流涎情况，来判断反射是否正常。

发音器官：观察患者在静坐时的呼吸情况，能否用嘴呼吸，说话时是否气短。口唇在静止状态时的位置，鼓腮、发音和说话时口唇动作是否有异常。颌、软腭、喉在静止状态的位置和发音，以及说话时的动作是否异常。

言语：通过读字、读句以及会话，评定发音、语速和口腔动作是否异常。

评定方法包括构音器官功能检查和实验室检查。

构音器官功能检查：主要是通过听患者说话时的声音特征，观察患者的面部如唇、舌、颌、腭、咽、喉部在安静及说话时的运动情况以及呼吸状态；让患者做各种言语肌肉的随意运动，以确定有无异常。最常用方便的构音器官功能性检查是由英国的 Pamela 博士编写的评定方法。

实验室检查：包括频谱分析、肌电图检查、光纤腭咽喉内镜检查、电视荧光放射照相术、气体动力学检查法等。其中电视荧光放射照相术的临床应用日益受到重视。该方法是通过放射学手段来观察休息状态和发声时口、腭、咽的结构状态，并可同时观察言语生理和声学特征。

（4）言语失用的评定：包括 3 个方面。

言语可理解程度：这是评定构音障碍的主要目标，通常选择一定数量的单词和句子进行评分。对于严重构音障碍者，单词可理解程度的得分高于句子可理解程度的得分，而轻度构音障碍则相反。评定句子可理解程度比单词更接近于普通说话的要求，且可以同时评定说话的速率。

说话速率：可以采用节拍器或录音带。

韵律：即说话的自然程度，主要通过在主观方面评定重音、音调、速率及其与节律的关系，在客观方面做声学分析。

八、康复治疗技术

目前卒中的康复治疗技术包括物理治疗（PT）、作业治疗（OT）、言语治疗（ST）、矫形支具等。这类技术很多，如治疗偏瘫的 PT 就有传统疗法、神经生理疗法（Bobath）、Brunnstrom 疗法、运动再学习疗法、本体感觉神经肌肉促进疗法、生理反馈法、功能性电刺激等。面对如此众多的技术,我们必须根据患者的具体情况,利用主要的疗法,同时跟上科技发展的步伐。这里着重介绍偏瘫和失语症的康复方法。

(一)物理治疗技术(PT)

1. 传统疗法 卒中的传统疗法包括各种各样的关节活动度训练、肌力训练、转移及步行训练和代偿技术,以及它们之间的组合。

关节活动技术主要是用于改善和维持关节的活动范围,以利于患者完成功能性活动,常用的方法根据是否借助外力分为主运动、主动助力运动和被动运动三种;根据是否使用器械分为徒手运动和器械运动两种。①主动运动:可以促进血液循环,具有温和的牵拉作用,能松解疏松的粘连组织,牵拉挛缩不严重的组织,有助于保持和增加关节活动范围。最常用的是各种徒手体操,一般根据患者关节活动受限的方向和程度,设计一些有针对性的动作。内容可简可繁,可以个人练习,也可以将有相同的患者分组集体练习。主动活动适应面广,不受场地限制,但在重度组织粘连和肌肉萎缩时,治疗作用不太明显。②主动助力运动:常用的有器械练习。③被动练习:根据力量来源分为两种,一种是由经过专门培训的治疗人员完成的被动运动,如关节可动范围内运动,如滑轮练习、关节牵引、持续性被动活动等。

2. 神经生理疗法 常用的为神经发育疗法(NDT)和运动再学习技术(MRP)。

(1)神经发育疗法:是20世纪40年代开始出现的治疗脑损伤后肢体运动障碍的方法,其典型代表为Bobath技术、Brunnstrom技术、Bood技术、Kabat-Knott-Voss技术(又称为PNF)。这些技术具有以下共同特点:

1)治疗原则:以神经系统作为治疗重点对象,将神经发育学、神经生理学的基本原理和法则应用到脑损伤后运动障碍的康复治疗中。

2)治疗目的:把治疗与功能活动特别是ADL结合起来,在治疗环境中学习动作,要在实际环境中使用已经掌握的动作,并进一步发展技巧动作。

3)治疗顺序:按照头—尾、近端—远端的顺序治疗。将治疗变成学习控制动作的过程。在治疗中强调先做等长练习(如保持静态姿势),后做等张练习(如在某一姿势上做运动);先练习离心性控制(如离开姿势的运动),再练习向心性控制(如向着姿势的运动);先掌握对称性的运动模式,后掌握不对称性的运动模式。

4)治疗方法:应用多种感觉刺激,包括躯体、语言、视觉等。重复强化训练对动作的掌握、运动控制及协调具有十分重要的作用。

5)工作方式:强调早期治疗,综合治疗以及各相关专业的全力配合,如物理治疗(PT)、作业治疗(OT)、语言治疗(ST)。

心理治疗以及社会工作者等的积极配合,重视患者及其家属的主动参与,这是治疗成功与否的关键因素。

（2）运动再学习疗法（MRP）：该技术把中枢神经系统损伤后运动功能的恢复训练视为一种再学习或者再训练的过程,以神经生理学、运动科学、生理力学、行为科学等为理论基础,以脑损伤后的可塑性和功能重组为理论依据。认为实现功能重组的主要条件是需要进行针对性的练习活动,练习得越多,功能重组就越有效,特别是早期练习有关的运动。而缺少练习则可能产生继发性神经萎缩或形成不正常的神经突触。MRP 主张通过多种反馈（视、听、皮肤、体位、手的引导）来强化训练效果,充分利用反馈在运动控制中的作用。

MRP 由 7 部分组成,包括了日常生活的基本运动功能。分别为：上肢功能,口面部功能,仰卧到床边坐起,坐位平衡,站起与坐下,站立平衡,步行。治疗时根据患者存在的具体问题选择最适合患者的部分开始训练,每部分分为 4 个步骤：①了解正常的活动成分,并通过观察患者的动作来分析缺失的基本成分。②针对患者丧失的运动成分,通过简洁的解释和指令,反复多次的练习,并配合语言、视觉反馈及手法指导,重新恢复已经丧失的运动功能。③把所掌握的运动成分与正常的运动结合起来,不断纠正异常,使其逐渐正常化。④在真实的生活环境中练习已经掌握的运动功能,使其不断熟练。

3. 生理反馈疗法　应用某种装置,通过反馈达到控制那些不随意运动和感觉异常的事件。

4. 功能性电刺激　是用电流刺激丧失功能的器官或肢体,以所产生的即时效应来代替或纠正器官或肢体功能的康复治疗方法。如人工心脏起搏器通过电刺激心脏以补偿病态窦房结综合征、房室传导阻滞等患者所丧失的心搏功能;刺激膈神经可以调整呼吸功能;刺激膀胱有关肌肉以改善排尿功能等。

在康复医学中,功能性电刺激多用于中枢性瘫痪患者。上运动神经元发生病损时,下运动神经元是完好的,不仅通路存在,而且有应激功能,但失去了来自上运动神经元的运动信号,不能产生正常的随意肌肉收缩运动。这时给予恰当的电刺激,就可以产生相应的肌肉收缩,以补偿所丧失的肢体运动,同时也刺激了传入神经,经脊髓投射到高级中枢,促进肢体功能的重建以及心理状态的恢复。此技术一般采用有 1~8 个通道,能输出低频电流的电刺激器,电流的基本波形为方波或其他波形,脉宽 0.1~1 毫秒,成组脉冲宽度可达 1.8 秒,频率 20~100Hz。各通道或同时或按一定延时先后刺激一组以上肌群,各个通道的脉冲组宽度和刺激强度可分别调节。近年有一种微型植入式电刺激器,电极和电池植入人体内,由微机控制,可长期使用。开始时每次刺激 10 分钟,每日数次;随着功能的恢复,逐渐延长刺激时间,调节电流参数,最后过渡到自主活动。禁忌证：带有心脏起搏器者禁用其他部位的神经功能性电刺激;意识不清,肢体骨关节挛缩畸形,下运动神经元受损,神经应激性不正常者。

5. 其他 近年来,人们逐渐应用"部分负重下的步行训练"方法训练患者的步态。应用这种方法的优点是在患侧下肢没有足够的承重能力的情况下,就可以开始训练患者的步行。也有人主张利用浮力进行水中运动训练和利用支具帮助站立和步行训练等。现在有人认为:部分减重的步行训练+功能性电刺激+兴奋运动的药物+抑制痉挛的药物+生理反馈+矫形支具装具的综合性康复治疗的效果要优于单纯的神经生理学疗法,但还缺乏大样本的随机对照研究的证据。

(二)作业疗法(OT)

是采取生活、工作或生产劳动、休闲游戏、社会交往等活动形式,使用工具/设备来进行作业训练,以增强躯体、心理、社会功能,促进发育,使患者达到最大的生活自理,恢复工作学习和适应社会,提高其生活质量。

1. 治疗作用

(1)躯体运动可促进全身新陈代谢,调节神经系统功能,增强体力与耐力。

(2)加大关节活动范围,增强肌力,改善手的精细活动,改善协调性和平衡功能。

(3)促进感觉的恢复。

(4)改善知觉功能,克服认知,失用障碍。

(5)增强定时定向力、注意力、记忆力、表达力、理解力、判断力、计算力等。

2. 改善心理功能

(1)作业活动可分散转移注意力,提高生活兴趣,使精神松弛。

(2)作业的成功可增强自主感,自我价值感,生活信心和愉快。

(3)某些作业活动可宣泄过激情绪或减轻罪责感,恢复正常情绪,达到心理平衡。

(4)集体活动可克服孤独感,恢复社会交往,培养重返社会的意识。

3. 提高日常生活活动能力和生活自理程度。

4. 提高职业技能,达到自理、自立。

5. 生活和工作环境的改造,有利于恢复正常生活和工作。

(三)言语治疗(ST)

将近1/3~1/2的患者有言语功能障碍。治疗的目的之一是改善患者的说、理解、读和写的能力。对不能直接治好的语言障碍患者采取代偿策略。最终目标是提高患者与家属的生活质量。

言语治疗前应进行全面的言语功能评定,了解言语障碍的类型和程度,制定针对性的治疗方案。治疗应从早期开始,应遵循循序渐进的原则,由简单到复杂。治疗过程中要定期评定,了解治疗效果,或根据评定结果调整治疗方案。根据患者对治疗的反应,及时给予反馈,强化正确的反应,纠正错误的反应。另外,治疗还需要患者的主动参与,治疗师与患者之间,患者与家属之间的双向交流是治疗的重要内容。

到目前为止,言语治疗的方法有很多,主要的有以下几类:

1. 重新激治言语功能(reactivation of linguistic function)的方法 该类方法包括刺激方法(stimulation approach),语言定向学习法(language-oriented learning methods),认知神经言语治疗方法(lognitive neurolinguistic treatment approach)等。

2. 实用性治疗 这一类的言语治疗方法是认为言语功能缺失后,不能重新被激活和重新学习,强调的是代偿的作用,主要训练患者的交往能力。如姿势替代治疗(Amer-Ind code treatment),功能交流治疗(functional communication treatment),增进失语症患者交流效果的 PACE 治疗等。

3. 计算机辅助治疗 由于计算机技术的发展和普及,计算机已经作为言语治疗的有效工具。可以使用计算机训练患者,也可以作为与患者进行交流的有效工具。

(四)其他技术

包括矫形支具、心理治疗、文体治疗、社会工作者参与等。

矫形支具是康复治疗的一种有效的辅助手段,正确使用可以有效地提高患者功能,在康复治疗中应当较好地使用它。在国外,矫形支具师是作为一种康复技术工作人员存在于临床康复医疗中的;但目前在国内,矫形支具这个专业还没有被纳入到临床康复之中,而是作为民政部门的一部分存在。

九、脑血管疾病的康复程序

(一)躯体的康复

偏瘫的康复医疗工作应当按疾病的不同时期,按一定的程序进行。在长计划、短安排的思想指导下,使患者通过自己的努力能够正确地完成大部分预定的动作和作业,并逐渐增加功能难度,遵循偏瘫恢复的规律,使患者的功能得到最大程度的和最快的恢复。

1. 急性期(软瘫期) 通常指发病且病情稳定后 1~2 周内,相当于 Brunnstrom 1~2 期。治疗的目的是:早期开始康复以预防废用;从床上的被动性活动尽快过渡到主动性活动;预防可能的合并症和并发症;为主动性训练创造条件;开始床上的生活自理活动。这阶段的训练主要在床上进行。

(1)正确的体位摆放。仰卧位:肩部需用合适的枕头垫起来,使之处于外旋位,肘和腕伸直。髋部要放适当的枕头,以避免骨盆向后倾斜,防止腿处于外旋位,使髋关节向前、向内旋位,膝关节略屈曲。在大腿下放一枕头,避免小腿肌肉受压,腿不宜顶在床板上,否则可引起伸肌痉挛。健侧卧位:将一枕头放在患者胸前,并使患肩向前,患腿下也要放一枕头,使髋部处于内旋屈曲位。膝和踝放在一自然位置上。患侧卧位:肩部要尽量前伸,肘腕伸直,手掌面朝上拇指分开(图6-2-1)。

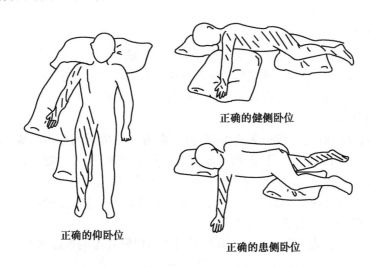

正确的健侧卧位

正确的仰卧位

正确的患侧卧位

图6-2-1 正确的仰卧位、健侧卧位、患侧卧位

(2)被动的关节活动度训练。

(3)利用联合反应、共同训练等早期诱发肢体的主动性活动,并叠加多种感觉刺激和反馈。

(4)1级坐位平稳训练。

(5)开始床上的主动活动训练(如双桥、摆肩、夹腿、摆髋、翻身、坐起等)。

(6)开始初始的床上自理活动。

昏迷患者的康复治疗:定期翻身;胸背部用拍打和震颤技术使肺内分泌物易于排除;保持正确关节活动度;体位摆放;一旦患者清醒,应尽早做主动练习,以降低卧床引起的并发症。

2. 恢复早期 指软瘫期过后,瘫痪侧肌张力开始增高,出现痉挛直至痉挛大部分消退的一段时期,相当于Brunnstrom 3~4期。一般为病后2周至2~3个月。这一时期患者的主动性运动开始恢复,康复的主要目的是降低肌张力——缓解痉挛,打破共同运动的运动模式,即利用各种技术降低痉挛,进行分离运动训练,使运动模式趋于正常。这阶段的主要训练有:

(1)2~3级坐位平稳训练,应用反射抑制肢体(抗痉挛体位),降低痉挛。

（2）患腿持重训练。

（3）坐站转换训练及床椅转移训练。

（4）踝背屈、屈膝运动训练。

（5）对躯干肌和臀肌恢复比较差的患者,附加跪位和爬行位的训练。

（6）1-2-3级站立平稳训练。

（7）膝稳定性控制训练。

（8）步行训练。

（9）上下台阶训练。

（10）支装具的应用和辅助步行器的应用训练。

（11）上肢抗重力拮抗肌群的运动训练。提高上肢的控制能力。

（12）作业疗法以提高日常生活、活动能力的水平。结合其他治疗实施全面的康复处理。

3. 恢复中后期　在痉挛基本控制后,患者的分离运动逐步形成,偏瘫肢体的部分功能已开始恢复,但仍不能完成比较精细的、协调的随意运动,尤其不能完成比较快速的运动。这一时期康复内容主要是:

（1）在继续纠正步态的基础上,使身体的运动功能进一步接近正常。

（2）更高水平的平稳功能训练。

（3）使用行走和阶段训练,如在不同质地粗糙程度的地面和有坡度的地面行走。

（4）上肢功能训练。

（5）提高日常生活、活动能力,争取达到生活自理。

4. 偏瘫后遗症期的康复　一般认为,在一年后患者即进入后遗症期,表现为严重的痉挛,姿势异常,挛缩畸形,甚至不得不长期卧床,处于必须依赖他人的残疾状态。由于在我国处于后遗症期的患者大多没有经过早期正确的康复医疗,所以他们大多被废用综合征和误用综合征所困扰。对废用状态比较严重的,应酌情进行关节活动度训练,增大萎缩肌肉肌容积的处理,针对骨质疏松的处理,提高心肺功能的处理,增加神经肌肉反应性的处理,以及及时处理各种并发症和合并症。对误用状态较明显的主要针对联合反应、共同运动及痉挛,进行神经生理学为核心的物理治疗。除以上治疗外,还可以配合针灸、按摩、生理反馈及功能性电刺激治疗。

（二）认知的康复

认知的康复治疗是脑中风康复治疗的一个重要组成部分,在训练中可以运用运动再学习的方法,转移训练的方法,功能治疗的方法和替代途径。

（三）失语症的康复

失语症的康复医疗比较复杂,方法又比较多,在临床实践中,我们应当根据患者所处的阶段（急性期、动态变化期和慢性期）、失语症的类型及严重程度，和其他神经功能残损等方面的情况，确定相应的康复治疗方案。目前广泛采用的方法是 Schuells 刺激疗法。

第三节　脑卒中康复进展

中国每年新发卒中患者约 200 万人，其中 70%~80% 的卒中患者因为残疾不能独立生活。卒中康复特别是早期康复治疗是降低致残率的最有效方法，也是脑卒中整体化治疗模式中不可或缺的关键环节，自急性期开始并贯穿于整个卒中治疗过程中，涵盖了感觉、运动、语言、认知等多方面神经功能障碍的康复以及关节挛缩、骨质疏松、压疮等继发疾病的康复。

康复手段包括物理治疗、作业治疗、言语吞咽康复、认知治疗、药物治疗、心理治疗、传统康复治疗、康复工程等。功能评估是康复的基础和评价疗效的重要手段。近年来，中国的脑卒中康复逐渐和国际接轨，从以单一运动功能障碍康复为主拓展至认知功能、情绪障碍的康复，康复手段也从以物理治疗为主发展至脑机结合等新型方式。

一、康复评估

1. 脑卒中后抑郁的评估　目前尚缺乏评估卒中后抑郁的有效方法，为此，东南大学附属中大医院等编写了卒中后抑郁量表（post-stroke depression scale, PSDS），该量表以其他抑郁量表和临床经验为基础，以汉密尔顿抑郁评分量表（Hamilton depression rating scale, HDRS）为标准检验其效力。结果表明该量表可作为评价卒中后抑郁的有效工具，受试者工作特征曲线（receiver operating characteristic curve, ROC）分析显示以 6/24 为区分抑郁的临界值，分别以 6/24、15/24 和 17/24 区分抑郁严重程度。

2. 脑卒中后记忆障碍的评估　香港理工大学翻译了中文版的剑桥前瞻记忆测试（Cambridge prospective memory test），评价了其应用于卒中患者的效力。ROC 分析示卒中患者前瞻记忆障碍的临界值为 20.5 时，该测试的敏感度、特异度分别为 95.5%、55.9%。作者认为还应进一步对不同年龄段卒中患者分层研究，以确定相应的正常范围。

3. 脑卒中后吞咽障碍和误吸风险的评估　中南大学湘雅二医院评价了进食评估问卷调查工具 -10（eating assessment tool-10, EAT-10）中文版评估卒中后吞咽障碍的信度和效度，认为 EAT-10 信、效度良好，能够较好地预测急性卒中患者吞咽障碍和误吸风险。

二、康复治疗

（一）运动功能康复

1. 肉毒毒素 A 注射改善肌痉挛和手的运动功能　广州孙逸仙医院和南方医科大学与国外学者合作，研究超声引导下肉毒毒素 A 注射联合常规康复锻炼对脑卒中后腕及指屈肌痉挛患者的康复作用。研究纳入 23 例患者，予相应康复治疗方案后在 2、4、12 周进行随访评价。结果显示，23 例患者肌痉挛及手的运动功能明显改善，提示该方法可用于脑卒中后肌痉挛及运动功能受损患者的康复治疗。

2. 肌电刺激降低痉挛肢体的肌张力　徐州中心医院开展了肌电图诱发的电刺激联合综合康复治疗降低卒中后痉挛肢体肌张力的随机对照试验，采用量表和肌电图对治疗效果进行主观和客观评价，40 例患者参与研究，结果显示肌电刺激联合综合康复治疗能降低卒中后痉挛肢体的肌张力，肌电图可作为评价这类患者运动功能的可靠工具。

3. 机器手促进手部运动功能康复　首都医科大学分析了机器手在卒中偏瘫患者上肢运动功能康复中的应用。作者回顾了 15 例采用机器手或一般康复治疗的患者，4 周后随诊评价。结果提示机器手可有效降低患者上肢痉挛，对手部运动功能的恢复有明显效果，而对腕部的运动康复作用不明显。

4. NMES 机器人辅助促进腕部运动功能康复　香港理工大学开展了肌电图（electromyography，EMG）驱动的神经肌肉电刺激（neuromuscular electrical stimulation，NMES）机器人辅助卒中患者腕部功能康复的单盲随机对照研究。该研究纳入 26 例卒中后偏瘫患者，予 EMG 驱动的 NMES 机器人辅助的康复（NMES 机器人组，11 例）和 EMG 驱动的机器人辅助康复（机器人组，15 例），3 个月后随诊评价。结果提示 NMES 机器人辅助的腕部康复训练比仅靠机器人辅助对腕部功能的康复更有效。

（二）吞咽功能康复

1. 舌运动皮质的重复经颅磁刺激（repetitive transcranial magnetic stimulation，rTMS）有利于吞咽功能的康复　越来越多证据表明 rTMS 有利于吞咽功能障碍的康复，但最佳刺激部位和频率尚无统一标准。香港大学研究了 rTMS 刺激支配舌的运动皮质对吞咽功能及生活质量的短期影响。将 4 例患者随机分至 rTMS 组和假刺激组，1 周及 1 个月后进行随访评价。结果显示 rTMS 组吞咽功能改善，生活质量提高。作者认为 rMTS 刺激支配舌的运动皮质是改善患者卒中后吞咽障碍的可行办法，但仍需大样本研究验证。

2. tDCS 改善共济失调型吞咽功能　首都医科大学等开展了经颅直流

电刺激（transcranial direct current stimulation，tDCS）改善卒中后共济失调型吞咽障碍的对照研究，共纳入 30 例患者，对小脑进行 tDCS 或假刺激治疗，结果显示，tDCS 组吞咽障碍能力评价及吞咽障碍严重程度均有显著改善，改善程度明显优于对照组。提示 tDCS 可作为共济失调型吞咽障碍康复的新手段。

3. 认知功能康复

（1）中药改善脑卒中后认知功能障碍的随机对照研究：福建中医药大学联合德国学者将开展中药对卒中后认知功能障碍的远期作用的前瞻性、大样本、随机对照研究。该研究纳入 7 个康复中心的 416 例患者，干预治疗 12 周，在治疗前及治疗 12 周、36 周进行随访评价。该试验能评价相对价廉的中药能否作为改善卒中患者认知功能的有效方法。

（2）针灸及电脑辅助认知功能康复的国际多中心对照研究：福建中医药大学等与瑞士学者合作，将开展针灸和电脑辅助认知训练对卒中认知障碍患者作用的国际多中心单盲研究，该研究将分为针灸组、电脑辅助组、针灸联合电脑组，旨在对比针灸、电脑及针灸联合电脑对认知功能的改善作用。该试验能评价中西医结合在卒中早期康复的应用。

4. 其他

（1）基于镜像神经元理论的康复有利于语言功能的恢复：张家港中医院等在卒中失语患者中开展了基于镜像神经元理论的语言康复。研究纳入 6 例患者，以图像命名等语言能力测试和功能磁共振检查评估康复效果。结果显示，基于镜像神经元理论的语言康复疗法有助于卒中失语患者的语言功能恢复。

（2）亚急性期针灸辅助康复改善脑卒中患者预后：针灸辅助治疗缺血性卒中在中国被广为采用，虽然已有多项研究表明针灸治疗有效，但其证据尚不充分。四川大学华西医院联合我国六家医院开展了大规模随机对照单盲研究，评价针灸治疗缺血性卒中的安全性和有效性。该研究共纳入 862 例发病后 3~10 天有肢体麻木症状的缺血性卒中住院患者，将患者随机分为针灸联合标准治疗组（简称针灸组，每周针灸 5 次，持续 3~4 周）和标准治疗组（简称标准组）。结果显示，针灸组 6 个月死亡和功能依赖的患者比例更少（20.7% vs. 25.8%，OR 0.75；95%CI 0.54~1.05）；接受 10 组以上针灸的患者获益更大（OR 0.68；95%CI 0.47~0.98）；两组间死亡率和需照料比例的差异无统计学意义（OR 1.06；95%CI 0.63~1.79）；两组严重不良事件发生率分别为 7.6% 和 8.3%。提示对缺血性卒中患者，在亚急性期进行针灸治疗可能是安全的。若未来能获得更多大样本的针灸能使卒中患者获益的证据，可能有利于更多样的治疗方式的发展，从而使卒中患者从康复中获益。

参 考 文 献

1. 南登,郭正成. 康复医学. 第 2 版. 北京:人民卫生出版社,1993.

2. 赵玉海. 中风病人的家庭护理与训练. 北京:科学普及出版社,1999.

3. 王茂斌. 偏瘫的现代评价与治疗. 北京:华夏出版社,1990.

4. 黄永禧,徐本华,译. 中风病人的运动再学习方案. 北京:医科大学出版社,1999.

5. 陶寿熙,张书江. 偏瘫功能评价. 中国康复医学杂志,1986,1(5):18.

6. Brandstater ME. Stroke Rehabilitation. Baltimore:Williams & Wilkins, 1987.

7. Duncan PC. Stroke Rehabilitation. Chicago:Year Book Medical Publisher, 1987.

8. 杨炳贞,寇炳祯. 临床心脑血管病诊治. 石家庄:河北科学技术出版社,2000.

9. 中华医学会神经病学分会脑血管病学组,神经康复学组. 中国卒中康复治疗指南简化版. 中华神经科杂志,2012,45(3):201-206.

10. Yue Y, Liu R, Lu J, et al. Reliability and validity of a new post-stroke depression scale in Chinese population. J Affect Disord, 2015, 174:317-323.

11. Man DW, Chan MK, Yip CC. Validation of the Cambridge Prospective Memory Test(Hong Kong Chinese version)for people with stroke. Neuropsychol Rehabil, 2015, 25(6):895-912.

12. 王如蜜,熊雪红,张长杰,等. EAT-10 中文版在急性期脑卒中后吞咽障碍评估中的信度效度评价. 中南大学学报(医学版),2015,40(12):1391-1399.